Martina Frei
Die Frau mit den 48 ½ Krankheiten

Weitere Titel des Autors:

Das Mädchen mit den zwei Blutgruppen

MARTINA FREI

DIE FRAU MIT DEN 48 ½ KRANKHEITEN

Neue unglaubliche Fallgeschichten aus der Medizin

eichborn

MIX
Papier aus verantwortungsvollen Quellen
FSC® C019821
FSC www.fsc.org

Dieser Titel ist auch als E-Book erschienen

Eichborn Verlag in der Bastei Lübbe AG

Originalausgabe

Textredaktion: Matthias Auer, Ludwigshafen
Umschlaggestaltung: U1berlin / Patrizia Di Stefano
Einband-/Umschlagmotiv: © becon / getty images
Satz: hanseatenSatz-bremen, Bremen
Gesetzt aus der Adobe Caslon Pro
Druck und Einband: Druckerei C.H. Beck, Nördlingen

Printed in Germany
ISBN 978-3-8479-0652-0

5 4 3 2 1

Sie finden uns im Internet unter www.eichborn.de
Bitte beachten Sie auch www.luebbe.de

Inhalt

Vorwort

»Frau Doktor, kann es sein, dass …?« So beginnen die Fragen vieler Patienten. Die Antwort lautet fast immer: »Ja!«

Ja, es kann sein, dass man bei der Darmspiegelung auf dem Untersuchungstisch explodiert.

Ja, es kann sein, dass beim Sex Luft ins Hirn gepresst wird.

Und ja, es kann auch sein, dass man mitten in Paris an Cholera erkrankt.

Das beweisen die Fallberichte auf den folgenden Seiten. Nach der Lektüre werden Sie Krankheiten kennen, die Ihrem Arzt (noch) völlig fremd sind. Fragen Sie ihn doch mal nach *Halicephalobus gingivalis* – wetten, dass er Sie mit großen Augen ansehen wird?

Mit dem vorliegenden Buch verschaffen Sie sich aber nicht nur Respekt bei Ihren Ärzten. Vor allem wird es Ihnen ganz praktisch nützen: So liefert es beispielsweise beim Autokauf medizinisch fundierte Argumente dafür, weshalb es unbedingt ein Neuwagen sein muss und kein gebrauchter.

Überdies werden Sie einiges über Tiere lernen – zu welchen Verwicklungen eine Hirschzunge führen kann, warum Ihr Wellensittich keinesfalls am Raclette-Essen teilnehmen darf, wie brutal Mehlwürmer zuschlagen können und wieso sich Jäger vor Hasen in Acht nehmen sollten, um nur ein paar Beispiele zu nennen.

Egal auch, ob frisch verliebt, schwanger, Vater oder Großmutter – in jeder Lebenslage gibt es spezifisches medizinisches Wissen, das Sie kennen sollten. Und hier finden. (Selbst für den Fall, dass Sie einmal fremdgehen, erhalten Sie wertvolle Hinweise, die Ihnen unter Umständen peinliche Befragungen ersparen …)

Außerdem sollen auch diese ungewöhnlichen Fallgeschichten wieder vor Gefahren warnen, mit denen kaum einer rechnet. Wer ahnt schon, dass er sich durch Wellness-Ferien die Gesundheit ruinieren kann? Oder dass Hirsebällchen zu Halluzinationen führen können?

Ganz zu schweigen davon, was ein gut gefülltes Portemonnaie alles anrichtet – hier sind vor allem Ärzte und Anwälte angesprochen.

An die Hobbygärtner richtet sich der ungewöhnliche Tipp, beim Setzen junger Pflanzen vielleicht besser einen Rock anzuziehen. Andernfalls könnte das Gärtnern übel in die Hose gehen. (Herzpatienten hingegen sollten mit modischen Kapuzenjacken aufpassen – diese Kleidungsstücke können umwerfende Wirkungen haben.) Weshalb, wird Ihnen nach der Lektüre klar sein.

Und bitte: Legen Sie sich als Kfz-Mechaniker bei Reparaturarbeiten nicht mit ihrem Handy unters Fahrzeug. Versengte Augenbrauen sind noch das Harmloseste, das Ihnen sonst blühen kann …

Wenn Sie dieses Buch gelesen haben, werden Sie wegen alltäglicher Infekte kaum noch jammern. Denn Sie wissen: Es kann alles noch viel schlimmer kommen …

»Geschockte« Patienten

Selbst wenn Ihr Arzt heute auch noch nach bestem Wissen behaupten mag: »Das kann nicht sein!« – warten Sie ab. In der Geschichte der Heilkunst mussten Mediziner schon oft vermeintliche Erkenntnisse über Bord werfen zugunsten neuer, überraschender Einsichten – von denen die Patienten in manchen Fällen bereits Monate früher hörten als ihre Doktoren.

Ein Schuss, der nach hinten losging

Alles bereitete sich auf Weihnachten vor. John Ridyard und Chris Evans machten im Royal Southern Hospital von Liverpool gerade ihre letzte Patientenvisite vor den Festtagen – als ein jäher Knall zu vernehmen war. Es hörte sich an wie ein Pistolenschuss vom anderen Ende der Station. Die beiden Ärzte eilten sofort hin, fanden jedoch nichts Verdächtiges vor, weder eine Waffe noch einen vorzeitig gezündeten Silvesterkracher.

Stattdessen stand dort eine verschüchterte Patientin, der das Ganze hochnotpeinlich war: Der Knall sei aus ihren Gedärmen gekommen, erklärte sie den Ärzten und entschuldigte sich vielmals für den Aufruhr.

Bereits zwei Wochen zuvor war die 40-Jährige in eine ähnlich schamvolle Situation geraten. Damals stellte ein Fernsehtechniker bei ihr zu Hause gerade das TV-Gerät ein, als der Schuss losging. Der Techniker zog sofort den Stecker des Geräts. Er vermutete einen Kurzschluss und untersuchte den Fernseher, doch da war nichts zu finden.

Weil das Geräusch aus Richtung der Polstergarnitur gekommen war, auf der die Frau gesessen hatte, nahm er als Nächstes die Polster auseinander und suchte nach einer vermeintlich gebrochenen Sprungfeder – Fehlanzeige.

Die besagte Dame hingegen wusste, woher der Knall gekommen war. Doch sie schwieg beschämt.

Den beiden Ärzten verriet sie nun ihr Geheimnis: Schuld an der Knallerei seien die Kapseln, die der Hausarzt ihr gegen ein Geschwür am Zwölffingerdarm verschrieben habe. Seit sie dieses Medikament namens Duogastrone schlucke, schieße es in ihren Gedärmen, erklärte sie den verdutzten Medizinern.

Der Wirkstoff des Medikaments wurde aus Süßholz gewonnen und sowohl gegen Magen- als auch gegen Zwölffingerdarmgeschwüre eingesetzt. Er sollte die Schleimhaut widerstandsfähiger machen. Drei bis sieben Stunden nachdem sie eine Kapsel geschluckt habe, ertöne dann der Schuss, berichtete die Patientin. Um von dem Knall nicht aus dem nächtlichen Schlaf gerissen zu werden, hatten sie und ihr Mann sich inzwischen angewöhnt, nach der abendlichen Einnahme erst den »2-Uhr-Schuss« abzuwarten, bevor sie zu Bett gingen …

Den beiden Medizinern war diese explosive Nebenwirkung völlig neu. Bekannt war bis dahin nur, dass Duogastrone Kaliummangel verursachen konnte, der wiederum gefährliche Herzrhythmusstörungen auslöste.

Ridyard und Evans verfassten daraufhin einen Brief an die britische Ärztezeitung BMJ und beschrieben den Fall, wobei sie die Frage anschlossen, ob auch andere Patienten von solchen Nebenwirkungen gehört hätten. Kaum war er im Januar 1969 erschienen, stand das Telefon im Royal Southern Hospital nicht mehr still. TV-Teams zeichneten die Schüsse auf, die Presse berichtete, von überallher meldeten sich Betroffene.

Darunter war zum Beispiel auch der Wirt eines italienischen Restaurants in London. Seine Gäste erschraken wegen der Knallerei immer wieder aufs Heftigste. Als zum ersten Mal ein Schuss in ihm losgegangen war, standen er und seine Frau um vier Uhr morgens senkrecht im Bett: Seine Frau dachte, er sei geplatzt, sein Cocker Spaniel Suzy fing an zu bellen, vermutlich weil er annahm, die Jagd habe begonnen. Auch der Wirt schluckte Duogastrone.

Den Ärzten war das Geknalle im Darm bis dahin verborgen geblieben. Auch der Hersteller von Duogastrone wurde von der Wirkung überrumpelt, er konnte die Patienten aber beruhigen: Das Ganze sei harmlos. Die Kapsel quelle im Magen auf das Doppelte ihrer ursprünglichen Größe auf. Bei der Passage in den Zwölffingerdarm werde sie dann vom Magenschließmuskel zusammengedrückt und platze. Man habe jedoch nicht erwartet, dass dies zu hören sei, rechtfertigte sich ein Firmensprecher.

Die Ohrenzeugen Ridyard und Evans nahmen trotzdem, so gut es ging, Abstand von Duogastrone, dessen Wirkung manche Ärzte sowieso bezweifelten. Sie verordneten das Medikament nach dem denkwürdigen vorweihnachtlichen Schuss nur noch sehr zurückhaltend.

Explosion im OP

Heutzutage muss kein Patient mehr fürchten, durch Duogastrone in peinliche Situationen zu geraten. Denn dieses explosive Medikament ist längst vom Markt verschwunden. Dafür sehen sich heutige Magen-Darm-Patienten anderen Gefahren ausgesetzt. Im Vergleich dazu waren die Duogastrone-Schüsse nur »Peanuts«.

Seit Jahren schon hatte der frühere Landwirt immer wieder Magen- und Darmbeschwerden. Mal plagte ihn ein Magengeschwür, mal war es eines am Zwölffingerdarm. Zweimal war er deswegen schon operiert worden, und mehrfach hatten diese Geschwüre bereits geblutet, sodass er sogar Bluttransfusionen benötigte. Verglichen mit heute waren die therapeutischen Möglichkeiten damals allerdings viel bescheidener. Auch über die Ursachen solcher Geschwüre wussten die Mediziner viel weniger als heutzutage.

Nachdem der Patient rund zehn Jahre lang damit herumlaboriert hatte, schlugen ihm die Ärzte im September 1951 vor, sich nochmals operieren zu lassen, um die Probleme aus der Welt zu schaffen. Routinemäßig wurde vorher der Verdauungstrakt des Patienten durchgecheckt. Dazu gehörte auch die Sigmoidoskopie. Dabei besieht sich der Arzt mit einem Endoskop den letzten Abschnitt des Dickdarms. Im Rahmen dieser Untersuchung fand man bei dem Kranken zwei kleine, harmlos erscheinende Polypen.

Darmpolypen sind bei älteren Menschen sehr häufig. Etwa ein Drittel dieser sogenannten Adenome verschwindet von allein wieder, mindestens ein weiteres Drittel verändert sich nicht. Die restlichen bergen allerdings das Risiko, dass sie entarten und schließlich bösartig werden.

Deshalb entschied der Arzt, die beiden Darmpolypen zu entfernen, auch wenn sie nicht für die Blutungen verantwortlich waren. Er nahm von beiden Polypen eine Gewebeprobe, um sie begutachten zu lassen, und verödete dann die je sechs Millimeter kleinen Wucherungen mit einem Elektrokauter. Dabei fließt Strom zwischen zwei kleinen Elektroden. Die entstehende Hitze »verschmurgelt« das Gewebe und stillt so auch etwaige Blutungen, die beim Abtragen der Polypen entstehen.

Vom zweiten Polypen war noch ein kleiner Geweberest übrig. Der Darmspezialist setzte also den Elektrokauter nochmals an.

Mit dem, was dann folgte, hatte niemand gerechnet: Kaum floss der Strom, kam es zur Explosion – im Innern des Patienten. Aus dem Ende des Endoskops schoss eine 30 bis 60 cm lange blaue Flamme, der Patient kreischte auf und versuchte vom Untersuchungstisch zu klettern. Der dumpf klingende Explosionsknall war so laut, dass er sogar im Nebenraum zu hören war.

Dem Patienten waren die Verdauungsgase zum Verhängnis geworden. Wie jeder weiß, dem schon einmal ein Wind entfleucht ist, enthält der Darm Gase. Rund drei Viertel der etwa 200 Milliliter Gas pro Darm werden von den unzähligen Darmbakterien produziert. Sie verarbeiten oder fermentieren das, was der menschliche Verdauungstrakt nur teilweise oder gar nicht verdauen kann: den Zuckeraustauschstoff Sorbitol zum Beispiel oder das als Abführmittel eingesetzte Mannitol.

Den größten Anteil am Darmgas macht Stickstoff aus, daneben finden sich dort aber auch Sauerstoff, Wasserstoff, Kohlendioxid und Methan. Explosiv wird die Mischung, wenn der Anteil des Wasserstoffs vier Prozent übersteigt und/oder derjenige des Methans fünf Prozent. Beträgt der Sauerstoffanteil in der Darmgaswolke überdies mehr als fünf Prozent, genügt ein Funke – und es passieren furchterregende Dinge im Operationssaal.

Wie häufig solche Schreckensereignisse sind, lässt sich nicht beziffern, weil vermutlich nicht jeder Fall an die Öffentlichkeit gelangt. In der Fachliteratur wird etwa einer pro Jahr beschrieben.

Als der Arzt den Patienten wieder einigermaßen beruhigt hatte, führte er das Sigmoidoskop nochmals in dessen Enddarm ein. So weit er sehen konnte – also etwa auf eine Distanz von 25 Zentimetern – war der Darm unverletzt geblieben.

Der 65-jährige Patient wirkte blass und ängstlich. Kein Wunder nach dem, was er gerade im eigenen Leib erlebt hatte. Seine Bauchschmerzen hielten sich zunächst in Grenzen.

Eine Stunde nach der Explosion aber wurde er sicherheitshalber geröngt. Auf dem Bild war viel Luft im Bauch zu sehen. Das passte zum Untersuchungsbefund: Sein Bauch schwoll immer stärker an.

Vermutlich hatte die Wucht des Unfalls irgendwo die Eingeweide des Patienten verletzt, sodass Luft und Bakterien aus dem Darm in die Bauchhöhle dringen konnten. Binnen einer weiteren Stunde lag der Mann deshalb auf dem Operationstisch.

Etwa auf der Höhe der Milz, also viel weiter oben als vermutet, war der Dickdarm an insgesamt sieben Stellen komplett gerissen. Der längste Riss mass zehn Zentimeter. Etwa ein halber Meter des Organs war bläulich verfärbt und blutete. Der Chirurg schnitt 54 Zentimeter Dickdarm heraus und legte dem Patienten vorübergehend einen künstlichen Darmausgang an.

Drei Monate später wurden die beiden Darmenden in einer zweiten Operation miteinander verbunden, sodass die Ausscheidung wieder vonstattenging wie zuvor. Der Mann erholte sich im Weiteren gut von dem erlebten Horror und den Operationen.

Im besten Fall führen solche Explosion »nur« dazu, dass Kot des Patienten an die Wand und ins Gesicht des Arztes klatscht und alle Beteiligten mit dem Schrecken davonkommen. Oder dass der Untersuchte eine Woche lang unter einem prall gespannten, schmerzenden Bauch und Fieber leidet.

Im schlechtesten Fall ergeht es ihm jedoch wie jenem 69-Jährigen, der die Ärzte im August 1977 wegen rechtsseitiger Oberbauchschmerzen konsultierte. Schuld daran waren Gallensteine. Im Zuge der Abklärungen entdeckten die Ärzte als Nebenbefunde noch drei Darmpolypen. Zwei konnten sie rasch entfernen, aber der dritte war schwierig zu erreichen.

Deshalb wurde der Patient nach der Gallenblasen-OP im April 1978 erneut einbestellt. Mittels Darmspiegelung sollte nun auch dieser größte der drei Polypen entfernt werden. Vorbereitend bekam der Mann am Abend zuvor Darmspülungen mit einer Mannitol-Lösung, um den Darm gut zu reinigen. Woran in diesem Moment wohl niemand dachte: Die bakteriellen Darmbewohner, darunter beispielsweise Escherichia coli, können aus dem Zucker Mannitol ein explosives Gasgemisch herstellen.

Langsam schob der Untersucher anderntags das Endoskop bis zum Polypen vor und trug ihn mithilfe einer Schlinge ab. Dann wollte er die wunde Stelle mittels Strom veröden. Keine zehn Sekunden später knallte es, das Endoskop wurde komplett aus dem Darm hinauskatapultiert, und der Patient sprang vom Untersuchungstisch auf.

Der Mann zeigte sofort Schockzeichen. Sein Bauch war prall gespannt, bei der Punktion mit einer Nadel entwich viel Gas. Eine Viertelstunde später war er im Operationssaal. In seinem Bauchinneren herrschte ein Desaster: Der Darm war an diversen Stellen geplatzt, ein Teil komplett zerstört, die Milz hatte ebenfalls Risse, überall blutete es. 45 Blutkonserven bekam der Schwerverletzte. Aber es war nichts mehr zu machen. Er verstarb. Der 15 Millimeter kleine Polyp, dessentwegen die ganze Aktion stattgefunden hatte, war übrigens gutartig gewesen, wie sich später bei der mikroskopischen Untersuchung herausstellte.

Das Ganze liegt mehr als 40 Jahre zurück, werden nun manche Leser denken. Heute passiert das nicht mehr.

Ohne sie beunruhigen zu wollen: Die aktuelle Leitlinie der amerikanischen Gesellschaft für gastrointestinale Endoskopie ASGE weist darauf hin, dass »explosive Komplikationen bei der Darmspiegelung selten sind, aber schwerwiegende Folgen haben«.

Und diese Koloskopien sind nicht die einzigen Prozeduren, bei denen Patienten schon explodierten. Einer 75-jährigen Frau in Australien platzte nach dem Genuss von Schweinekoteletts mit Gemüse zuerst der Magen. Vermutlich bahnten sich danach Verdauungsgase einen Weg aus diesem in die Bauchhöhle. Als der Chirurg ihren Bauch aufschnitt und das Bauchfell mit einem Stromkauter durchtrennte, kam es zur Explosion. Der Operateur erlitt eine Verbrennung zweiten Grades am Finger, die Patientin eine Milzverletzung. Beide erholten sich jedoch von dem Vorfall.

Bei einem 75-Jährigen in Indien explodierten nach 55 Minuten Operationszeit plötzlich Gase in der Harnblase, während der Operateur eine gutartige Prostatavergrößerung beseitigte. Er hörte ein lautes Knacken und sah plötzlich Gedärme in der Harnblase, die gerissen war. Auch dieser Patient genas.

Nicht aber die 77-Jährige in Großbritannien, bei der sich ein Teil des Magens in ihrem Zwerchfellbruch verfangen und stranguliert hatte. Und als ob das nicht schon schlimm genug gewesen wäre, erlitt sie auch noch einen Herzstillstand, wurde aber erfolgreich wiederbelebt. Doch es kam noch schlimmer. Bei der anschließenden Notfalloperation wegen des Magens ereignete sich blitzartig eine Explosion, bei der es dem Chirurgen Augenbrauen und Wimpern versengte. Die Patientin trug schwere innere Verletzungen davon und verstarb am Ende, drei Stunden nach der Operation.

Kann man solch furchtbaren Verläufen vorbeugen? Ja, teilweise. Etwa 33 Prozent der Menschen sind vermutlich etwas gefährdeter, denn sie sind »Methan-Produzenten«. Verantwortlich dafür sind die Bakterien in ihren Gedärmen. Da lässt sich nichts machen. Menschliche Fürze können Wasserstoff-Konzentrationen von bis zu 47 Prozent enthalten und Methan-Gehalte von bis zu 34 Prozent, ermittelten Forscher.

Sinnvoll ist allerdings, vor Darmspiegelungen für eine

gründliche Reinigung des Organs zu sorgen: Je weniger Kot, desto weniger Bakterien, desto weniger Gasproduktion. (Normal sind übrigens 500 bis 1.500 Milliliter Gasabgang pro Tag.)

Aufzupassen gilt es auch bei der Wahl des Abführmittels. Am sichersten scheinen Polyethylenglycol (Makrogol) oder Natriumphosphat-Lösungen zu sein – wobei es auch bei Makrogol schon einen Explosionsfall gab.

Die Wahl des Krankenhauses und des Gastroenterologen oder Chirurgen spielt ebenfalls eine Rolle. In westlichen Ländern sollte es jedenfalls nicht vorkommen, dass defekte Geräte Strom an Stellen abgeben, wo es nicht vorgesehen ist. Ebenso wenig dürfte es heutzutage passieren, dass die Gasflaschen verwechselt werden, wie bei einer Gallenblasen-Operation in den USA in den 1990er Jahren. Damals verwendeten die Ärzte zum »Aufblasen« des Bauches bei der Schlüsselloch-Chirurgie anstelle des üblichen reinen Kohlendioxids unwissentlich eine hochprozentige Sauerstoffmischung – und der Bauch des Patienten war plötzlich von innen hell erleuchtet. (Der Eingriff ging nach der Explosion übrigens ohne weitere Komplikationen vonstatten.)

Ins Kapitel Medizingeschichte schließlich gehört auch, dass ein Operateur – trotz Warnung des Anästhesisten – bei einer Äthernarkose unbedingt den Elektrokauter einsetzen wollte: Im Jahr 1935, als sich dieser Fall ereignete, war anschließend der gesamte Operationssaal verwüstet – und der Patient tot.

Noch zwei Warnungen an alle Gesunden:

Sollten Sie jemals bei jemandem Erste Hilfe leisten, der wegen Herzproblemen ein Nitroglycerin-Pflaster auf der Haut trägt, so entfernen Sie es bitte, bevor Sie den automatischen Defibrillator ansetzen. Andernfalls könnte es Ihnen ergehen wie Nothelfern in den USA, die einen 58-jährigen Mann retten wollten. Sein Nitroglycerin-Pflaster explodierte mit einem lauten Knall und einer stichartigen Flamme. Grund dafür ist übrigens nicht der (auch als Sprengstoff bekannte) Wirkstoff Nitroglycerin, sondern eine Aluminiumfolie im Pflaster …

Und: Passen Sie auf beim Rülpsen. Auch hier werden entflammbare Gase freigesetzt, wie ein Kartenspieler schmerzhaft erfahren musste. Er beugte sich über den Tisch, um sich von seinem Gegenüber die Zigarette anzünden zu lassen. Beim Nach-vorn-Beugen überkam ihn der Drang zu rülpsen. Aus Höflichkeit gab er dem aber nicht nach, sondern ließ den Rülpser diskret durch die Nase entweichen – woraufhin aus seinen Nasenlöchern Flammen schossen wie bei einem feuerspeienden Drachen.

Schwacher Strom – starker Schock

So weit zu den Explosionen, von denen Chirurgen und Magen-Darm-Spezialisten berichten. Was Kardiologen – und Modedesigner – zu diesem Thema beisteuern, ist aber leider auch nicht gerade prickelnd.

Besonders übel erwischte es einen 82-jährigen Mann auf einer Camping Tour. Er stand gerade im Waschraum unter der Dusche, als draußen ein Gewitter tobte. Dann schlug der Blitz ein. Den Duschenden durchfuhr ein elektrischer Schlag. Damit aber nicht genug: Sekunden später bekam der Senior einen zweiten heftigen elektrischen Schock verpasst – diesmal vom eingepflanzten Defibrillator.

»Getoppt« wurde dieses Erlebnis der besonderen Art vom Defibrillator, den ein 76-Jähriger auf seiner Brust trug. Dreimal schockte ihn das Gerät, immer dann, wenn er im Swimmingpool schwamm.

Ein anderer 60-Jähriger putzte gerade seinen Fischteich, als sein Defibrillator ohne Vorwarnung losging. Das Hightech-Gerät versetzte ihm einen solchen Schlag, dass er bewusstlos umkippte. Glücklicherweise nicht nach vorn in den Teich, sondern rücklings.

Bei einer 73-jährigen Frau hingegen genügte es, warm zu duschen, damit ihr der Defibrillator einen schmerzhaften Stromstoß versetzte. Duschte sie hingegen kalt, passierte nichts – weshalb sich die Frau drei Monate lang nur noch mit kaltem Wasser wusch.

Wer nun vermutet, dass die Defibrillatoren auf Wasser reagierten, liegt falsch. Auch in der Küche oder beim Bauchmuskeltraining kann der Defi losschießen. Einen 77-Jährigen warf sein Defibrillator zu Boden, als er gerade etwas aus dem Kühlschrank nehmen wollte. Der Schock haute ihn glatt um. Eine 36-Jährige dagegen berührte nur eine Waschmaschine und bekam daraufhin vom Defi eins »gepfeffert«. Geradezu perfide schien der Defibrillator eines 57-jährigen Mannes zu reagieren, der extra etwas für seine Gesundheit tun wollte. Um seine Bauchmuskeln zu trainieren, hatte er sich einen »Ab Max II Pro« besorgt, eine Art Gurt, der die Bauchmuskeln elektrisch stimulieren und derart stärken soll. Den Mann brachte sein vermeintliches Training stattdessen ins Kantonsspital im schweizerischen Freiburg. Dort mussten die Herzspezialisten nachsehen, was in den Defi gefahren war. Denn er hatte einen Schock abgegeben.

Eigentlich hätten die kleinen Geräte alle diese Patienten schützen sollen. Zum Beispiel davor, dass sie erneut einen Herzstillstand erleiden. Im Ernstfall, bei bedrohlichen Herzrhythmusstörungen, setzt der Defibrillator einen kräftigen Stromstoß ab, um das Herz wieder in den richtigen Takt zu bringen. Oft bemerken die Patienten vorher noch Warnsignale: Die Herzrhythmusstörungen bewirken, dass ihnen schummrig wird oder sie zum Beispiel Herzklopfen verspüren. Doch in den geschilderten Fällen hatte keiner der Betroffenen irgendetwas in dieser Art wahrgenommen. Ihre Defibrillatoren hatten ihnen – bei korrektem Herzschlag – völlig unnötige und sehr schmerzhafte Stromstöße verpasst, die sogar selbst gefährliche Herzrhythmusstörungen hätten heraufbeschwören können. Das Komische war nur: Alle diese Geräte funktionierten einwandfrei, wie die Abklärungen durch Herzspezialisten zeigten.

Das Problem lag woanders: Feine elektromagnetische Schwingungen können einen Defibrillator in die Irre leiten. Genau das war bei diesen Patienten geschehen.

Beim Duscher auf dem Campingplatz hatte der Blitzeinschlag auch den Sicherungskasten getroffen und die elektrischen Leitungen verschmurgelt. So stand das Duschwasser unter schwachem elektrischem Strom – gerade so schwach und frequent, dass der Defibrillator des 82-Jährigen auf Herzrhythmusstörungen tippte und einen Stromstoß abgab.

Bei den anderen Geschockten wurde das Gleiche durch eine defekte Lampe im Swimmingpool ausgelöst, durch ein Stromleck an der Wasserpumpe des Teichs oder vom elektrischen Wasserwärmer für das Duschwasser. Nicht geerdete Kühlschränke oder Waschmaschinen und der elektrisch betriebene Bauch-Trainingsgurt in unmittelbarer Nähe zum Defi sorgten in den weiteren Fällen für die Probleme.

Bei einer 71-jährigen Frau tappten die Ärzte eine ganze Weile im Dunkeln, was den Grund betraf. Ihr Defibrillator gab plötzlich Warntöne von sich und piepste über 50 Mal am Tag. Zeitgleich stellte das Gerät phasenweise ab. Die Ärzte waren alarmiert, der Hersteller konnte sich keinen Reim darauf machen.

Notfallmäßig ersetzten die Herzspezialisten den Defibrillator darum gegen einen neuen. Doch auch das neue Gerät piepste. Schließlich nahmen sich die Ärzte die Kleidung der Patientin vor – und fanden in der Kapuzenjacke eingenäht vier kleine Magnete. Die sorgten dafür, dass die Kapuze schön über die Schultern fiel – und ganz nebenbei brachten sie den Defibrillator gehörig durcheinander.

Die Rakete im Mund

Er habe Mühe beim Schlucken, gab der junge Mann an. Es fühle sich an, als stecke etwas in seinem Hals. Die Schmerzen seien jedoch moderat, erklärte er den Ärzten auf der Notfallstation. Trotz seiner Verletzungen – seine oberen Schneidezähne waren gebrochen, die Haut auf den Lippen teilweise verbrannt und die Zunge geschürft – wirkte der 27-Jährige gefasst.

Ihn zu untersuchen und in seinen Mund zu schauen war nicht ganz einfach, denn er konnte den Kiefer nicht richtig öffnen. Um sich ein besseres Bild zu verschaffen, schoben die Ärzte den Patienten in den Computertomografen. Danach klappten ihnen wohl die Kiefer herunter.

Auf der Höhe des ersten Halswirbels steckte das Mundstück seiner E-Zigarette. Es war mit solcher Wucht in den Mund des jungen Mannes katapultiert worden, dass es die hintere Rachenwand durchschlagen hatte – dort klaffte ein acht Millimeter großes Loch – und im ersten Halswirbelknochen zum Stillstand gekommen war. Der erste Halswirbel des Patienten war dabei gebrochen.

Er habe die Lithium-Ionen-Batterie der E-Zigarette gegen eine neue ausgetauscht, gab der Mann an, als plötzlich diese Zigarette in seinem Mund explodiert sei – kein Einzelfall, wie weitere Fachartikel belegen.

Die Folgen: Kieferbruch, ausgeschlagene Zähne oder auch schwere Verbrennungen an den Händen oder am Oberschenkel, wenn die Batterie ohne Vorwarnung losging »wie eine Rakete«.

So beschrieben es Betroffene, bei denen plötzlich Flammen aus der Hosentasche loderten.

Einer Schätzung zufolge landeten allein im Jahr 2016 in den USA etwa 1.000 »E-Raucher« wegen Verbrennungen auf einer Notfallstation. Fast 30 Prozent mussten stationär behandelt werden. Bei einem der Verunfallten zum Beispiel ging die Batterie los, als er die E-Zigarette einschaltete, bei einem anderen, als er gerade inhalierte.

Im Gegensatz zu herkömmlichen Zigaretten kommen E-Zigis ohne Tabak aus. Mithilfe einer Batterie wird darin eine aromatisierte Flüssigkeit verdampft, die auch Nikotin enthalten kann. Inzwischen gibt es mehrere Hundert verschiedene E-Zigaretten-Marken.

Um sie »kräftiger« zu machen, würden manche Konsumenten sie mit stärkeren Batterien aufpeppen – nicht ahnend, dass sie damit ein erhöhtes Risiko für eine Explosion heraufbeschwörten, warnten US-Notfallärzte schon 2016. Auch unsachgemäßes Aufladen oder der Einsatz beschädigter Batterien können zu schockierenden Raucherlebnissen führen.

Doch nicht nur E-Raucher, auch Handynutzer sollten sich in Acht nehmen. Ein 21-Jähriger ahnte nichts Böses, als er über zwei Ohrstöpsel mit dem Handy Musik hörte. Es war gerade an der Ladestation eingesteckt, als es dem jungen Mann um die Ohren flog. Das Resultat: Verbrennungen an beiden Ohrmuscheln. Ein nicht ganz typischer Fall.

Denn die meisten derartigen Verletzungen passieren, wenn das Handy aufgeladen und in dem Moment ein Anruf entgegengenommen wird. Ob Blitze in der Batterie daran schuld sind, elektromagnetische Wellen, die einen Stromfluss in nahen Gegenständen induzieren, oder andere Mechanismen, ist unklar.

Ein 50-jähriger Automechaniker in Wales kann – leider – ebenfalls ein Lied davon singen: Er lag gerade unter einem Auto, um den Benzintank auszuwechseln, als sein Handy läutete. Im selben Moment kam es blitzartig zur Explosion. Flammen schossen über ihm hervor, die er mit den Händen zu ersticken versuchte.

Mit Verbrennungen an Händen und Armen, angesengtem Bart, Augenbrauen und Haaren kam der Mann zum Arzt. Zum Glück verheilte alles innerhalb von zwei Wochen.

Auf verschlungenen Pfaden

Die richtige Krankheit zu diagnostizieren ist ganz einfach – wenn sich der Kranke so präsentiert, wie der Arzt das aus dem Lehrbuch kennt. Heftiger Schmerz in der Brust nach einem opulenten Mahl, wenn der Mensch aus der Wärme des Restaurants hinaus in die Kälte tritt – klassischer Fall von Herzinfarkt. Lernt jedenfalls der Medizinstudent. Plötzliches hohes Fieber, Schüttelfrost, heftige Gliederschmerzen, Husten oder andere Erkältungszeichen im Winter – vermutlich eine Grippe. Kolikartige Schmerzen im rechten Oberbauch nach fettigem Essen – Gallensteine. Und so weiter.

Das Problem ist, dass es oft ganz anders kommt, als es im Lehrbuch steht. Manches Leiden taucht an Orten – oder in einem Zusammenhang – auf, wo niemand damit rechnet.

Ein steiniger Weg

Hing es mit dem Rauchen zusammen, dass die 54-Jährige seit einem Jahr kränkelte? Mehrmals hatte sie in den letzten zwölf Monaten eine Lungenentzündung gehabt. Sie fühlte sich schwach. Außerdem, so berichtete sie den Ärzten, schwitze sie seit etwa einem Jahr nachts immer wieder stark. Seit zwei Wochen hustete sie auch noch kleine schwarze Steinchen aus. Rund 60 Stück hatte sie bisher produziert.

Ihr Hausarzt hatte sie bereits geröntgt und in der rechten Lunge, im unteren Lungenlappen, um genau zu sein, eine Entzündung ausgemacht. Das daraufhin verschriebene Antibiotikum brachte jedoch keine Besserung.

Ihre medizinische Akte beinhaltete: Bluthochdruck, behandelt mit zwei Blutdrucksenkern. Eine frühere Venenthrombose. Eine Gallenblasenentfernung wegen Gallensteinen. Und 40 »pack years« Nikotin. (Mit diesem Begriff beschreiben die Mediziner die Menge an Zigaretten, die ein Patient in seinem Leben geraucht hat. Eine Zigarettenschachtel enthält 20 Zigis. Raucht ein Patient 40 Jahre lang täglich eine Schachtel oder aber 20 Jahre lang täglich zwei Schachteln, ergibt das beide Male 40 »pack years«.)

Dazu kamen bei der Patientin aktuell eine Blutarmut und eine erhöhte Blutsenkungsgeschwindigkeit. Um die zu messen, lässt man ein Röhrchen mit Blut mindestens eine Stunde lang ruhig stehen. Sinken die roten Blutkörperchen rasch zu Boden, liefert das einen Hinweis, dass irgendetwas im Körper los ist. Das kann eine Entzündung sein, ein bösartiger Tumor oder eine andere Krankheit. Viel schlauer waren die Ärzte nach diesen Untersuchungen also noch nicht, was den Grund für die Erkrankung bei der Frau betraf.

Deshalb schauten sie mit einer endoskopischen Kamera in die Luftwege. Dort war aber – bis auf eine kleine Stelle in der unteren Luftröhre mit irgendwelchem »dunklen Zeug« – nichts Auffälliges zu sehen. Die Computertomografie bestätigte, dass im rechten unteren Lungenlappen das Gewebe verdichtet war.

Die Steinchen, die sie ausgehustet hatte, ähnelten ihren früheren Gallensteinen, berichtete die Patientin. Sie hatte diese nach der Gallenblasen-OP zu Hause auf den Kaminsims gelegt und konnte sie deshalb mit denen vergleichen, die sie nun immer wieder beim Husten herausschleuderte.

Tatsächlich waren ihre »Lungensteinchen« aus dem gleichen

Material wie viele Gallensteine. Sie bestanden aus Cholesterin, das zumindest ergab die biochemische Analyse. Daraufhin besorgten sich die Ärzte die frühere Krankenakte der Frau und stießen so auf die Lösung des Rätsels: Elf Monate bevor die aktuellen Probleme begonnen hatten, war sie mittels Schlüssellochchirurgie an der Gallenblase operiert worden. Dabei hatte der Chirurg das Organ verletzt, sodass viele Gallensteinchen in den Bauchraum purzelten. Er spülte den Bauchraum zwar, in der Hoffnung, die entfleuchten Steine wiederzufinden. Offensichtlich aber nur mit bescheidenem Erfolg. Vermutlich hatten sich welche davon unterhalb des Zwerchfells versteckt, dort eine Entzündung hervorgerufen und sich schließlich einen Weg zur Lunge gebahnt.

Wie oft es zu einer solchen Gallenblasen-Verletzung kommt, darüber gehen die Ansichten in der Fachliteratur ziemlich auseinander. Die Rede ist von etwa 6 bis 36 Prozent bei laparoskopischen Gallenblasen-Operationen, abhängig nicht zuletzt vom Geschick des Chirurgen und davon, ob die Gallenblasenwand stark entzündet ist und deshalb leichter reißt. Bei etwa neun Prozent dieser Gallenblasen-Eingriffe entkommen dabei Gallensteine – in einem von fünf Fällen sogar unbemerkt. Bei zwei von drei betroffenen Patienten findet der Chirurg die Abhandengekommenen wieder und kann sie herausholen. Die restlichen Steinchen bleiben verschollen – und können an den unterschiedlichsten Stellen wieder auftauchen. Die Häufigkeitsangaben zu solchen Komplikationen schwanken sehr, von einem unter 13.000 Patienten bis zu fünf von 100.

Bei einem 63-jährigen Mann in den USA begannen die Probleme zwei Monate nach der Gallenblasen-Operation. Er litt immer wieder an Bauchschmerzen und Fieber, verschiedene Antibiotika halfen nicht. Acht Monate nach dem Eingriff spürte er dann eine Schwellung am Rücken, auf Höhe der rechten Flanke – ein Abszess. Inmitten des Eiters, der sich dort gebildet hatte, fand der Arzt einen kleinen, dunklen Fremdkörper: ein Gallenstein. Acht Monate seines Lebens habe ihn diese Gallenblasen-OP gekostet, schimpfte der Patient nachher.

Bei einer 82-Jährigen in Australien kamen zwei Gallensteine an der rechten Hüfte wieder hervor. Bis es nach acht Monaten so weit war, hatte sie 12 Kilo abgenommen. Eine 41-jährige Leidensgenossin wiederum litt im Verlauf von drei Jahren unter immer stärkeren Menstruationsbeschwerden. Schließlich traten die krampfartigen Unterbauchschmerzen auch außerhalb der Periode auf. Die Gynäkologinnen versuchten alles Mögliche: Entzündungshemmer, Antibabypillen, Hormonspirale – die Schmerzen blieben. Logisch.

Schuld daran waren nämlich 13 im Unterbauch verteilte Gallensteine, mit der Blase verwachsen, mit dem rechten Eierstock und mit den Innenwänden des Beckens. Das kam aber erst bei der Bauchspiegelung heraus. Als die Gallensteine endlich entfernt waren, ging es der Frau wieder gut. Neun Jahre zuvor hatte sie ihre Gallenblase operieren lassen …

In Südkorea narrten mehrere verlorengegangene Gallensteine rund fünf Monate nach einer Operation die Ärzte. Bei einem ihrer Patienten mit Bauchschmerzen zeigte das MRI (Magnetresonanztomografie) einen rund 5 x 5 Zentimeter und einen zwei Zentimeter großen Tumor nahe der rechten Niere – Krebs, vermuteten die Mediziner. In Wahrheit aber handelte es sich um einen Abszess, verursacht durch Gallensteine.

Riskanter als Cholesterin- sind übrigens die sogenannten Pigmentsteine. Sie bestehen aus dem Farbstoff Bilirubin, der beim Abbau des roten Blutfarbstoffs entsteht. Pigmentsteine beherbergen weit häufiger Bakterien als Cholesterinsteine, was das Risiko für Infektionen erhöht, wenn sie abhandenkommen.

Manchmal ist es nur ein einziger Stein – bis zu fünf Zentimeter große Exemplare machten sich schon davon –, manchmal sind es über 40, die vielfältigste Beschwerden verursachen:

Schmerzen beim Sex, Übelkeit oder Erbrechen, Bauchfellentzündung, Abszess im Bauch mit Darmverschluss, Gallensteine, die sich Richtung Darm, Harnblase oder durch den Nabel herausarbeiten und anderes mehr erlebten die Betroffenen schon.

Dabei hatten die Chirurgen in der Anfangszeit der Schlüssellochchirurgie Ende der 1980er Jahre noch geglaubt, dass sie verlorenen Gallensteinen gar nicht nachspüren müssten. Denn Tierversuche an Ratten und Kaninchen hatten keinen Anlass zur Sorge geboten.

Beim Menschen machen sich die abtrünnigen Steine im Durchschnitt 5,5 Monate nach der Gallenblasen-Operation erstmals bemerkbar. Weitere fünf Monate vergehen dann oft noch, bis sie entdeckt werden. Das sind aber nur Durchschnittswerte. Der Zeitpunkt, an dem die Steine auf sich aufmerksam machen, ist völlig unvorhersehbar. Das kann nach der Operation sein oder eben erst Jahrzehnte später.

Manche verhalten sich auch ganz still und unauffällig: Bei einer 60-jährigen Frau in Chile wunderten sich die Ärzte bei einer Bauchspiegelung über eine Handvoll runder Kügelchen, die Blaubeeren ähnelten. Diese Gallensteine lagen seit rund 14 Jahren zwischen Darm und Gebärmutter im Becken, ohne sich zu melden.

Damit solche Dinge nicht passieren, treffen die Chirurgen heutzutage Vorsorge, indem sie die Gallenblase noch im Bauch erst in eine Art Säcklein stecken und sie mitsamt diesem sogenannten Endobag dann herausziehen. Trotzdem entkommen hin und wieder Steine.

Bei der 54-jährigen Patientin übrigens, die ihre Gallensteine aushustete, heilte zwar die Lungenentzündung, das Steine-Husten aber ging weiter. Deshalb kam die Patientin auch noch einmal in den Operationssaal, um die verbliebenen Steine unter dem Zwerchfell herauszuspülen.

Baden gegangen

Bei den beiden Senioren, von denen im Folgenden die Rede ist, trug, wenn man so will, die Menschheit als Ganzes dazu bei, dass die Diagnose schwierig wurde. Hätte sie mehr für den Umweltschutz getan, wäre diesen Patienten vermutlich viel erspart geblieben.

Im Sommer 2015 war Europa ein Glutofen. Der Juli brach in Österreich alle Temperaturrekorde seit Beginn der Messungen im Jahr 1767. Ganze 41 Prozent weniger Regen als sonst verzeichneten die Meteorologen für Niederösterreich. Ab in den Badeweiher, beschloss eine 73-jährige Frau dort am 17. Juli 2015.

Am nächsten Tag hatte sie Fieber. Ihr linker Unterschenkel schmerzte höllisch, er war bläulich-violett verfärbt, heiß und infiziert. Das Gewebe im Innern war so stark geschwollen, dass es die Blutzufuhr abklemmte – ein Notfall, der eine sofortige Operation erforderte.

Das Ausmaß der Infektion war verheerend: Bis auf die Muskeln hinab entfernten die Chirurgen die Haut und mehrere Zentimeter tief zerstörtes Gewebe am ganzen linken Unterschenkel. Insgesamt vier Mal musste die Frau unters Messer. Außerdem erhielt sie Antibiotika. Am fünften Tag entfieberte sie, und am siebten traf das Resultat der bakteriologischen Untersuchung endlich ein: Sie hatte sich mit einem nichtgiftbildenden Stamm von *Vibrio cholerae* infiziert. Vibrionen kommen typischerweise in leicht salzhaltigem Wasser vor. Meeresküsten, Brackwasser oder Flussmündungen ins Meer sind ihre Lieblingsorte. Die Seniorin aber hatte im Süßwasser gebadet!

Sie erinnerte sich, dass sie eine kleine aufgekratzte Stelle am linken Bein gehabt hatte. Vermutlich waren die Erreger dort eingedrungen und hatten sich im Nu ausgebreitet. Nur zwölf

Stunden dauert es bei dieser Erkrankung unter Umständen von der Ansteckung bis zur Blutvergiftung.

Während die Schwerkranke langsam genas, ging Mitte August 2015 ein 80-jähriger Mann baden. Viele Male war er schon in dem Teich geschwommen, der 20 Kilometer entfernt von dem Weiher lag, in dem die Frau gebadet hatte.

Tags darauf wurde der Senior in einer Notfallambulanz vorstellig. Er fühlte sich elend, sein linker Unterschenkel schmerzte, er hatte Fieber und Atemnot – Blutvergiftung mit Vibrionen. Seit Langem schon litt er an einer Hauterkrankung, die eventuell den Eintritt der Bakterien begünstigt hatte.

Die österreichischen Behörden waren besorgt: In den Weihern, in denen die beiden Patienten gebadet hatten, schwammen über 100 Vibrionen pro Milliliter Wasser. Vibrionen können Magen-Darm-Infekte verursachen, Entzündungen der Ohren und leichte bis furchtbare Hautinfektionen mit Blutvergiftung. Setzt die (richtige) Antibiotikatherapie nicht rasch ein, ist die Prognose ernst.

Bereits im Sommer 2014 hatte es in Schweden und Finnland eine ungewöhnliche Häufung von Vibrio-Infektionen gegeben. Damals lag Skandinavien unter einer Hitzeglocke. Angesteckt hatten sich die meisten der 89 Erkrankten beim Baden im Meer. Sechs davon fast auf Höhe des Polarkreises – ein ungewöhnlicher Ort für Vibrionen, die es gern mindestens 20 Grad warm haben.

Außer Salz und Wärme brauchen diese Bakterien Eisen. Menschen mit Lebererkrankungen haben oft viel davon gespeichert. Das ist ein Grund, weshalb sie besonders gefährdet sind. Der zweite Grund ist ihr geschwächtes Abwehrsystem. Letzteres trifft aber auch auf Personen mit Herz- oder Krebserkrankungen oder Diabetes zu. Insbesondere Personen mit solchen Vorerkrankungen sollten deshalb nicht mit offenen Wunden im Meer baden, raten die Gesundheitsbehörden.

Die 73-jährige Patientin hatte Diabetes. Der entscheidende Faktor für die Infektion im Teich war aber wohl ein anderer: Durch die anhaltende Hitze, bei der viel Wasser verdunstete, stieg der Salzgehalt in den warmen Badeseen. Das begünstigte das Wachstum der Vibrionen, die vermutlich durch Vögel oder Mücken verbreitet wurden. Vom Neusiedler See in Österreich ist seit über zehn Jahren bekannt, dass darin Vibrionen schwimmen können. Das Wasser in diesem Steppensee ist flach und salzhaltiger als in anderen Seen.

Letztlich waren die beiden Patienten also wohl Opfer der Klimaerwärmung.

Die Seniorin konnte das Spital glücklicherweise nach 73 Tagen wieder verlassen. Der Senior hingegen erlebte seine Entlassung nicht mehr.

Das Jucken unter dem Gips

Selbst an Orten wie Krankenhäusern, in denen man sich als Patient behütet fühlen möchte, kann das nackte Grauen herrschen. Bei einem Patienten in den USA etwa genügte es, die Bettdecke zu heben.

Ein Unglück kommt selten allein. Das erfuhr der 57-Jährige am eigenen Leib bzw. an Armen und Bein. Zuerst stürzte der arme Mann von der Leiter und brach sich beide Arme, die linke Kniescheibe und den Schädel. Die Arme und ein Bein kamen komplett in Gips. Bald schon durfte der Verunfallte das Universitätskrankenhaus, wo er einige Tage zur Beobachtung hospitalisiert gewesen war, wieder verlassen – allerdings nur, um kurz danach zurückzukehren. Diesmal wegen einer Hirnhautentzündung.

Und als ob das noch immer nicht reichte, juckte es ihn am nächsten Tag überall. Am unerträglichsten war es unter den

Gipsen – wo er sich nicht kratzen konnte. Auch seine Ehefrau und zwei Töchter juckte es.

Um dem Kranken Linderung zu verschaffen, nahmen ihm die Ärzte die Gipse ab – und die Diagnose krabbelte ihnen geradezu entgegen: Milben. Unter den Gipsen wimmelte es davon. Auch unter den Bettlaken und an anderen Stellen auf dem Körper des Kranken wurden sie entdeckt.

Ein Fachmann identifizierte die winzigen Parasiten als Rote Vogelmilben. Sie leben normalerweise auf Vögeln, können aber auch den Menschen plagen. Da sie das Tageslicht scheuen und gern im Dunkeln Blut saugen, waren die eingegipsten Arme und das im Gips ruhiggestellte Bein ein Refugium für die Tierchen, die vollgesaugt einen Millimeter groß werden können.

Woher aber stammten sie? Die überraschende Antwort: von Tauben, die in einem Lüftungskanal in der Zimmerdecke – direkt über dem Bett des Patienten – ihr Nest gebaut hatten. Zahllose Milben bevölkerten dieses Nest sowie zwei weitere Taubennester, die sich in zwei anderen Lüftungsschächten auf demselben Stockwerk befanden. Nach gründlicher Waschung des Patienten, Reinigung und Desinfektion seines Zimmers sowie der Lüftungsschächte kehrte wieder Ruhe ein. Damit war dem geplagten Mann wenigstens schnell geholfen.

Eine 44-jährige Frau dagegen musste monatelang mit Juckreiz herumlaufen. Immer am Spätnachmittag begann es sie zu jucken. Am Bauch, am Rücken, gelegentlich auch an Armen und Beinen erschienen dann leicht erhabene rote Knötchen, die an Mückenstiche erinnerten. Sie konsultierte sechs Ärzte, darunter drei Hautspezialisten, ohne dass einer die winzigen Gründe dafür fand.

Nach rund drei Monaten kontaktierte einer der Ärzte schließlich einen Insektenspezialisten.

»*Cheyletiella blakei!*«, lautete sein Befund, Katzenmilben. Sie beißen sich an der menschlichen Haut fest, stechen mit ihren

Mundwerkzeugen zu und saugen nicht Blut, sondern Gewebeflüssigkeit. Auf dem Menschen überleben diese Pelzmilben nur etwa einen Tag, im Fell der Katze aber fühlen sie sich daheim und befestigen ihre Eier an ihren Haaren.

Vier Wochen vor dem Ausbruch der Erkrankung hatte die Familie ein Perserkätzchen gekauft, das völlig gesund schien. Nun aber war klar, weshalb die Beschwerden der Frau mehrfach kurz nach dem Kontakt mit der Katze eingesetzt hatten. Nach wiederholter Behandlung des Stubentigers verschwanden denn auch der Juckreiz und der Ausschlag bei der 44-Jährigen.

Bei einer Sechsjährigen wiederum gingen vier Monate ins Land, während derer das Mädchen unter einem unerklärlichen wiederkehrenden juckenden Hautausschlag litt. Ihren Vater juckte nichts, ihre Mutter und ihr Bruder aber hatten ebenfalls mehrfach phasenweise Juckreiz verspürt. Und auch der Familienhund kratzte sich ständig. Er wurde jedoch regelmäßig gegen Flöhe behandelt, und es waren auch nirgends Flöhe zu sehen. Deshalb schied er als Verursacher aus – dachte die Familie.

Im Nachhinein, nachdem bei der kleinen Patientin schlussendlich die Milbenart *Cheyletiella yasguri* entdeckt worden war, erinnerte man sich: Begonnen hatte alles, als das Mädchen auf einer Decke im Hundezwinger geschlafen hatte …

Falls Sie nun selbst auch Juckreiz verspüren: Denken Sie nicht nur an Hund, Katze, Vogel. Sondern auch an das Kaninchen. Den Hasen. Oder den Fuchs.

Verschont werden übrigens nicht einmal die Jüngsten. Auf den Frühgeborenen- und Kinder-Intensivstationen der Thammasat Universitätsklinik in der thailändischen Provinz Pathum Thani hatten plötzlich vier kleine Patienten – und 41 Mitarbeiter – kleine rote Knötchen auf der Haut, vor allem an den Knöcheln, Unterschenkeln und -armen, im Nacken und am Rücken.

Die Ursache dafür fanden die zu Hilfe gerufenen Hygiene-

und Infektionsspezialisten an den Wänden, auf Gegenständen und Oberflächen: rötlichbraune flügellose Insekten mit vielen Stacheln am Kopf und am Brustkorb: Katzenflöhe. Sie stammten von Kätzchen, die es sich im Kanal der Belüftungs- und Klimaanlage über der Zimmerdecke bequem gemacht hatten. Weil an der Klinik gerade umgebaut wurde, hatten die Katzen dort eindringen können.

Vier Wochen lang kamen nun auf den Stationen alle acht Stunden ausgiebig Dampfreiniger zum Einsatz. Zusammen mit diversen anderen Reinigungsmaßnahmen gelang es so, sie wieder flohfrei zu bekommen.

Falsch gedreht

Morgens war der Bauchschmerz noch diffus gewesen. Inzwischen tat es links im Oberbauch weh. Etwas stimmte nicht mit dem 50-Jährigen, das zeigte das Blutbild: Darin waren zu viele weiße Blutkörperchen. Das deutete auf eine Entzündung im Körper hin. War es die Bauchspeicheldrüse? Ein Milzinfarkt? Oder eine Nierenbeckenentzündung links? – Nichts von all dem, was die Mediziner zunächst erwägten, traf zu.

Ebenso genarrt wurden sie bei der 32-jährigen Frau mit rechtsseitigen Unterleibsschmerzen. Beißend seien die und strahlten in den Rücken aus, berichtete sie. In den letzten 13 Jahren habe sie drei solcher Attacken gehabt.

Rechts unten – das sei wohl eine Appendizitis, also eine Blinddarmentzündung, vermuteten die Ärzte. Weil die Frau seit ihrer Kindheit oft hustete, veranlassten sie noch ein Röntgenbild des Brustkorbs – und staunten nicht schlecht: Das Herz der Frau lag rechts. Auch ihre Bauchorgane waren seitenverkehrt angeordnet – die Leber links statt rechts, die Milz rechts statt links. Das zeigte der Ultraschall.

»Situs inversus totalis« heißt das medizinisch: Seitenverkehrtheit. Schätzungen zufolge hat etwa einer von 10.000 bis 100.000 Menschen das Herz am rechten Fleck.

Nun geriet die Diagnose Appendizitis ins Wanken. Wie sollte der Wurmfortsatz im rechten Unterbauch wehtun, wenn er hier doch links lag? Die bereits anberaumte Operation wurde abgeblasen – auch, weil es der Frau dank Antibiotika wieder besser ging.

Doch 18 Monate später kehrte sie zurück, diesmal mit linksseitigen Unterbauchschmerzen. Jetzt hielt der kleine Wurmfortsatz die Ärzte kein zweites Mal zum Narren. Er wurde entfernt. Dabei zeigte sich, dass die Appendix vermiformis dieser Patientin chronisch entzündet war und zudem mit dem Dünndarm verwachsen. Das hatte wohl die früheren Schmerzen verursacht.

Schon im Normalfall gilt der etwa sieben Zentimeter kleine Wurmfortsatz als »medizinisches Chamäleon«: Er kann zum Beispiel vor oder hinter dem Blinddarm liegen, Richtung Eierstock zeigen oder sogar nahe der Leber sein. Das längste je beim Menschen entdeckte Exemplar maß 26 Zentimeter.

Noch schwieriger wird es, wenn er ganz woanders zu finden ist. Kommen die Organe im Bauch anders zu liegen als üblich, sind nicht immer alle seitenverkehrt. Zum Beispiel können Magen, Bauchspeicheldrüse und Milz unterhalb der (normal gelegenen) Leber rechts angeordnet sein und das Darmpaket dafür linksseitig. Ein 50-jähriger Kranker etwa, dessen Fall dokumentiert ist, hatte eine solche »intestinale Malrotation«: Sein Darm nahm vor langer Zeit, während der fünften bis zehnten Woche der Embryonalentwicklung, nicht die übliche Drehung vor. Die führt dazu, dass der Blinddarm, von dem der Wurmfortsatz abgeht, rechts unten im Bauch zu liegen kommt.

Der Situs inversus dagegen entsteht noch früher, und zwar bereits gegen Ende der ersten Lebenswoche des Embryos. Einer der Gründe dafür sind die feinen Flimmerhärchen, die manche Zellen auf ihrer Oberfläche tragen. Vergleichbar einer »La Ola«-Welle im Fußballstadion, schlagen sie normalerweise koordiniert – und befördern auf diese Weise zum Beispiel Schleim aus den Bronchien nach oben.

Die Zilienbewegung gibt beim Embryo den ersten Anstoß dafür, welches Organ später wohin kommt im Körper. Ist sie aufgrund genetischer Veränderungen gestört, ordnen sich die Organe jedoch nicht nach dem üblichen Bauplan an. Egal, ob Mensch, Maus, Hund oder Fisch – die Bewegungsstörungen der Zilien führen bei allen zu den gleichen Symptomen. Dazu zählt zum Beispiel Unfruchtbarkeit beim männlichen Geschlecht, weil die Spermien mit ihren kleinen »Zilien-Ruderschwänzen« nicht richtig vorwärtskommen.

Typisch ist, dass betroffene Kinder unmittelbar nach der Geburt Mühe haben mit dem Atmen: Sie bekommen das Lungenwasser nicht gut heraus. Später leiden sie immer wieder an Husten, laufender Nase und Atemwegsinfekten. Beim Kartagener-Syndrom, benannt nach einem Zürcher Arzt, haben die Betroffenen neben dem Situs inversus auch zahlreiche Atemwegsinfekte.

Die Zilien sind aber nicht immer schuld, wenn der Wurmfortsatz nicht dort zu finden ist, wo man ihn erwartet. Diabetes bei der schwangeren Mutter könnte zum Beispiel auch infrage kommen. Oft aber bleibt die Ursache für diese anatomische Besonderheit im Dunkeln.

Und solange nichts wehtut, weiß auch der Betroffene meist nichts davon.

Zement im Herzen

Nicht nur winzige Erreger schaffen es immer wieder, die Ärzte, die allesamt jahrelang studiert haben, zu foppen. Sogar Medizinprodukten gelingt dies. Dabei legen sie erstaunliche Wege zurück.

Eigentlich hätte es nur ein Routine-Check-up werden sollen. Doch als die Ärzte das Röntgenbild des 59-jährigen Mannes betrachteten, wurde daraus ein spezieller Krankheitsfall: In seinen beiden Lungen steckten mehrere längliche Fremdkörper. Sie ähnelten filigranen Drähten und schienen dem Verlauf der Lungenarterien zu folgen.

Ein ähnliches Gebilde machten die Ärzte auch bei einer 78-jährigen Patientin aus. Sie war seit Monaten immer kurzatmiger geworden. Bei der Untersuchung mit dem Stethoskop schien alles in Ordnung: keine auffälligen Geräusche über dem Herzen oder den Lungen. Das EKG fiel ebenfalls normal aus. Und auch auf dem Röntgenbild des Brustkorbs war bei ihr nichts Ungewöhnliches zu erkennen.

Die Ultraschalluntersuchung des Herzens aber zeigte sowohl in ihrem rechten Herzvorhof als auch in der rechten Herzkammer einen Fremdkörper. Der Form nach hätte es ein dicker, mehrfach geknickter Draht sein können. Er »entsprang« dem achten Brustwirbel, mündete in die große Körperschlagader und reichte vorn dort bis ins Herz. Genau an diesem Brustwirbelkörper war die Seniorin sechs Jahre zuvor operiert worden. Nach dem Eingriff fiel ihr auf, dass sie bei Anstrengung etwas schneller außer Atem kam als früher …

Bei einer 66-Jährigen waren die Symptome noch bedrohlicher. Sie kam ins Spital, nachdem sie einen Tag lang starke Brustschmerzen gehabt hatte. Auch bei ihr sahen die Ärzte auf dem Röntgenbild des Brustkorbs viele längliche Fremdkörper, die dem Verlauf der Lungenarterien folgten. Noch beunruhigender war, dass die Patientin im rechten Herzvorhof und in der rechten Herzkammer zwei ebensolche Fremdkörper beherbergte. Derjenige in der Hauptkammer hatte bereits die Herzwand durchstochen. Die Folge: ein großer Bluterguss im Herzbeutel.

So landete die Frau rasch auf dem Operationstisch der Herzchirurgen. Als diese das Herz öffneten, sahen sie die Bescherung: Ein weißer, nadelähnlicher Fremdkörper hatte sich in die Herzwand gebohrt, ein zweiter, strangähnlicher schwamm im Herzvorhof: Es war harter Knochenzement, wie er bei Operationen von Wirbelkörpern verwendet wird.

Sieben Tage vorher war die Frau am achten Brustwirbel operiert worden. Wie aber kam nun der Knochenzement, der zum Stabilisieren gebrochener Wirbel verwendet wird, ins Herz?

Es gab nur eine Möglichkeit: über den Blutkreislauf. Die Venen, die das Blut von der Wirbelsäule wegleiten, münden in die große Körpervene, die das Blut zum rechten Herzvorhof bringt, von wo es weiterfließt in die rechte Herzkammer und von da in die Lungen. Gelangt der Knochenzement bis in große Lungengefäße und verstopft diese, kann der Körper nicht mehr genügend Sauerstoff aufnehmen. Zu solchen Komplikationen kommt es insbesondere, wenn der Zwei-Komponenten-Zement, der im Körper des Patienten aushärtet, bei der Verarbeitung noch zu flüssig ist.

Schätzungen zufolge ereignen sich solche sogenannten Zementembolien bei 2 bis 26 von 100 Patienten. Wie häufig sie aber wirklich sind, weiß niemand, denn vermutlich bleiben viele unentdeckt. Der erwähnte 59-jährige Mann, der nur zur Routineuntersuchung ging, ist ein Beispiel dafür. Er war ein Jahr zuvor in einen Verkehrsunfall verwickelt worden, hatte sich dabei an der Wirbelsäule verletzt und wurde operiert.

Je nachdem, wie die Zementstränge liegen, sind sie jedoch

selbst auf dem Röntgenbild nicht immer zu erkennen. Auch das Spektrum der Symptome, die sie verursachen können, ist breit. Es reicht vom Nierenschaden (bei Zementembolien bis in die Nierenvenen) über Herzrhythmusstörungen bis zu Husten.

Das Extrem sind Fälle wie jener einer 83-jährigen Patientin, von der Ärzte am Berner Inselspital berichteten. Sie erlitt noch während der Behandlung eines osteoporotischen, gebrochenen Wirbelkörpers eine derart schwere Zementembolie in der Lunge, dass es Stunden später zum Herzstillstand kam. Trotz erfolgreicher Wiederbelebung konnten die Ärzte ihr nicht mehr helfen. Ihr Hirn war irreversibel geschädigt, die Seniorin verstarb.

Lange vergessen, längst verdrängt

Nach dem eben Geschilderten ist jedem klar, dass Krankheiten sich perfiderweise oft nicht an die Orte und Situationen halten, die im Lehrbuch vorgesehen sind – wer erwartet denn schon, dass er sich ausgerechnet in einer Universitätsklinik Parasiten holt?

Einzelne Bakterienarten gehen aber noch weiter. Sie pfeifen auch auf den Zeitrahmen, den die Ärzte ihnen üblicherweise für eine Ansteckung zugestehen. Kein Wunder, tappen die Doktores dann im Dunkeln.

Das Löwengesicht

Eigentlich hätte er es ahnen können. Aber der 51-jährige Mann war sich sicher, dass seine Schmerzen in den Fußknöcheln Arthritis bedeuteten: Seit etwa zwei Jahren taten ihm die Sprunggelenke weh, und er konnte sie auch nicht mehr so gut bewegen.

Sein Hautarzt hätte ebenfalls auf die Erkrankung kommen können. Der Patient konsultierte ihn wegen hartnäckiger Geschwüre an seinen Beinen. An verschiedenen Körperstellen hatte er außerdem einen teilweise geschwürigen Hautausschlag. Und vor rund einem Jahr waren ihm die Augenbrauen ausgefallen.

Aber weder der Patient noch der Facharzt zogen die richtigen Schlüsse. Stattdessen verordnete der Hautarzt ein Medikament gegen Hautpilz – worauf die Hauterscheinungen noch schlimmer wurden.

Schließlich suchte der Mann das Krankenhaus im griechischen Heraklion auf.

Die Ärzte dort erkannten rasch, woran er litt. Sie hatten es aber auch einfacher als der Hautarzt, denn drei Jahre zuvor hatten sie bereits die Ehefrau dieses Patienten kennengelernt. Sie sah damals ziemlich entstellt aus.

Über ihren Körper verteilt prangten verschiedene Hautausschläge, und ihr Gesicht erinnerte ein wenig an das eines Löwen. »Facies leonina«, Löwengesicht, nennen Mediziner diese Erscheinung.

Ihre Haut war im Gesicht in charakteristischer Weise verdickt und voller kleiner Knötchen. Auch der Frau waren die Augenbrauen ausgefallen.

Wie also schon im Jahr 2005 bei dieser 39-jährigen Patientin nahmen die Ärzte nun Abstriche aus der Nase und vom Hautausschlag ihres 51-jährigen Ehemanns. Und fanden darin den Erreger der Lepra. In Griechenland!

Auch wenn diese Infektionskrankheit mit ca. vier Millionen Erkrankten weltweit noch sehr verbreitet ist, beschränkt sich dies doch zumeist auf Länder außerhalb Europas. Rund 95 Prozent der Fälle treten südlich des Äquators auf, wobei Indien, Brasilien, Bangladesch und Nigeria die meisten vermelden.

Im konkreten Fall ergab sich Folgendes: 1980 hatte vorübergehend ein Cousin der Frau in ihrer Familie gewohnt. Später stellte sich dann heraus, dass er an Lepra erkrankt war. Vermutlich steckte die Frau sich damals bei ihm an. Als die Diagnose bei ihr klar war, rieten die Ärzte ihrem Ehemann damals, sich in Abständen untersuchen zu lassen. Doch der 51-Jährige schlug den Rat der Ärzte in den Wind.

Mycobacterium leprae ist nicht sehr ansteckend. Nur eine

Minderheit der Kontaktpersonen infiziert sich, wahrscheinlich meist über infektiöses Nasensekret und selten über Hautverletzungen. Auch übers Blut, beim Stillen oder durch Stechinsekten ist eine Übertragung möglich. Die Bakterien wurden zum Beispiel schon in Mücken, Flöhen und Bettwanzen entdeckt.

Bei den meisten Menschen wird das Immunsystem von allein mit ihnen fertig. Den anderen, die (genetisch bedingt) anfällig dafür sind, können Medikamente helfen – vorausgesetzt, die Erkrankung wird rechtzeitig erkannt.

Bei einer Frau in Deutschland diagnostizierte der Neurologe ein Karpaltunnelsyndrom an der rechten Hand. Sie hatte den Facharzt aufgesucht, weil ihr das Autofahren immer schwerer fiel. Schuld daran war das immer schlimmer werdende Taubheitsgefühl in der rechten Hand.

Beim Karpaltunnelsyndrom wird der Handmittelnerv eingeengt. Dieser Nerv verläuft im Bereich des Handgelenks im sogenannten Karpaltunnel und hat keine Ausweichmöglichkeit, wenn das Gewebe, zum Beispiel bei einer Entzündung, anschwillt. Dann wird der Nerv komprimiert. Die Folge sind Gefühlsstörungen in mehreren Fingern.

Zur Karpaltunnel-Operation, bei der der Chirurg dem beengten Nerv mehr Platz verschafft, kam es bei dieser Patientin jedoch nicht. Denn sie brach sich zuvor das Sprunggelenk. Das bedeutete Pech und Glück zugleich für die 63-Jährige.

Als sie wegen des Knochenbruchs in einem Münchner Krankenhaus untersucht wurde, fielen den Ärzten über ihren Körper verteilt verschiedene gerötete, schuppende Hautstellen auf. Diesen Ausschlag habe sie schon seit zwei Jahren, berichtete die Patientin. Sie hatte im Bereich dieser Flecken auch Gefühlsstörungen; dort spürte sie es zum Beispiel nicht so gut, wenn man sie pikste.

Und noch etwas war komisch: An einem der Halsmuskeln auf der linken Seite war eine strangartige Verdickung zu ertasten. Beides störte sie selbst nicht sehr, die Ärzte aber schon. Sie erkannten nämlich den Zusammenhang.

Mycobacterium leprae hat gern Temperaturen um die 30 Grad Celsius. Auch deshalb befällt es im Körper die Haut, die Nasen- und Rachenschleimhaut und die Nerven unter der Haut, denn dort ist es etwas kühler als in der Körpermitte. Der verdickte Strang am Halsmuskel der Frau war also ein befallener Nerv.

Wo und wann genau sich die Patientin infiziert hatte, blieb ein Rätsel. Von ihrem 12. bis zu ihrem 18. Lebensjahr war sie in Ägypten aufgewachsen. Die Ärzte vermuteten, dass die Ansteckung dort erfolgt war, möglicherweise bei ihrem damaligen Kindermädchen. Von 1983 bis 1992 hatte sie dann mehrmals Afrika und Asien bereist, allerdings ohne in engen Kontakt mit Einheimischen zu treten. Einmal indes hatte sie dort einem bettelnden Kranken die Hand gegeben.

Von allen bekannten Bakterien hat *Mycobacterium leprae* die längste Inkubationszeit, womit die Zeit vom Moment der Ansteckung bis zu den ersten Symptomen der Erkrankung gemeint ist. Drei bis sieben Jahre vergehen dabei im Durchschnitt. Wie die beschriebenen Fälle zeigen, kann es aber auch bedeutend länger dauern.

Angesichts dieser langen Latenzzeit ist es oft unmöglich zu eruieren, wo sich der Patient angesteckt hat.

Selten sind Fälle wie jener einer 71-Jährigen im spanischen Sevilla, die zeitlebens in Spanien lebte und dennoch die Lepra bekam. Dank einer antibiotischen Behandlung verschwanden zwar ihre Hautflecken und -geschwüre. Die Gefühlsstörungen in Händen und Füßen aber blieben – wie zu erwarten war.

Nach der Infektion erreichen diese Mykobakterien über das Blut die Nerven, wo sie allmählich bestimmte Zellen zerstören. Das verursacht eine Entzündungsreaktion, wodurch sich der Nerv verdickt. Mit der Zeit verliert er nicht nur seine Sensibilität, sondern auch die Fähigkeit, Muskeln zu steuern. Schließlich spürt der Erkrankte es nicht mehr, wenn er sich verletzt, weil die Nerven keine Schmerzsignale mehr senden. So werden aus den Verletzungen schlussendlich Verstümmelungen.

Die Lepra führt aber auch zu Nervenlähmungen, etwa an den Händen, den Füßen oder im Gesicht. Manche Kranke können zum Beispiel ihre Augenlider nicht mehr schließen, sodass ihre Augenlinsen austrocknen und sie erblinden. In der Haut versagen zuerst die Schweiß-, dann die Talgdrüsen, und zuletzt sterben die Haarwurzeln ab. Typischerweise machen sich erste Schäden an den Nerven *vor* denen an der Haut bemerkbar.

All diese Spätschäden lassen sich vermeiden, wenn die Betroffenen rasch antibiotisch behandelt werden. Sowohl die 63-jährige Patientin in Deutschland als auch der 51-jährige Mann in Griechenland hatten Glück: Ihre Hautausschläge, die Beschwerden aufgrund des vermeintlichen Karpaltunnelsyndroms beziehungsweise die Knöchelschmerzen verschwanden dank der Behandlung.

Weltweit allerdings gibt es unter den mehr als 200.000 Neuerkrankten jedes Jahr mehr als 10.000, die erst in fortgeschrittenem Stadium entdeckt werden. Und noch immer sind rings um den Globus über 70 Gesetze in Kraft, die Leprakranke benachteiligen, sei es in öffentlichen Verkehrsmitteln, im Ehe- und Scheidungsrecht, am Arbeitsplatz, oder die sie zwingen, in Leprasiedlungen zu leben. Der Ursprung dieser Gesetze liegt vermutlich in der Angst vor Ansteckung. Wegen des Stigmas, das mit dieser (seit Jahrtausenden bekannten) Krankheit verbunden ist, wird in manchen Ländern deshalb auch nicht von Lepra gesprochen, sondern von »Hansen-Krankheit«, benannt nach dem norwegischen Arzt Gerhard Armauer Hansen, der 1873 in Lymphknoten von Kranken die Leprabakterien fand.

Ein Problem bei der Ausrottung dieser Krankheit sind die sogenannten »stillen Überträger«, die lange vor dem Ausbruch *Mycobacterium leprae* übertragen können. Außerdem können diese Erreger auch das Gürteltier und Primaten befallen und von ihnen auf den Menschen überspringen – oder umgekehrt.

Eine überraschende Meldung kam 2014 aus Schottland: Dort entdeckten Forscher erstmals mehrere leprakranke Eichhörnchen – ebenfalls mit entstellten Gesichtern.

Ein schrecklicher Spu(c)k

In manchen Fällen bleibt den Ärzten nur wenig Zeit, um rettend einzugreifen. Sehr schlecht ist es unter diesen Vorzeichen dann um den Patienten bestellt, wenn er eine Krankheit aufgeschnappt hat, die es bei uns eigentlich nicht mehr gibt. Uneigentlich aber doch.

Mit Fieber und Schmerzen im ganzen Körper suchte der 57-Jährige das Spital auf. Er schwitzte stark, und er hatte Angst. Anstatt etwa 16 Mal pro Minute Luft zu holen wie normal, machte er 40 Atemzüge. Zwischendurch atmete er sehr tief ein und aus.

Zwei Wochen zuvor war der Patient aus Mali nach Frankreich zurückgekehrt.

Nach den ersten Labortests schien die Diagnose festzustehen: Sein Blutzuckerwert war viel zu hoch. Das sah nach einem entgleisten Diabetes aus. Er sprach dann auch gut auf die Insulin-Infusion an, sein Blutzucker normalisierte sich, ebenso seine Atemfrequenz.

Trotzdem verhielt sich der Mann zwei Tage später sonderbar: Er sprach von seinem bevorstehenden Tod, fühlte sich verfolgt, wusste nicht mehr, wo er war, bespuckte das Spitalpersonal und bekam Anfälle von Hyperaktivität. Solche Episoden wechselten mit Phasen der Benommenheit und klaren Momenten, in denen er sich für sein Verhalten tadelte. Die Ärzte bemerkten auch seinen starken Speichelfluss. Doch keiner erkannte das Unheil.

Sie untersuchten das Hirn des Patienten im Computertomografen, fahndeten im Blut nach Malaria, HIV und Syphilis, checkten die Hirnströme, um eine Epilepsie zu erkennen, analysierten die Hirnflüssigkeit auf Herpesviren, untersuchten die Schilddrüse – nichts.

Am achten Tag auf der Intensivstation setzten die Lähmungen ein: Der Patient konnte Arme und Beine nicht mehr bewegen. Tags darauf war auch seine Atemmuskulatur betroffen, er musste künstlich beatmet werden.

Wieder veranlassten die Ärzte etliche Untersuchungen, die nicht weiterführten. In der Annahme, es handle sich um eine Hirnentzündung aufgrund eines – noch verborgenen – Tumors oder um eine Immunerkrankung, gaben sie dem 57-Jährigen ein Kortisonpräparat. Es half nicht. Der Mann fiel ins Koma.

Über eine Woche lag er schon auf der Intensivstation, als den Ärzten schließlich ein Verdacht kam. Sie entnahmen eine kleine Hautprobe und etwas Speichelflüssigkeit und schickten beides an ein Speziallabor. Die Vermutung bestätigte sich: Tollwut. Die Viren, die in den Proben gefunden wurden, waren von dem Typ, der bei Hunden in Afrika vorkommt.

Nun galt es, schleunigst alle zu schützen, die den infektiösen Todkranken umsorgt hatten. 158 Personen wurden überprüft, 52 gegen Tollwut geimpft. Keiner erkrankte.

Wie sich der Patient angesteckt hatte, blieb ein Rätsel. Von einem Hundebiss hatte er nichts erzählt.

Dies war einer der Gründe, weshalb die Ärzte so spät Verdacht schöpften. In die Irre geleitet wurden sie zudem durch den Blutzuckerwert. Der war so hoch, weil der Körper unter größtem Stress stand. Der wohl wichtigste Grund für die Verzögerung aber war, dass sie schlicht nicht an diese Diagnose dachten: In Westeuropa ist die Tollwut heutzutage sehr selten.

In Frankreich gilt sie seit 2001 als ausgerottet. In der Schweiz gab es zuletzt 1977 drei Fälle; 2012 wurde ein schwerkranker ausländischer Patient mit – zunächst unerkannter – Tollwut nach Uster bei Zürich verlegt, wo er starb.

Weltweit betrachtet ist diese Erkrankung jedoch häufig: Laut einer Schätzung tötet die Tollwut pro Jahr 59.000 Menschen, rechnerisch also alle zehn Minuten einen. Meist übertragen Hunde die Viren. In Mitteleuropa geht das »größte« – de facto aber äußerst kleine – Risiko derzeit von sehr wenigen infizierten Fledermäusen aus. Von den 1.000 Fledermäusen, die in den letzten 40 Jahren in der Schweizerischen Tollwutzentrale untersucht wurden, trugen vier das Virus in sich. Eine solche infizierte Fledermaus biss 2017 im Schweizer Kanton Neuenburg einen Passanten, der sich des Geschöpfs annehmen wollte. Er wurde sofort gegen Tollwut geimpft und blieb verschont.

Oft geht die Tollwut mit Lähmungen einher, mit Hyperaktivität, Aggressivität und Angst. Der fast immer tödliche Erreger wandert entlang der Nervenbahnen innerhalb von Tagen Zentimeter um Zentimeter Richtung Gehirn. Eine rasch verabreichte Impfung ist – zum Glück – normalerweise schneller als das Virus. Haben die Viren ihr Ziel aber erst einmal erreicht, hat der Patient praktisch keine Chance. Nur ganz wenige Menschen haben bisher eine Tollwut überlebt.

Auch der 57-jährige Mann war nicht zu retten. Er starb nach 19 Tagen auf der Intensivstation.

Der Test, an den niemand dachte

Im Gegensatz zur Tollwut gibt es andere, »modernere« Krankheiten, von denen praktisch jeder schon einmal gehört hat. Aber kaum jemand würde sie in dem nun beschriebenen Kontext vermuten.

Über 15 Kilo hatte die Großmutter in den letzten zehn Monaten abgenommen. Die 70-Jährige berichtete von Übelkeit, ihr Appetit hatte nachgelassen, sie fühlte sich entsetzlich müde. Eine umfassende Untersuchung von Magen und Darm führte zu keinem Ergebnis. Auch die Labortests erbrachten nicht viel: Ein bisschen wenig weiße Blutkörperchen hatte sie im Blut, aber das brachte niemand mit ihren Beschwerden in Verbindung.

Der Psychiater diagnostizierte eine Depression und verordnete ihr ein Antidepressivum. Damit fühlte sich die Seniorin zwar weniger müde, sie schlief auch besser, und ihr Gewicht stabilisierte sich. Was ihr aber weiter zu schaffen mache, klagte sie, sei ihr mangelnder Antrieb und die Konzentrationsschwäche. Deshalb bekam sie zusätzlich Methylphenidat, das Laien oft unter dem Markennamen Ritalin kennen. Es sollte ihr auf die Sprünge helfen.

Doch es ging weiter bergab. Acht Monate später wurde die Oma wieder hospitalisiert, weil sie nun phasenweise beunruhigende neurologische Symptome hatte: Halbseitenlähmung, geistige Verwirrung, Sprach- und Gangstörungen. Dank umfangreicher Untersuchungen konnten die Ärzte einen Schlaganfall ausschließen, auch eine Streifung (oft Vorbote eines Schlaganfalls), Epilepsie oder Migräne waren unwahrscheinlich, ebenso verschiedene seltene neurologische Erkrankungen. Sie hegten bereits den Verdacht, dass alles psychisch verursacht sein könnte – als ein Bluttest eine andere, völlig unerwartete Diagnose lieferte.

Fast ein Jahr lang war die Großmutter bis dahin wieder und wieder bei Ärzten gewesen. Und nun das. Die Mediziner waren völlig überrumpelt …

Das waren sie auch bei einem 69-jährigen Briten. Er sprach seit zwei Monaten weniger als früher, war verwirrt und litt an Schwindel. Auf den computertomografischen Aufnahmen war eine Schädigung in seinem Hirn zu sehen. Vermutlich ein

Schlaganfall, dachten die Ärzte, gaben ihm zur Vorbeugung weiterer Schlaganfälle Aspirin und entließen ihn.

Zwei Monate später jedoch kam der verheiratete Mann wieder ins Krankenhaus, geistig noch verwirrter, zitternd, oft stürzend und inkontinent. Bei der neurologischen Untersuchung zeigte er krankhafte Reflexe.

Seine Schilddrüsen-, Vitamin-B12- und Folsäurewerte waren in Ordnung, diese möglichen Gründe für neurologische Erkrankungen schieden also aus. Im Blut lag die Zahl der weißen Blutkörperchen und der Blutplättchen etwas zu tief, aber das schien seine Beschwerden im Gehirn nicht zu erklären.

Die Läsion dort war nun übrigens nicht mehr zu sehen. Dafür hatte die gesamte Hirnmasse des 69-Jährigen abgenommen, und seine Hirnstromkurven deuteten auf eine Hirnerkrankung hin. »Demenz infolge von Schlaganfällen« lautete die Diagnose jetzt.

Bis ein Neurologe – fünf Monate nach Beginn des Leidens – die Ehefrau des Patienten nochmals genau befragte: Ihr Mann habe vor 15 Jahren in Sambia eine außereheliche Beziehung gehabt, offenbarte sie.

Nun machte es Klick. Der Neurologe veranlasste einen HIV-Test.

Und der 69-Jährige war tatsächlich HIV-positiv, er hatte eine AIDS-Demenz.

Dank der HIV-Therapie besserte sie sich allerdings bald, sodass er geistig und körperlich fast wieder hergestellt wurde.

Bei der 70-jährigen Großmutter dagegen verschlechterte sich die AIDS-Hirnentzündung – denn um nichts anderes handelte es sich auch bei ihr – trotz Therapie. Sie starb wenige Monate später im Pflegeheim an den Folgen eines Sturzes.

Als die Diagnose endlich klar gewesen war, verriet ihr (HIV-negativer) Ehemann den Ärzten auf wiederholtes Nachfragen, dass das Paar vor Jahrzehnten kurzzeitig Partnertausch gemacht habe. Die Frau selbst hatte Drogenkonsum, Fremdgehen und andere mögliche Ansteckungswege immer verneint …

17 Prozent der HIV-Ansteckungen in Europa betreffen die Generation Ü50 – Tendenz steigend. Und gerade bei Senioren wird diese Infektion oft erst spät erkannt. Wer denkt denn auch schon an AIDS bei einer 70-jährigen verheirateten Oma, die in einer ländlichen Gegend lebt?

Die Rückkehr des Würgeengels

Manche Erkrankungen sind in westlichen Ländern heutzutage so selten geworden, dass es jahrzehntelang keinen einzigen Fall mehr gab. Tritt dann doch einer auf, hapert es mit der Diagnostik, und da kann man den Ärzten kaum einen Vorwurf machen. Wie sollen sie auch auf Anhieb eine Krankheit erkennen, mit der sie noch nie in ihrer Karriere konfrontiert waren? Und woher sollen sie rasch das Gegenmittel bekommen, wenn ihr Land keines vorrätig hält?

Die Geschichte beginnt am 23. Mai 2015 in der spanischen Stadt Olot, wo ein kleiner Junge Halsweh bekommt. Fünf Wochen später endet sie im Universitätsspital von Barcelona. Die Ärzte können nichts mehr für ihn tun.

Als der Sechsjährige kurz nach der Rückkehr aus dem Schullager erkrankt, ahnt noch niemand Böses. Doch binnen weniger Tage verschlechtert sich sein Zustand. Ein vom Hausarzt verordnetes Antibiotikum schlägt nicht an.

Am 28. Mai kommt der fiebernde Knabe ins örtliche Krankenhaus. Den Ärzten fallen die Beläge auf seinen Rachenmandeln auf. Sie schöpfen einen – allerdings höchst unwahrscheinlichen – Verdacht. Ein bakteriologischer Abstrich aus dem Rachen soll Gewissheit bringen.

Das Ergebnis trifft am 30. Mai trifft ein: Diphtherie, wie befürchtet! Die Diphtherie-Bakterien im Körper des Kindes produzieren ein tödliches Gift. Es kann Gewebe im Rachen zerstören, greift das Herz an, attackiert Nerven und Nieren. Ohne Behandlung können 25 bis 50 Prozent der Erkrankten sterben.

Der kleine Patient benötigt nebst einem passenden Antibiotikum dringend ein Antiserum; er hätte es schon vor Tagen gebraucht, als der bloße Verdacht aufkam. Dieses Antiserum kann das Gift in seinem Körper neutralisieren – vorausgesetzt, der Patient bekommt es frühzeitig. Aber: Dieses Gegenmittel gibt es in ganz Spanien nicht! Seit fast drei Jahrzehnten kam dort kein Fall von Diphtherie mehr vor.

Mangels Nachfrage produzieren weltweit nur noch ganz wenige Firmen das Diphtherie-Antitoxin (DAT), das von absichtlich infizierten Pferden stammt. Und kaum einer dieser Hersteller genügt den strengen Anforderungen im Westen.

Die spanischen Gesundheitsbehörden suchen fieberhaft nach einem Lieferanten für DAT.

Schließlich bitten sie die Weltgesundheitsbehörde WHO um Hilfe: Welches Land kann DAT schicken? Was keiner weiß: Rund 1000 Kilometer entfernt lagern in der Schweizer Armeeapotheke 20 Dosen DAT. Doch weil die Schweiz nicht in die Suche einbezogen wird und es im Jahr 2015 für solche Einzelfälle kein Alarmsystem gibt, in das auch die Schweiz eingebunden ist, erfahren die Behörden dort nichts von der Suche.

Mittlerweile ist das schwerkranke Kind ans Universitätsspital von Barcelona verlegt worden.

Anfang Juni trifft der russische Botschafter ein und überbringt DAT aus russischen Beständen. Doch die erhoffte Wirkung bleibt aus. Am 3. Juni muss der Sechsjährige auf die Intensivstation verlegt werden. Tage später halten ihn nur noch die Maschinen auf der Intensivstation am Leben.

Am 27. Juni stirbt das Kind. Seine Eltern hatten es bewusst nicht gegen Diphtherie impfen lassen.

Ob der Knabe überlebt hätte, wenn er das Gegenmittel früher bekommen hätte, weiß niemand. Auch mit Therapie sterben 5 bis 20 Prozent der Patienten, meist an Herzversagen oder weil sie ersticken. »Würgeengel der Kinder« wurde die Krankheit deshalb früher auch genannt, denn die fest haftenden Beläge im Rachen können so dick werden, dass sie zur Atemnot führen.

Die spanischen Behörden sind alarmiert: Alle Personen, die mit dem Jungen Kontakt gehabt haben, müssen schleunigst gefunden werden. Möglicherweise hat er sich – oder andere – im Schullager angesteckt, über Tröpfchen beim Sprechen und Niesen, mit dem Speichel oder – bei der zweiten Form der Diphtherie – an einem Hautdiphtherie-Geschwür.

Insgesamt werden rund 130 Personen untersucht: Acht Kinder tragen die gleichen giftbildenden Bakterien in sich wie der Sechsjährige. Sie sind aber alle früher gegen Diphtherie geimpft worden und gesund. Um die Bakterien abzutöten, bekommen sie ein Antibiotikum und teilweise noch eine Auffrischimpfung. Die Impfung schützt vor dem Gift, nicht aber vor der Ansteckung. Geimpfte bekommen deshalb höchstens eine Halsentzündung.

Besorgt ist auch die europäische Gesundheitsbehörde ECDC wegen des Mangels an DAT. Das Medikament gehört zu den Mitteln, die als »essenziell« eingestuft werden und die jedes Land vorrätig haben sollte. Aber in ganz Europa gibt es nur wenige Dosen. Und auch sie halten nur etwa zwei Jahre, bis sie ersetzt werden müssen …

Blinde Passagiere

Wohl jeder hat schon einmal von der Echinokokkose gehört, bei der sich Hunde- oder Fuchsbandwürmer anstatt in ihren eigentlichen Wirtstieren im Menschen einnisten. Vielleicht auch von den Schweinebandwürmern, deren Finnen sich im Gehirn von Patienten breitmachen. Aber es gibt noch ganz andere Passagiere, von denen – manchmal sogar jahrzehntelang – niemand auch nur das Geringste ahnt.

Ein Baby und zwei blinde Passagiere

Zwei Wochen lang ging alles gut. Dann ertastete die Mutter etwas Rundliches im Bauch ihres Neugeborenen. Der harte Klumpen schien zu wachsen. Außerdem begann das Kind nun, nach dem Füttern zu erbrechen. Es wurde immer schlimmer, der Bauch des Babys schwoll immer stärker an.

Als es mit sechs Wochen im Computertomografen untersucht wurde, sahen die Ärzte etwas Sonderbares: Vom rechten Oberbauch bis fast in die Leiste verdrängte eine riesige Masse die kindlichen Organe. Magen, Leber und Darm wurden von dem Brocken zur Seite oder nach oben geschoben. Feine Häute teilten ihn in seinem Inneren in zwei Teile. Beide Teile enthielten eine Mini-Wirbelsäule und verschiedene weiche Gewebe. Die Ärzte rieten, das Kind zu operieren und den Klumpen herauszuholen.

Was sie fanden, war eine Rarität: Das 3500 Gramm wiegende Baby beherbergte zwei missgebildete Föten in seinem Bauch – »fetus in fetu« heißt diese Diagnose. Einer der beiden Föten wog 250 Gramm, hatte unter anderem Haare, Augenhöhlen, verkümmerte Ohren und Gliedmaßen, einen Magen, Dünndarm, ein missgebildetes Herz und eine komplette Wirbelsäule, aber kein Hirngewebe. Der andere war 180 Gramm leicht, trug ebenfalls Haare und bestand aus Wirbelsäule, Magen sowie einem verkümmerten Arm. Über die Hauptschlagader ihres Wirts wurden beide versorgt, von wo das Blut wieder in die große Körpervene des Babys zurückfloss.

Eines von 500.000 Neugeborenen, schätzen Mediziner, trägt einen Fötus in sich – in noch selteneren Fällen wie diesem sind es gar mehrere. Bis zu elf verschiedene fötusartige Klümpchen wurden schon in einem Baby entdeckt.

Die allermeisten werden vor dem zweiten Geburtstag gefunden, manchmal sogar noch während der Schwangerschaft bei einer Ultraschall-Untersuchung.

Der älteste bisher bekannte Patient trug seinen missgebildeten Fötus aber 47 Jahre lang in sich. Dieser im Durchmesser 20 Zentimeter messende kleine »Gast« hatte sich still verhalten – im Gegensatz zu zwei Föten, die ihren Wirt im Alter von 20 Jahren mit heftigen Bauchschmerzen auf eine Notfallstation trieben. Bei einer 30-Jährigen wiederum begann der Fötus gar zu wachsen, als sie schwanger war.

Beschwerden verursacht ein »fetus in fetu« normalerweise nur, wenn er die Organe seines Gastgebers beeinträchtigt. Ganz schlimm betroffen war zum Beispiel ein Neugeborenes mit einer riesigen Vorwölbung am Kopf – bei ihm hatte sich der Fötus, der kleine Füßchen und Ärmchen mit winzigen Fingern besaß, ausgerechnet im Schädel eingenistet. Durch seine Größe quetschte er das Hirn des Babys, das trotz Operation starb.

Der tragische Fall zeigt auch, dass sich manche Föten an

ganz unpassenden Orten niederlassen. Zwar liegen die meisten im Bereich des Bauches, es gibt aber auch welche, die mit dem Gaumen verwachsen waren und ihrer Trägerin bizarr aus dem Mund wuchsen, solche, die am Steißbein lagen oder die den Hodensack als Ort »gewählt« hatten. Die leichtesten wogen gerade mal 13 Gramm, die schwersten brachten es auf zwei Kilogramm.

Wie das Phänomen zustande kommt, ist rätselhaft. Fast immer stimmt das Erbgut zwischen dem Wirt und seinem Fötus überein. Möglicherweise waren beide ursprünglich eineiige Zwillinge, und in einem sehr frühen Stadium der Schwangerschaft gelangten die Zellen des einen in den anderen. Je nachdem, wann ihr Wachstum stoppt, hat der Fötus im Fötus mehr oder weniger entwickelte Organe. Ein richtiges Gehirn aber besitzt er nie.

Von einem Darm zum anderen

Wer sich beim hustenden Partner ansteckt, weiß, woher er die Erkältung hat. Was aber, wenn die Infektion sozusagen »um drei Ecken« erfolgt, wie bei einem Ehepaar in Frankreich? Noch dazu, wenn der Ansteckungsweg so eklig ist, dass man ihn vielleicht gar nicht kennen mag. Selbst Fachleute rätseln, ob es sich bei den Erkrankten wirklich nur um rare Einzelfälle handelt (wie bei besagtem Paar). Oder ob es womöglich weit mehr Betroffene gibt, von denen nur niemand etwas ahnt.

Das Paar in den 50ern ging seit 20 Jahren regelmäßig Blut spenden, zuletzt hatten sie im Januar des Jahres gespendet. Bei dieser Gelegenheit wurde jeweils ihr Blut getestet, um sicherzugehen, dass die Spender keine gefährlichen Krankheiten übertragen. Damals, im Januar, waren ihre Leberwerte normal gewesen.

Auch hatten damals weder die 54-Jährige noch ihr 55-jähriger Ehemann Hepatitisviren im Blut.

Anfang März, bei einer anderen Laborkontrolle, waren ihre Leberwerte ebenfalls noch in Ordnung.

Das änderte sich jedoch im Juni. Zu diesem Zeitpunkt wurde das Ehepaar quasi im Partnerlook mit gelb verfärbten Augen, Übelkeit und Bauchschmerzen beim Arzt vorstellig. Die Diagnose: Leberentzündung aufgrund einer Infektion mit Hepatitis-C-Viren. Diese Erreger werden in der Regel beim Kontakt mit infektiösem Blut übertragen. Vom Moment der Ansteckung bis zum Ausbruch der Erkrankung können 2 bis 26 Wochen vergehen, meist dauert diese Zeitspanne rund acht Wochen.

Im Fall des Ehepaars rief die Infektion ein ganzes Dutzend Gesundheitsfachleute auf den Plan. Und die machten eine beunruhigende Entdeckung: Mitte März, also etwa 13 Wochen zuvor, hatten sich beide Ehepartner vorsorglich untersuchen lassen. Denn sowohl in ihrer als auch in seiner Familie gab es Verwandte mit Dickdarmkrebs. Deshalb entschloss sich das Ehepaar am 16. März 1995 zur Darmspiegelung.

An jenem Tag wurde nacheinander drei Patienten der Darm gespiegelt: dem Ehepaar und einer 42-jährigen Frau, bei der seit einem Jahr eine Hepatitis-C-Infektion bekannt war. Sie war am Vormittag des 16. März die erste Patientin, eine halbe Stunde später folgte die Ehefrau, danach ihr Ehemann. Das Endoskop, das für die Untersuchungen benutzt wurde, war immer dasselbe. Natürlich wurde es zwischen den Patienten gründlich gereinigt und desinfiziert – leider aber nicht gründlich genug, wie die Untersuchung ergab.

Denn die Viren, die bei der ersten Patientin im Blut zirkulierten, glichen in höchstem Grad jenen, mit denen sich das Ehepaar angesteckt hatte. Das ergab die Analyse des Erbguts der Erreger.

Wer nun eine einmalige Nachlässigkeit vermutet, liest hier

besser nicht weiter. Denn dieses Ehepaar, das sich anno 1995 bei der Darmspiegelung infizierte, war beileibe kein Einzelfall.

Im Oktober 2016 listete eine Mikrobiologin in Belgien alle 63 Fachberichte auf, die von Ansteckungen über verunreinigte Endoskope berichteten. Mehr als 500 Mal wurden bei Magen- oder Darmspiegelungen oder bei endoskopischen Eingriffen Krankheitserreger von einem Patienten auf einen oder mehrere andere übertragen. Salmonellen, Fadenwürmer, schlimme Pilzinfektionen und andere üble Krankheitserreger erreichten in den USA, Frankreich, Deutschland, den Niederlanden und weiteren Ländern dank dieser medizinischen Eingriffe weitere Opfer. Diese bekamen Durchfall, schwere Speiseröhrenentzündungen oder zum Beispiel Blutvergiftungen, manche starben gar an der Infektion.

Mehr noch: Auch bei Lungenspiegelungen, den sogenannten Bronchoskopien, wurden schon Patienten infiziert, unter anderem mit Tuberkulose.

Endoskope sind nach dem Einsatz im Verdauungstrakt mit schätzungsweise einer Milliarde Mikroorganismen verunreinigt. Weil die Geräte hitzeempfindlich sind, kommen nur bestimmte Desinfektionsmöglichkeiten in Betracht, um die winzigen Kanäle und Nischen zu reinigen. Das setzt Sorgfalt voraus, die verhängnisvollerweise nicht immer zum Tragen kommt. Auch Materialschäden und falsches Design können Erregern im Endoskop Chancen eröffnen. Am Universitätsspital Basel beispielsweise fanden Mikrobiologen bei der zweimal jährlich stattfindenden bakteriologischen Routinekontrolle der Endoskope einst Pseudomonas-Bakterien. Erst der Wechsel des Desinfektionsverfahrens schuf Abhilfe.

91 Prozent der Infektionen über Endoskope und Bronchoskope wären mit verbesserter Qualitätskontrolle, auch der Reinigungsprozesse, vermeidbar, bilanzierte ein Fachartikel im April 2013. Immerhin.

Und dann schreckte im Frühsommer 2013 ein Spital im US-Bundesstaat Illinois die Fachwelt auf. Im März des Jahres fanden die Ärzte dort bei einem hospitalisierten Patienten multiresistente Coli-Bakterien – einer jener Keime, den Mediziner und Gesundheitsbehörden als bedrohlich einstufen, weil dagegen fast kein Antibiotikum mehr hilft. Über das Endoskop, mit dem der Patient untersucht worden war, infizierten sich mindestens 28 weitere Kranke.

Zwei davon wurden nochmals endoskopiert, aber mit anderen Geräten. Prompt steckten sich über diese nun ebenfalls kontaminierten Endoskope mindestens weitere sieben Personen an. Nun wurde es wirklich beunruhigend, denn die Endoskope waren korrekt gereinigt und desinfiziert worden.

Die genaue Zahl der Infizierten kennt bis heute niemand. Im fraglichen Zeitraum wurden über 156 Kranke mit den drei Geräten untersucht, die im Nachgang noch informiert werden konnten. Aber nur 89 von ihnen erschienen daraufhin überhaupt zum Test.

Das Spital konnte die Infektionsserie schließlich stoppen, indem es die Endoskope mit Ethylenoxid, einem Desinfektionsgas, behandelte. Leider aber hat dieses giftige Gas verschiedene Nachteile, unter anderem muss es lange abdampfen, bevor das Gerät wieder eingesetzt werden kann.

Beruhigend ist zumindest, dass es einer Schätzung zufolge unter 1,8 Millionen Endoskopien nur einmal zur Übertragung von Erregern kommt. Ob es eine Dunkelziffer gibt und wie hoch die ist, weiß aber keiner. Denn wenn häufige Nachkontrollen fehlen, wenn eine Infektion lange nicht ausbricht oder symptomlos verläuft bzw. wenn es sich um Erreger handelt, mit denen der Betroffene sich auch auf anderem Weg infiziert haben könnte – wer denkt dann schon an ein Endoskop als mögliche Ansteckungsquelle?

Durchfall im 18. Arrondissement

Durchfall. Ohne irgendwelche Vorzeichen begann er nachts auf einen Schlag und aufs Heftigste. Auch erbrechen musste der 34-jährige Mann ständig. Als er sich morgens in Paris ins Spital schleppte, war er völlig ausgetrocknet. Seine Nieren arbeiteten kaum noch. Der massive, wässrige Durchfall hatte ihn sichtlich mitgenommen. 20 Liter Infusionen im Lauf der nächsten 24 Stunden brachten ihn wieder ins Leben zurück. Rasch ging es dem Patienten besser, so dass er das Krankenhaus eine Woche später verlassen konnte – doch nur kurz.

Kaum war nämlich das Ergebnis der bakteriellen Untersuchung da, beorderten ihn die Ärzte wieder in die Klinik. Denn der mikrobiologische Befund war alarmierend: Schuld an seinem Durchfall waren Cholerabakterien.

In der Folge wurde die gesamte Familie des ursprünglich aus Westafrika stammenden Patienten befragt. Die alles entscheidende Frage lautete: Woher stammten die Cholerabakterien bei ihm, der seit sieben Jahren in Frankreich lebte? Ein einziges Mal habe er Frankreich verlassen, gab der Patient an, das sei im Jahr zuvor gewesen, eine Reise nach Portugal.

Die Ermittler der Gesundheitsbehörde suchten also in eine andere Richtung. Was der Patient gegessen habe, wollten sie wissen. Er nehme alle Mahlzeiten bei seinem Onkel im 18. Pariser Arrondissement ein, bei dem er auch wohne, antwortete der Einwanderer. Der Onkel kaufe alle Lebensmittel vor Ort ein. Niemals betrete er Geschäfte, die auf exotische Produkte spezialisiert seien. Die Produkte, die er von seiner letzten Reise aus dem Senegal mitgebracht habe, hätten die beiden schon vor Monaten verspeist. Kürzlich aber sei ein Freund von dort zurückgekommen, der Nahrungsmittel im Gepäck gehabt habe – Orangen, Bananen, Mangos, Sauerampfer. Langsam kamen die Ermittler der Sache näher.

Die Früchte seien geschält worden, der Ampfer ganz kurz blanchiert und gehackt, und zusammen mit Fleisch und Reis habe man zu siebt in einer geselligen Runde alles gegessen.

Das war 36 Stunden vor dem explosionsartigen Beginn der Erkrankung gewesen, und es passte – die Zeit von der Ansteckung bis zum Ausbruch der Erkrankung beträgt bei der Cholera Stunden bis wenige Tage.

Alle anderen am Tisch hatten keinerlei Beschwerden. Von der Mahlzeit war nichts übrig geblieben, das noch hätte bakteriologisch analysiert werden können. Der Freund war bereits wieder abgereist und konnte ebenfalls nicht mehr untersucht werden. Er war jedoch gesund gewesen und nicht am Zubereiten der Mahlzeit beteiligt; darum schied er höchstwahrscheinlich als Krankheitsüberträger aus. Und die Stuhlproben des Onkels und zweier weiterer Familienmitglieder enthielten kein *Vibrio-cholerae*-Bakterium.

Alle Indizien sprachen für den Sauerampfer. Denn Cholerabakterien halten sich gern in Wasser auf, das mit Fäkalien verunreinigt ist. Möglicherweise war der Sauerampfer mit verdrecktem Wasser in Kontakt gekommen, und die Bakterien wurden durch das sehr kurze Blanchieren nur unvollständig abgetötet. Bis zu fünf Tage können sie auf frischem Gemüse überleben.

Um sicherzugehen, dass der 34-Jährige nicht für weitere Cholera-Fälle in Paris sorgte, bekam er ein Antibiotikum verabreicht. Als eine erneute Stuhlprobe frei von *Vibrio cholerae* war, durfte er die Klinik endgültig verlassen.

Der Patient hatte dreifaches Pech. Erstens, weil die meisten Cholera-Infektionen milde verlaufen, manchmal merken die Betroffen sogar kaum etwas davon. Zweitens, weil ausgerechnet er die Portion aß, die Erreger enthielt. Und drittens, weil er unter rund 200 verschiedenen *Vibrio-cholerae*-Typen just einen der beiden erwischte, die das Choleratoxin produzieren. Dieses

Gift bewirkt, dass der Darm massiv Wasser, aber auch lebenswichtige Elemente wie Natrium und Kalium verliert, und verursacht so die reiswasserartigen Durchfälle.

Weltweit wurden 1996, als sich diese ungewöhnliche Geschichte zutrug, in Afrika, Asien und Mittelamerika rund 150.000 Fälle von Cholera erfasst.

Und mitten in Paris einer.

Giftige Bewohner

Als das Mädchen mit dem Hubschrauber im Spital eintraf, war es bereits im Schock. Seine Arme und Beine fühlten sich kalt an, sein Herz raste, der Blutdruck war abgesackt auf nur noch 51/36 (Millimeter Quecksilber).

Die 17-Jährige erhielt Antibiotika, um eine mögliche Infektion zu bekämpfen. Sie bekam Infusionen und Medikamente, um den Blutdruck zu stabilisieren – nichts half. Ihre Blutdruckwerte waren zwischenzeitlich nicht einmal mehr messbar. Der Puls ließ sich nur noch über der Halsschlagader ertasten.

Stunde um Stunde verschlechterte sich der Zustand des mittlerweile künstlich beatmeten Mädchens. Seine beiden Pupillen waren nun verschieden groß – ein alarmierendes Zeichen, das auf eine schwere Gehirnschädigung hindeutete.

Das Medizinteam begann mit der Herzmassage, gab Adrenalin und weitere Medikamente, transfundierte Blut. Doch der Blutdruck blieb unmessbar tief. Ihre Pupillen reagierten inzwischen nicht mehr. Sie waren weit und lichtstarr. Nach über 35-minütiger erfolgloser Reanimation brachen die Ärzte ab und erklärten die 17-Jährige im Beisein ihrer Familie für tot.

Begonnen hatte das Drama vier Tage zuvor mit Fieber, Erbrechen und Durchfall, gefolgt von einem Hautausschlag, der einem Sonnenbrand ähnelte. Am Tag als die Patientin ins Spital kam, war sie teilnahmslos und lethargisch. In der linken Achsel hatte sie einen eitrigen Abszess, verursacht von sogenannten Staphylokokken. Diese Bakterien können eine Reihe von Infektionen auslösen, von Abszessen über Lungen- bis zu Hirnhautentzündungen. Lymphknoten waren in der Achsel aber nicht geschwollen, und auch im Blut fanden die Mikrobiologen keine Erreger. Der erste Verdacht, dass eine Infektion den gesamten Körper erfasst hatte, bestätigte sich damit nicht.

Bei der Autopsie fiel den Pathologen ein gewisser grüngelblicher Ausfluss in der Vagina auf, zudem waren kleine Einblutungen in die Schleimhaut sowie mikroskopisch kleine Geschwüre vorhanden. Auch hier waren Staphylokokken am Werk gewesen, ergab die mikrobiologische Analyse. Und noch an einem dritten Ort entdeckten die Spezialisten diese Bakterienart: im Rachen der Patientin.

Nun wurde der mysteriöse Fall richtig kompliziert. Denn die Staphylokokken an den drei Orten – Rachen, Achsel und Vagina – gehörten zu verschiedenen Stämmen. Welcher aber war schuld am Tod der jungen Frau?

Vermutlich derjenige in der Scheide. Er produzierte als Einziger der drei Bakterienstämme ein Gift namens TSST-1. Das Kürzel steht für »toxic shock syndrom toxin-1«.

Etwa ein Viertel der Staphylokokkenstämme kann unter bestimmten Bedingungen Gifte herstellen. Bis zu zehn Prozent der Bevölkerung sind mit Staphylokokken-Stämmen besiedelt, die Toxine produzieren können. Normalerweise passiert dem betroffenen Menschen trotzdem nichts. Denn die allermeisten bilden Antikörper, welche die Gifte unschädlich machen.

Fehlt diese Immunabwehr jedoch, kann das Immunsystem außer Rand und Band geraten. Die überschießende Immunreaktion führt zum »staphylococcal toxic shock syndrom« (STSS), an dem auch das Mädchen starb. Alle Symptome passten dazu.

Etwa die Hälfte der Fälle von STSS ereignet sich während

der Menstruation, die andere Hälfte tritt zum Beispiel nach Verbrennungen oder Operationen auf. Schätzungsweise eine von 100.000 Frauen erkrankt pro Jahr an menstruellem STSS. Während der Mens steigt der pH-Wert in der Scheide derart, dass die Giftproduktion der Staphylokokken in Gang kommen kann. Das sonst übliche saure Scheidenmilieu dagegen hält sie besser in Schach.

Typischerweise benutzen die Betroffenen einen Tampon, wobei diese das Staphylokokkenwachstum zwar nicht fördern, aber von den Bakterien besiedelt werden können. Auch die 17-Jährige hatte die Mens, als sie erkrankte. Im Spital wurde ihr Tampon entfernt. Die tödliche Immunreaktion jedoch war nicht mehr zu stoppen.

Eine »putzige« Diagnose

Geradezu harmlos mutet im Vergleich zu den vorherigen Berichten das Erlebnis einer 26-Jährigen an. Und trotzdem möchte man nicht in ihrer Haut gesteckt haben.

Zwei Wochen schon hatte die Patientin ein kleines schmerzhaftes Knötchen am Oberschenkel, das mit jedem Tag größer wurde. Es ähnelte einem Pickel, war gerötet und mit etwas Weißem im Zentrum. Mittlerweile war es auf eine Größe von 1,5 Zentimeter herangewachsen. Die Haut darum herum war rot. Nun klagte die Patientin auch zusätzlich über Fieber. Es handle sich um einen eitrigen Abszess, der sich bereits in die Umgebung ausbreite, vermuteten die Ärzte in der Notfallambulanz. Sie gaben ihr ein Antibiotikum, woraufhin das Fieber verschwand – nicht aber das Knötchen.

Drei Wochen nach seinem Erscheinen hatte die Frau dann das Gefühl, es bewege sich etwas im Innern des Knötchens. Sie meinte sogar, eine Bewegung sehen zu können, und suchte erneut einen Arzt auf.

Auch andere Patienten berichteten von solchen komischen Knötchen. Bei einem Medizinstudenten sah es zuerst aus wie eine kleine, verschorfte Druckstelle beim kleinen Zeh. Der 26-Jährige führte sie auf zu enges Schuhwerk zurück. Sechs Wochen später aber war der Schorf grünlich und zu einer kleinen Beule herangewachsen. Als der junge Mann die Kruste abkratzte, quoll ein ganzer Pfropf totes Fleisch aus der Beule. Nun kam ihm das Ganze doch komisch vor. Ganz unten im Pfropf schien sich etwas Eiter gebildet zu haben. Als der junge Mann genauer hinsah, bemerkte er, dass sich der vermeintliche Eiter rhythmisch bewegte, fast so, als würde er atmen.

Es war jedoch kein Eiter, sondern eine zwölf Millimeter lange Fliegenlarve. Die Diagnose war offenkundig: Myiasis, also Fliegenbefall, verursacht durch die Tumbu-Fliege *(Cordylobia anthropophaga)*.

Auch bei besagter Patientin bestätigte sich dieser Befund, als ein kundiger Doktor ein Betäubungsmittel unten ins Knötchen spritzte – worauf eine Fliegenlarve herausquoll.

Der Student und die junge Frau hatten eines gemeinsam: Beide waren kurz zuvor von einer Afrikareise zurückgekehrt. Dort, südlich der Sahara in den Tropen und Subtropen, lebt das auch Putzi-Fliege genannte Insekt.

Dass der Mensch im Grunde ein Fehlwirt für sie ist, war für die Betroffenen wohl nur ein schwacher Trost. Denn eigentlich hält sich die Tumbu-Fliege an wilde Nagetiere und Hunde, sie kann aber auch auf andere Haustiere oder den Menschen ausweichen. Das passiert vor allem, wenn die Fliegenweibchen ihre etwa 300 Eier in Kleidung ablegen, die an der Sonne trocknet. Am liebsten hat das Insekt Kleider, die noch feucht sind oder nach Urin, Fäkalien oder Schweiß duften. Innerhalb von zwei bis vier Tagen werden dann aus den Tumbu-Eiern Larven.

Sie harren bis zu 20 Tage aus. Haben sie Glück, wird das Kleidungsstück nicht gebügelt, sondern direkt angezogen. Durch die Körperwärme aktiviert, wandern die Junginsekten dann in die Unterhaut und reifen dort heran.

Eine Behandlung dagegen bräuchte es eigentlich nicht. Denn nach spätestens 15 Tagen verlassen die Larven ihren Wirt sowieso und fallen auf den Boden, wo sie binnen drei Wochen zu Fliegen werden.

Allerdings fehlt den meisten Patienten die Geduld, diesen natürlichen Zyklus durchzustehen. Alternativ können die Larven aber auch mit flüssigem Paraffin, Schweinespeck, Butter oder anderen öligen Substanzen zum Herauskommen motiviert werden. Auch simples Herausquetschen war schon erfolgreich.

Zusätzliche bakterielle Infektionen in der Larvenhöhle seien sehr selten, berichten Ärzte in einem Fachartikel. Denn die Larve sondere ständig Phenylessigsäure und Phenylacetaldehyd aus ihrem Verdauungstakt ab. Diese beiden Chemikalien hemmen das Bakterienwachstum in der Wunde und bewirken, dass die Wunde permanent nässt oder Eiter absondert. Wie beruhigend …

Auf den Hund gekommen

»Wer sich mit Hunden hinlegt, steht mit Flöhen auf«, lautet ein englisches Sprichwort. Ein fachkundiger Arzt würde so etwas allerdings nie sagen. Denn erstens ist es nicht nötig, sich mit Hunden hinzulegen – sitzen genügt. Und zweitens nicht, weil manche Menschen danach mit etwas ganz anderem aufstehen.

Das neue Auto

Seit vier Monaten juckte es den Fünfjährigen am Hinterkopf. Dort war ein roter Fleck, etwa drei Zentimeter im Durchmesser und am Rand schuppig. Er hatte sich einer monatelangen Ekzem-Behandlung durch den Arzt widersetzt. Auch die Haare des Knaben waren an dieser Stelle teilweise ausgefallen. Abgesehen davon ging es dem Kind gut, auch sonst hatte niemand in seiner Familie oder im Kindergarten einen ähnlichen Ausschlag.

Kein Wunder, sprach diese Hautstelle nicht auf die Ekzem-Behandlung an: Das Ganze war nämlich ein Hautpilz. Im Labor ließ sich schließlich ein Pilz züchten, der in den Hautschuppen und Haaren zu finden war. Es handelte sich um *Microsporum canis*. »Canis« bedeutet Hund und weist darauf hin, dass dieser Pilz vom Hund stammen kann. Aber auch Katzen befällt er gern und ebenso Menschen (der jüngste derartige Patient war gerade mal acht Tage alt). Bei Tieren verläuft diese Pilzinfektion manchmal unbemerkt.

Der fünfjährige Junge hatte jedoch weder Kontakt zu Hunden noch zu Katzen gehabt. Deshalb war nun Spürsinn gefragt.

Nach ausgiebigen Befragungen stellte sich heraus: Drei Wochen vor Ausbruch des Hautausschlags hatte die Familie ein neues Auto gekauft. Es handelte sich um einen Gebrauchtwagen, dessen früherer Besitzer einen Hund besaß.

Die Hautärzte zählten eins und eins zusammen und nahmen Proben aus dem Auto. Im Wageninnern und in den Sitzpolstern fanden sie: *Microsporum canis*.

Nachdem zwei weitere Therapieversuche mit Anti-Pilz-Mitteln zum Auftragen scheiterten, bekam der Junge am Ende ein Medikament gegen Pilze zum Einnehmen. Wenige Wochen später war der Ausschlag weg, und die Haare dort sprossen wieder.

Benutzer von öffentlichen Verkehrsmitteln werden sich nun freuen – aber Vorsicht, auch sie können sich nicht bequem zurücklehnen, zumindest, was *Microsporum canis* anbelangt.

Denn im Jahr 1989 veröffentlichten italienische Spezialisten ihre Erkenntnisse, die sie bei der Untersuchung von zehn Fähren und elf Eisenbahnwaggons gewonnen hatten. Überall hatten sie Staubproben gesammelt. Was sie darin fanden, will man als Reisender lieber nicht so genau wissen. Darum nur ganz kurz: Zwei der zehn Fähren waren frei von krankheitserregenden Pilzen. Auf den anderen fanden sich insgesamt 101 Pilzkolonien. Natürlich war *Microsporum canis* auch darunter.

In zehn der elf Eisenbahnwaggons war dieser Pilz ebenfalls nachweisbar, eingeschleppt vermutlich durch Passagiere mit Hauterkrankungen oder durch infizierte mitreisende Haustiere. Insgesamt 336 Pilzstämme tummelten sich in den untersuchten Eisenbahnzügen.

Zur Beruhigung für alle, denen es jetzt nur schon beim Gedanken an die nächste Ferienreise graust: Die Fähren, die für diese Studie ausgewählt wurden, verkehrten zwischen dem sardinischen Olbia und Civitavecchia auf dem Festland. Das Ziel der verschiedenen nationalen und internationalen Züge war Rom, Hauptbahnhof.

Außerdem wurden nur Proben in Waggons zweiter Klasse genommen. Was auf anderen Strecken oder im Staub in der ersten Klasse so alles mitreist, ist nicht bekannt. Und das ist wohl auch besser so.

Die feste Verbindung

Neben den Pilzen gibt es zwei weitere wichtige medizinische Gründe, weshalb man sich nicht mit Hunden hinlegen sollte. Das illustriert der Bericht über einen Jungen in den USA, der im wahrsten Sinne des Wortes auf den Hund kam. Die Geschichte zeigt nicht zuletzt aber auch, was das Internet alles anrichten kann.

Blut im Badezimmer, blutige Unterwäsche – als der Stiefvater des Jungen nach Hause kam, bot sich ein erschreckender Anblick. Er verständigte die Mutter und brachte den Jugendlichen in die Notfallstation des Krankenhauses.

Der Junge gab an, er habe sich während der Abwesenheit seiner Mutter und des Stiefvaters auf ein Schälmesser gesetzt. Die Mutter glaubte ihm indes kein Wort und das umso weniger, als nirgends im Bad ein Messer zu finden war.

Sie hatte einen Drogenentzug hinter sich, währenddessen der Knabe in einem Heim untergebracht worden war. Er wurde wegen einer Aufmerksamkeitsdefizit-Hyperaktivitätsstörung (ADHD) medikamentös behandelt, hatte abgesehen davon aber keine weiteren körperlichen oder psychischen Erkrankungen.

Rings um den After des 12-Jährigen verteilt fanden sich Blutergüsse, an mehreren Stellen war die Schleimhaut eingerissen, glücklicherweise aber nicht so tief, dass die Wunden hätten genäht werden müssen. Weitere Verletzungen fanden die Ärzte nicht.

Das Ganze war derart verdächtig, dass offizielle Ermittler, unter anderem Sheriff's Detectives, verständigt wurden. Ihnen vertraute der Junge an, dass er sich die Verletzungen zuzog, als er »den Hund gevögelt« habe. Noch während er im Operationssaal war und die Eltern auf ihn warteten, inspizierten die Ermittler das Badezimmer der Familie. Über den Boden verteilt fanden sie Blutspuren und die Unterwäsche des Jungen. Sie war intakt, aber blutverschmiert.

Zudem stießen sie auch auf zwei Hunde, wobei es sich um das Zuchtpaar handelte, mit dem die Eltern des jungen Patienten Bulldoggen züchteten.

Nachdem seine Verletzungen versorgt waren, befragte ein Spezialist den Jugendlichen genauer. Der Knabe druckste zunächst herum. Dann rückte er doch mit der Sprache heraus: Im Internet habe er gesehen, wie ein Typ mit einem Hund herummachte. In der Folge beschloss der Junge, das Gleiche zu versuchen, als er den Rüden badete. Er brachte den rund 36 Kilo schweren Vierbeiner zur Erektion, beförderte ihn aus der Badewanne, legte ihn auf den Rücken und schaffte es irgendwie, den Hundepenis in seinen Allerwertesten zu bekommen.

Womit der Junge nicht gerechnet hatte, war der spezielle Mechanismus des tierischen Begattungsorgans. Ein Hundepenis schwillt bei der Kopulation nämlich an seinem hinteren Ende massiv an. Grob gesagt, ähnelt das Organ dann einem Sektkorken, wobei das Ende des »Korkens« zur sicheren Verankerung normalerweise in der Scheide der Hündin steckt – in diesem Fall aber im After des Jungen.

Hundepaare sind wegen dieser Verankerung nach dem Sex

noch bis zu 45 Minuten lang fest aneinandergebunden. So lange kann es dauern, bis die Penisschwellung des Rüden wieder abklingt. Das Hundepaar steht dann da und wartet, bis sich der Rüde wieder lösen kann.

Der Junge hatte dies zwar schon bei dem Bulldoggenpaar beobachtet. Als der Hund aber in ihm feststeckte, bekam er Panik und zog den Hund heraus – mit besagten Folgen.

Dass diese noch weitaus schlimmer sein können, stellte ein 62-jähriger Bauer in Bulgarien unter Beweis. Er hatte seit acht Stunden Bauchschmerzen, als er sich zum Arzt begab. Sein Bauch war hart und gespannt, die rektale Untersuchung ohne auffälligen Befund. Auf dem Röntgenbild sahen die Ärzte allerdings, dass sich unter seinem Zwerchfell Luft angesammelt hatte. Weil Luft leichter ist als der gefüllte Darm, steigt sie beim stehenden Menschen bis an die höchste Stelle unter dem Zwerchfell und ist dort auf dem Röntgenbild als schwarzer Saum zu erkennen.

Alles zusammen – die gespannte Bauchdecke, die Schmerzen und die Luft im Bauch – deutete darauf hin, dass der Darm des Mannes irgendwo geplatzt und Luft aus den Gedärmen in die Bauchhöhle gedrungen war. Ein lebensgefährlicher Notfall. Denn wenn der Darm reißt, dann läuft dort auch Darminhalt aus, mit unzähligen Bakterien, die unbehandelt zu schwersten Infektionen führen.

Im Operationssaal fanden die Chirurgen den Grund für dieses »akute Abdomen«, wie es im Medizinerlatein heißt: ein fünf Millimeter kleiner Riss im letzten Teil des Dickdarms. Sie nähten das Loch, spülten die Bauchhöhle gründlich aus und gaben dem Verletzten Antibiotika.

Der Bauer erholte sich gut, wollte aber nicht sagen, wie er zu diesem Riss gekommen war.

Schließlich gab er es jedoch zu: Er hatte sich an einen Eber herangemacht.

Der Eberpenis ist in erigiertem Zustand 45 bis 62 Zentimeter lang und ebenso wie der des Rüden zu erstaunlich festen Verbindungen fähig. Seine Spitze windet und verdreht sich wie ein Korkenzieher und konnte sich im konkreten Fall so vermutlich in das Schleimhautgewebe des bäuerlichen Darms eindrehen – bis dieses schließlich riss.

Die »Bestialität« (oder Sodomie), wie Sex mit Tieren heißt, ist übrigens häufiger als vermutet. Der US-Sexualforscher Alfred Kinsey kam Mitte der 1950er Jahre zum Schluss, dass etwa acht Prozent der Männer und 3,5 Prozent der Frauen mindestens einmal im Leben mit einem Tier sexuell aktiv sind. Fachleute vermuten, dass dieser Anteil heutzutage sogar höher ist, weil der Zugang zu Tieren auch in städtischen Gebieten viel einfacher wurde. Früher galt die »Bestialität« vor allem als Phänomen in ländlichen Gegenden, wo etwa 35 Prozent der befragten Männer von solchen Erlebnissen berichteten. Kinsey ging sogar davon aus, dass die wahre Zahl noch höher liege, da vermutlich nicht alle der 20.000 befragten Männer die Frage nach der »Bestialität« offenherzig beantworteten.

Schätzungsweise in drei Viertel der Fälle müssen Hunde dafür herhalten. Wegen der Missachtung der Würde des Tieres beziehungsweise aus Gründen des Tierschutzes ist diese Störung der Sexualpräferenz in der Schweiz seit 2008 verboten, in Deutschland seit 2013.

Detektivarbeit auf der Intensivstation

Es den Hunden anzulasten, wenn Menschen sich dort Pilze oder Flöhe holen, wäre nach dem eben Beschriebenen ziemlich unfair. Das konnten auch die offiziellen Ermittler im nächsten Fall bestätigen. Schuld waren nicht die Hunde, sondern – die Hände. Um daraufzukommen, war am Dartmouth-Hitchcock

Medical Center im US-Bundesstaat New Hampshire allerdings ein riesiger Aufwand vonnöten.

Der Übeltäter hieß *Malassezia pachydermatis*. Im November 1993 fanden die Mikrobiologen des Dartmouth-Hitchcock Medical Center ihn an der Spitze eines Katheters, der bei einem frühgeborenen Baby auf der Intensivstation benutzt worden war. Noch im selben Monat wurde *Malassezia pachydermatis* auch bei einem anderen kleinen Patienten im Blut entdeckt. Im folgenden Monat erkrankte ein weiteres Frühchen daran. Und auch im Jahr darauf riss diese unglückselige Serie nicht ab: Neun weitere Frühgeborene auf der Intensivstation erkrankten, bei zwei weiteren fanden die Mikrobiologen ebenfalls diesen Pilz.

Wenn immer wieder Patienten an diesem seltenen Erreger erkranken, noch dazu alle auf derselben Station, dann läuten bei Intensivmedizinern und Spitalhygienikern die Alarmglocken. Bei der Gattung Malassezia handelt es sich um mindestens 14 Arten von Hefepilzen, die zur normalen Hautflora gehören. Menschen mit geschwächtem Immunsystem – und dazu zählen auch zu früh geborene Babys – können diese Pilze aber gefährlich werden.

Bis Januar 1995 hatte *Malassezia pachydermatis* 15 Babys befallen, die auf dieser Intensivstation lagen. Die meisten bekamen Fieber, Herzrasen oder mussten beatmet werden. Achtmal verursachte der Pilz Infektionen im Blut, bei zwei Kindern Harnwegsinfekte, bei einem eine Hirnhautentzündung. Bei vier weiteren Frühgeborenen war er im Schleim in der Luftröhre zu finden, auf der Haut oder eben auf der Spitze des Katheters.

So begann am Dartmouth-Hitchcock Medical Center die Suche. Was unterschied die erkrankten Kinder von denen, die sich nicht ansteckten? Wo standen ihre Bettchen? Wie lange hatten sie einen Katheter gebraucht? Welche Mitarbeiter hatten sie gepflegt? Die Fachleute für Krankenhaushygiene ermittelten wie Detektive.

Gleichzeitig nahmen sie sich 81 Mitarbeiter vor, die auf der Station zu tun hatten. Von den Krankenschwestern über Techniker bis zum Sozialarbeiter mussten alle Rede und Antwort stehen: Wie hielten sie es mit der Händedesinfektion? Wer litt an Hauterkrankungen? Wer hatte daheim ein Haustier? Bei mehreren Pflegekräften wurden Proben von den Händen genommen und mikrobiologisch analysiert, um herauszukriegen, woher dieser Pilz stammte, der 1925 zum ersten Mal entdeckt wurde – bei einem hautkranken Nashorn.

Mittlerweile wissen die Veterinäre, dass *Malassezia pachydermatis* vor allem auf der Haut von Hunden lebt. Insbesondere bei Hunden mit Allergien breitet sich der Pilz oft massiv aus. Der Grund: Die entzündete Haut produziert mehr Fett und ist feucht. *Malassezia pachydermatis* liebt beides. Er gedeiht zum Beispiel prächtig in den Gehörgängen betroffener Vierbeiner.

Deshalb gerieten nun auch die Tiere des medizinischen Personals ins Visier: Bei 53 Hunden, Pferden und Katzen nahmen die Ermittler Proben aus den Ohren.

Am Ende ihrer Detektivarbeit stand fest: Die Händedesinfektion auf der Frühgeborenen-Intensivstation ließ teilweise zu wünschen übrig. Alle kleinen Patienten wurden vom selben Pilzklon krank gemacht. Eine Pflegekraft und drei der 39 Hunde des medizinischen Personals waren mit einem Stamm von *Malassezia pachydermatis* besiedelt, der dem bei den erkrankten Kindern stark ähnelte. Und 14 dieser 15 Kinder waren überzufällig häufig von *einer* Krankenschwester betreut worden – bei der der Pilz (Wochen bzw. Monate später) aber nicht gefunden wurde. Doch das musste nichts heißen. Denn er kann auch nur vorübergehender Gast auf der Haut sein.

Vermutlich war der Pilz also von einem Hund auf sein Herrchen/Frauchen übergesprungen, das ihn mit auf die Baby-Intensivstation getragen hatte. Die unzureichende Handhygiene dort tat dann ein Übriges, sodass der Erreger von einem Kind zum anderen verschleppt wurde.

Hier setzten nun die Gegenmaßnahmen an. Die Angestellten wurden geschult und darauf aufmerksam gemacht, wie wichtig die Händedesinfektion sei. Daraufhin riss die unheilvolle Serie an *Malassezia-pachydermatis*-Erkrankungen auf der Station ab. Monate später, bei einer Folgeuntersuchung von 21 kleinen Patienten und 58 Angestellten, waren keine Pilze dieses Typs mehr auffindbar.

Dass solche Berichte auch über 20 Jahre später noch aktuell sind, zeigt wiederum das Beispiel einer Neugeborenen-Intensivstation in Kalifornien. Dort erkrankten ab Dezember 2015 innerhalb von neun Monaten vier Kinder an *Malassezia pachydermatis*, ein weiteres wurde davon besiedelt. Das Mittel dagegen war – abgesehen von Anti-Pilzmedikamenten für die Patienten – wieder das gleiche: Handhygiene.

Waschen, bürsten, husten

Zu den wohl ungewöhnlichsten Hobbys gehören das Kunstfurzen und das Schwertschlucken. Beides darf man als »Risikosport« betrachten. Im irischen County Offaly beispielsweise hielt ein Bauer ein Streichholz in seinen Abwind. Weil der Furz besonders kräftig war – Könner produzieren so Stichflammen von über 25 Zentimetern –, fing ein Heuballen Feuer. Der Kuhstall brannte ab.

Auch vom Schwertschlucken sollte man besser die Finger lassen. Nicht, weil es zu Halsweh führen kann. Das ist noch das geringste Übel.

In einer Umfrage berichteten Schwertschlucker von Verletzungen im Rachen, durchstoßenen Speiseröhren, schweren Entzündungen im Brustraum und Herzbeutelentzündungen.

Verglichen damit ist das nun beschriebene Hobby beschaulich – und trotzdem alles andere als harmlos:

Seit drei Monaten ging es dem Rentner schlechter. Strengte sich der 61-Jährige körperlich an, musste er husten, und zwar so heftig, dass er Luftnot bekam. Und der Husten wurde immer schlimmer.

Eine Lungenfunktionsprüfung bestätigte, dass mit seinen Lungen etwas nicht in Ordnung war. Sie weiteten sich beim Atmen nicht so elastisch, wie sie sollten. Solche Befunde gibt es zum Beispiel, wenn das zarte Lungengewebe zerstört und durch festes, wenig dehnbares Bindegewebe ersetzt wird.

Das Ergebnis des Computertomogramms war dann auch nicht gerade beruhigend: Die Aufnahmen zeigten leicht vergrößerte Lymphknoten und kleine Verschattungen in den Lungen.

Immerhin schien der Patient aber nicht an Lungenkrebs zu leiden, jedenfalls fanden die Ärzte bei der nun folgenden Lungenspiegelung keine Tumorzellen. Auch eine Infektion konnten sie weitgehend ausschließen. Beunruhigend war hingegen die Ultraschalluntersuchung des Herzens. Es pumpte deutlich schlechter als normal. Diese Herzschwäche erklärte aber den Husten nicht.

Schließlich entnahmen die Ärzte eine Gewebeprobe von einer Lunge. Unter dem Mikroskop war zu sehen, dass die kleinen Luftwege chronisch entzündet waren. Tatsächlich hatte infolge dieser Entzündung dort ein Umbau des Gewebes stattgefunden. Das verdickte Bindegewebe, welches die kleinen Luftwege nun umgab, erschwerte die Sauerstoffaufnahme.

Also begann die Suche: Was hatte zu dieser Entzündung geführt? Asthma, Zigaretten, Marihuana oder andere Drogen, Allergien, frühere Lungenerkrankungen? Der Patient verneinte alle naheliegenden Gründe. Auch während seiner früheren Arbeit als Lkw-Fahrer sei er keinen speziell giftigen Dämpfen ausgesetzt gewesen. Zudem lebte er seit rund sechs Jahren in Rente. Die Wände in seinem Haus waren trocken und schimmelfrei, auch diese mögliche Ursache fiel also weg.

Was er denn nun als Rentner so mache, fragten die Ärzte. Seit sechs Jahren verschönere er Hunde, antwortete der Mann. Es erfreue ihn, wenn der Hund nachher »brandneu« aussehe.

Fast täglich bretzelte der Senior bei sich zu Hause Vierbeiner auf. Rund acht Stunden pro Tag verbrachte er damit, bis zu neun Hunde zurechtzumachen: waschen, bürsten, sprayen. Nun wurden die Ärzte hellhörig. Er möge doch bitte die Shampoos und Sprays mitbringen.

Die Hauptwirkstoffe in diesen Hundesprays waren Pyrethrine. Sie wurden ursprünglich aus der Dalmatinischen Insektenblume gewonnen, die auch als Chrysantheme bekannt ist. Bereits zur Zeit Napoleons schätzten die damaligen Soldaten ihre Wirkung gegen Parasiten.

Die Pyrethrine setzen bei Insekten Nervenzellen außer Funktion, was zum Tod der Insekten führt. Beim Menschen können sie die Nase zum Laufen bringen, Asthma verursachen oder selten zu Allergien führen.

Die Ärzte vermuteten, dass das Einatmen der Pyrethrine in den Anti-Floh-Sprays die Lungen des Patienten schädigte. Sie rieten ihm, bei der Hundepflege eine Atemschutzmaske zu tragen und die Raumluft zu filtern. Er entschloss sich zudem, nur noch maximal zwei Hunde täglich zu stylen – woraufhin sich sein Husten deutlich besserte.

Bei einer Elfjährigen dagegen endete die Hundepflege fatal. Sie hatte seit dem siebten Lebensjahr leichtes Asthma, aber nie groß Probleme damit gehabt. Als sie im Alter von neun Jahren den Familienhund erstmals shampoonierte, verstärkten sich ihre Asthmasymptome für zwei Tage. Bei der zweiten

Hundewäsche mit dem Hundeshampoo, das 0,2 Prozent Pyrethrin enthielt, kam es zur fatalen Reaktion: Innerhalb von zehn Minuten bekam die Elfjährige einen lebensgefährlichen Asthmaanfall. Sie verstarb trotz sofortiger Intensivbehandlung nach zweieinhalb Stunden.

Tierisch schwierige Diagnosen

»Wie der Herr, so's Gescherr«, sagt der Volksmund. Was Erkrankungen betrifft, gilt auch das Umgekehrte. Den entscheidenden Tipp für die Diagnose könnten nämlich oft die Tiere liefern – wenn nur jemand an sie denken würde.

Das Geschenk der Großmutter

Sein Rattenweibchen sollte nicht mehr alleine sein. Der zehnjährige Aidan Pankey wollte ihm gern ein Männchen zur Seite stellen, sodass die beiden Nager »heiraten« könnten. Zusammen mit seiner Großmutter suchte der Knabe im Juni 2013 in einer kalifornischen Zoohandlung eine Ratte aus, die er »Alex« nannte. Die Großmutter schenkte ihm das Tier.

Etwa eine gute Woche später bekam Aidan Fieber, sein Kopf tat weh, er musste sich übergeben, und seine Beine schmerzten. Sein Kinderarzt vermutete eine Magen-Darm-Grippe, verordnete etwas gegen Übelkeit und riet ihm, genügend zu trinken.

In den darauffolgenden 24 Stunden verschlimmerte sich der Zustand des Zehnjährigen. Er erbrach weiterhin, war schließlich verwirrt und schwach – und brach nachts bewusstlos zusammen. Als die Rettungssanitäter eintrafen, reagierte Aidan nicht mehr. Seine Pupillen waren geweitet. Die Sanitäter begannen mit der Reanimation und brachten das Kind eiligst ins

Rady Children's Hospital in San Diego. Noch über eine Stunde lang versuchten die Ärzte dort, Aidan wiederzubeleben. Ohne Erfolg. Er starb am 12. Juni 2013.

Die Laboranalyse seines Blutes zeigte, dass sein Körper vermutlich von einer Infektion überwältigt worden war. Die Zahl der weißen Blutkörperchen war erhöht, diejenige der Blutplättchen vermindert. In seinem Körper hatte eine »disseminierte intravasale Gerinnung« (DIC) stattgefunden. Dabei bilden sich in vielen kleinen Blutgefäßen Gerinnsel, die schließlich zum Organversagen im ganzen Körper führen können. Ausgelöst wird die DIC unter anderem durch schwere Infektionen.

Tatsächlich fanden die Mikrobiologen bei Aidan in Gewebe aus der Lunge, der Leber und vom Kehlkopf einen Erreger, der so selten ist, dass ihn bloß die wenigsten Ärzte kennen.

Mit den üblichen Kultivierungsmethoden im Labor lässt er sich schwer dingfest machen, denn er wächst nur unter ganz bestimmten Bedingungen und noch dazu sehr langsam. Um ihn zu identifizieren, braucht es die Analyse seines Erbguts.

Dank dieser Methode kamen die Ärzte auch bei einem 59-jährigen Mann in Frankreich auf die richtige Diagnose. Seit 15 Tagen schon schmerzten sein linkes Knie und sein rechtes Handgelenk. Fieber hatte der Mann ebenfalls. Doch das war erst der Anfang.

Der Franzose bekam plötzlich Atemnot, die rasch schlimmer wurde. Und er konnte sich nicht mehr auf den Beinen halten. Mit 39 Grad Celsius Fieber kam er auf die Intensivstation im französischen Tours, wo er maschinell beatmet wurde.

Als die Ärzte den Schwerkranken untersuchten, konnte der Mann weder seine Arme noch seine Beine bewegen. Sie waren gelähmt. Dazu kamen Nackenschmerzen. Dass seine schmerzenden Gelenke überdies geschwollen waren, schien noch fast das Harmloseste an dieser furchtbaren Erkrankung.

Die Laborwerte zeigten, dass im Körper des 59-Jährigen

eine Entzündung wütete. Doch der Erreger blieb unauffindbar. Weder im Blut noch in der Gelenkflüssigkeit fanden die Mikrobiologen eine Antwort auf die Frage, was diesen Patienten – der weiterhin beatmet werden musste – so darniedergeworfen hatte. Befragen konnten die Ärzte den Mann auch nicht, er war nicht in der Lage zu sprechen. Und Verwandte oder Freunde, die etwas über ihn gewusst hätten, waren keine zu finden.

In der Annahme, dass es sich um eine Infektion mit einem Bakterium handelt, bekam der Kranke zwei Antibiotika. Damit lagen die Ärzte richtig. Mehrere Wirbelkörper und die dazwischenliegenden Bandscheiben im Hals waren entzündet, wie das MRI zeigte. Und das war noch nicht alles: Im Rückenmark machte sich an dieser Stelle ein Abszess breit, der die Nervenbahnen quetschte.

Die definitive Diagnose lieferte schließlich die Entschlüsselung der Gene des Erregers anhand der sogenannten RNA-Sequenzierung. Sie stimmten zu 99 Prozent überein mit den – in einer Datenbank erfassten – Genen des Bakteriums *Streptobacillus moniliformis*. Die gleiche Bakterienart hatten die Ärzte auch bei dem zehnjährigen Aidan in San Diego gefunden.

Diese Bazillen verursachen das sogenannte Rattenbissfieber. Mindestens die Hälfte der wild lebenden Wanderratten (*Rattus norvegicus*) beherbergt diese Erreger natürlicherweise im Nasen-Rachen-Raum. Den Ratten macht das meist nichts aus, aber denjenigen, die von ihnen gebissen werden, schon. Drei Tage bis über drei Wochen danach setzt abrupt Fieber ein, dazu können Kopfschmerzen kommen, Schüttelfrost, Erbrechen, Muskelschmerzen und/oder ein charakteristischer Hautausschlag an den Handflächen und Fußsohlen – wobei die Reihenfolge variieren kann und nicht alle Symptome vorhanden sein müssen. Bei über der Hälfte der Kranken kommt es auch zu Gelenkentzündungen, häufig im Knie. Der ursächliche Biss ist bis zum Ausbruch der Symptome meist verheilt – und vergessen.

Streptobacillus moniliformis kann derart heftig zuschlagen, dass dem Patienten und seinen Ärzten kaum noch Zeit bleibt zu reagieren. In Florida kam 2003 eine Frau wegen dieser Bazillen auf die Intensivstation. Die Mitarbeiterin einer Tierhandlung litt seit zwei Tagen an Kopfweh, Muskel- und Bauchschmerzen, Durchfall und geschwollenen Lymphknoten in der rechten Achsel. Vier Tage zuvor hatte eine Ratte sie in den rechten Zeigefinger gebissen. Die 52-Jährige hatte die Wunde sofort desinfiziert – und kam trotzdem zu spät. Sie verstarb etwa zwölf Stunden nach Klinikeintritt.

Angeblich endet etwa eine von zehn Infektionen mit Rattenbissfieber unbehandelt tödlich, allerdings gibt es dazu nur wenig aussagekräftige Zahlen. Behandeln lässt es sich mit gängigen Antibiotika.

Trotz dieser tragischen Verläufe muss man nun aber nicht vor jeder Ratte Reißaus nehmen. Machbar ist das sowieso nicht, denn einer Schätzung zufolge sollen weltweit zehn Milliarden dieser Nager leben, vier bis sechs Millionen davon allein in Paris. 40.000 Mal pro Jahr werde irgendwo auf der Welt ein Mensch von einer Ratte gebissen, vermutete das Committee on Urban Pest Management 1980. Etwa zwei bis zehn Prozent dieser Bisse verursachen angeblich eine Infektion.

Das Rattenbissfieber ist also trotz allem sehr selten, wenn auch schon lange bekannt: Bereits vor rund 2.300 Jahren wurden in Indien Hautveränderungen beschrieben, die nach Rattenbissen auftraten.

Der Name der Erkrankung ist jedoch ein bisschen irreführend, denn etwa 30 Prozent der betroffenen Patienten wurden gar nicht von einer Ratte gebissen.

Es muss nämlich kein Biss sein, Kratzer (wie bei Aidan Pankey), der Kontakt mit Rattenurin oder -speichel oder verunreinigtes Essen genügen. Deshalb ist es sinnvoll, nach dem Anfassen einer Ratte die Hände zu waschen.

Auch eine Wüstenrennmaus, die zubiss, verursachte übrigens schon Rattenbissfieber, und bei Truthähnen mit Gelenkschwellungen wurden diese Bakterien ebenfalls schon gefunden. Es wurde sogar spekuliert, ob Hunde theoretisch als Überträger fungieren könnten, wenn sie eine Ratte im Maul gehabt haben. Bei einem kranken Koala und weiteren Tierarten entdeckten Forscher ebenfalls Streptobazillen – wobei rückblickend nicht immer sicher ist, ob es sich wirklich um *Streptobacillus moniliformis* gehandelt hat. Seit 2013 sind nämlich vier weitere Streptobacillus-Arten identifiziert worden.

Der 59-jährige Patient, der gelähmt auf der Intensivstation lag, konnte den Ärzten dann immerhin mitteilen, dass er eine Boa constrictor und eine Kornnatter halte, für die er – als Futter – Ratten züchte. Eine Ratte habe ihn zwar keine gebissen. Aber die Schlangen.

In ihren Mäulern waren jedoch keine Streptobazillen mehr zu finden. Im Maul einer der Futterratten aber lebten genau die gleichen Bakterien, die auch den Patienten befallen hatten …

So blieb offen, ob sich der Mann durch einen Schlangenbiss nach dem Verfüttern von Ratten angesteckt hatte oder beim Kontakt mit den Nagern selbst.

Einen Monat nach Beginn der Erkrankung waren seine Beine und Arme noch immer gelähmt. Und laut einem der behandelnden Ärzte bestand wenig Hoffnung, dass er sie je wieder werde bewegen können.

Menschenleid und Katzenjammer

Seit Jahren teilten sie das Bett miteinander. Er sorgte für sie, sie dankte es ihm mit ihrer Zuneigung. Dann, im November 1993, wurden beide krank.

Er hatte zunehmend Mühe mit dem Sprechen, weil er Wörter und Sätze nicht mehr richtig artikulieren konnte. Außerdem erkannte er nicht mehr, was er sah. Seine Augen waren zwar in Ordnung, aber sein Hirn verstand nicht mehr, was er erblickte. Auch sein Gang fiel den Ärzten auf: Der Patient torkelte; auf einer geraden Linie zu laufen war unmöglich. Und immer wieder zuckten unwillkürlich seine Muskeln. Im Gehirn stimmte etwas nicht: Die Hirnstromkurven des 60-jährigen Patienten ähnelten jenen von Schlafenden.

Sein Zustand verschlechterte sich rapide: 14 Tage später lag er stumm und bewegungslos im Bett. Nicht einmal schlucken konnte er mehr. Anfang Januar 1994 starb er.

Kurz nach ihm verschied auch seine frühere 7-jährige Bettgenossin. Sie hatte aus dem Nichts heraus Tobsuchtsanfälle bekommen. Auf Berührungen reagierte sie überempfindlich. Auch bei ihr gesellten sich Gangstörungen hinzu. Als sie noch unwillkürliche Muskelzuckungen bekam, wurde sie Mitte Januar 1994 eingeschläfert.

Die Krankheit dieser Katze war genauso ein Rätsel wie jene ihres Besitzers.

Als die Pathologen sein Gehirn untersuchten, erinnerte sie der mikroskopische Anblick stellenweise an einen löchrigen Schwamm: »Spongiforme (also schwammartige) Hirnerkrankung« lautete der Befund – genau wie bei seiner Katze.

Bei einem Stubentiger hatten Veterinäre 1990 erstmals Derartiges gesehen. Betroffene Tiere bissen plötzlich zu, wenn sie gestreichelt wurden, anstatt wohlig zu schnurren. Eine Kurzhaarkatze aus dem britischen Leicestershire war einer dieser ersten, seltenen Fälle: Sie wollte nicht mehr ins Freie, schlich nur noch im Haus herum oder versteckte sich. Dem Veterinär fiel ihr breitbeiniger, schwankender Gang auf. Vor allem an den Hinterläufen vibrierten ihre Muskeln konstant. Ihre Pupillen waren weit, und sie zogen sich nicht – wie sonst – zusammen, sobald man mit einer Lampe darauf leuchtete.

Bald wirkte die Katze wie abwesend und ängstlich. Speichel tropfte ihr aus dem Maul. Berührungen wie auch laute Geräusche vertrug sie gar nicht.

Beim Anblick der torkelnden Katze keimte im Tierarzt ein Verdacht: Sie erinnerte ihn an eine Kuh mit BSE. Konnte sich eine Katze mit der »mad cow disease« anstecken?

Sie kann. Das eingeschläferte Haustier aus Leicestershire hatte krankmachende Prionen im Hirn. Diese Eiweiße ähnelten verblüffend jenen, die bei Kühen BSE verursachen. Veterinäre nannten die Katzenkrankheit FSE, »Feline spongiforme Enzephalopathie«.

Das schwammartige Bild im Gehirn bot sich auch den Pathologen, welche die Gehirne des 60-jährigen Verstorbenen und seiner Katze untersuchten. Als die Mediziner charakteristische Prionen in beiden Denkorganen fanden, war alles klar: Es handelte sich um die Creutzfeldt-Jakob-Krankheit (CJD). Beim Menschen kann diese tödliche Hirnerkrankung zufällig auftreten, ererbt sein oder durch Ansteckung erworben werden.

Schuld daran sind krankmachende Prionen, von denen es verschiedene Typen gibt: Ein Typ führt bei Kühen zu BSE, bei Katzen zu FSE und beim Menschen zur sogenannten »neuen Variante« von CJD. CJD kann aber noch von weiteren Prionen-Typen verursacht werden. Einer davon fand sich sowohl im Gehirn des 60-Jährigen als auch in dem seines Kätzchens.

Hatte womöglich die Katze ihren Halter infiziert – oder er sie? Hatten sich beide – was wahrscheinlicher ist – irgendwo mit den Prionen angesteckt? Oder war alles ein furchtbarer Zufall?

Die Antwort nahmen die zwei Verstorbenen mit ins Grab.

Die Igelmutter

Ohne Hilfe hätten die viel zu kleinen Stachelzwerge kaum eine Chance gehabt, den Winter zu überleben. Nun wurden freiwillige Helfer gesucht. Auf den Aufruf im »Göttinger Tageblatt« hin meldete sich eine 42-Jährige bei der Igelstation. Sie war bereit, für ein paar Tage vier Igelbabys zu pflegen. Dazu gehörte, die Kleinen mehrmals täglich zu füttern und ihre Genital- und Analregion zu massieren, um die Verdauung anzuregen. Anfang November 2002 gab sie die Igel dann wie geplant zurück an die Igelstation.

Etwa einen Monat später bekam die »Igelmutter« juckende Schuppen und Bläschen am linken Ringfinger, die sich innerhalb von zwei Wochen über die Hände ausbreiteten. Die Haut wurde dort trocken und schuppig.

»Ekzem plus Hautinfektion« lautete die Verdachtsdiagnose. Kortisonpräparate und eine antibiotisch wirkende Salbe sollten Abhilfe schaffen – taten es aber nicht. Der Ausschlag wurde nur noch schlimmer.

Die Betreiberin der Igelstation fand – zum Glück für die Igel – rasch einen anderen Platz für drei der vier Igelbabys und vertraute sie nun einer 52-jährigen Frau an. Etwa zwei Wochen später bekam auch diese neue Igelmutter an beiden Handinnenseiten einen Hautausschlag, der sich auf den Arm ausdehnte.

Bei Igelmutter Nummer 1 fanden die Ärzte schließlich Ende Dezember den Grund für ihren Ausschlag: Es war eine Infektion. Bei der Pflege der Igel hatte sich die Frau einmal mit einem Stachel am Ringfinger verletzt. Vermutlich steckte sie sich dabei mit *Trichophyton erinacei* an, dem Igelpilz.

Sie erhielt insgesamt sechs verschiedene Anti-Pilz-Mittel zum Auftragen oder Einnehmen, doch ihr unerwünschter Hautbewohner erwies sich als resistent. Erst das siebte Medikament zeigte Wirkung. Vier Monate nach Beginn war die

Hauterkrankung abgeheilt. Bei Igelmutter Nummer 2 heilte der Pilz immerhin schon nach vier Wochen ab.

Von Igel zu Igel gelangt der Erreger oft bei Kämpfen, weshalb die männlichen Stacheltiere häufig am Kopf befallen sind. Oder er wird – wie in diesem Fall – von der biologischen Igelmutter auf die Igelsäuglinge übertragen und von dort auf die menschliche Igelmutter. Oder, sehr selten, gelangt der Pilz auch von befallenen Menschen auf andere Menschen.

Dem Igel ist die Erkrankung nicht unbedingt anzusehen. Manchmal zeigt sich die Infektion daran, dass das Tier tagaktiv und unruhig wird, dass sich auf seinem Nasenrücken Schuppen bilden oder ein Schuppenpanzer auf der Stirn mit Stachelausfall. Bei starkem Befall können dem kranken Igel sogar alle Stacheln ausfallen, sodass er an Unterkühlung stirbt.

In diesem Fall fiel der Verdacht auf einen der vier kleinen Igel, der Schuppen im Gesicht hatte und deshalb eine Badetherapie mit einem Anti-Pilz-Medikament verordnet bekam. Doch das war vergebens. Als die Jungtiere im April aus dem Winterschlaf erwachten, fand sich bei allen *Trichophyton erinacei* an den Stacheln. Sie bekamen ein Medikament dagegen. Drei der jungen Igel wurden schließlich freigesetzt, einer starb.

Pilze, die von Tieren stammen, verursachen beim Menschen oft heftige Entzündungen, weil das menschliche Immunsystem stark auf die fremden Erreger reagiert. So auch beim Igelpilz. Bei den als Haustieren populär gewordenen afrikanischen Weißbauchigeln können Minuten genügen – und der Mensch hat sich infiziert.

Ich pflege ja keine Igel, mag nun mancher denken und sich bezüglich des Igelpilzes in Sicherheit wiegen. Lesen Sie bitte weiter:

Praktisch von allen Tierarten, die als Heim- oder Nutztiere gehalten werden, können nämlich Pilze auf den Menschen überspringen. Ein 47-jähriger Mann in Italien beispielsweise präsentierte den Ärzten seinen rot entzündeten, juckenden Allerwertesten. Darauf prangten kleine Bläschen und Pickel. Sein Hobby lieferte auch die Lösung des Falls: Er war Reiter. Oft ritt er in kurzer Hose und ohne Sattel. Dabei hatte er *Trichophyton equinum*, den Pferdepilz, aufgelesen. Ein 30-Minuten-Ritt kann genügen, damit ein Hautausschlag – angeblich bis zu sechs Monate später – ausbricht.

Um sich mit »tierischen« Pilzen anzustecken, ist es nicht einmal nötig, das Tier zu berühren. Es genügt schon, mit infizierten Haaren in Kontakt zu kommen (→ Das neue Auto). Die Pilze besiedeln keratinhaltige Gewebe wie Nägel, Haut, Haare und Federn. Der Eiweißstoff Keratin darin dient ihnen als Nahrung.

Menschen, deren Immunsystem durch eine Erkrankung beeinträchtigt ist, können krankheitserregenden Pilzen oft weniger Widerstand bieten. Bei einer 67-jährigen Frau in Deutschland begünstigte wahrscheinlich ihr Diabetes die Pilzerkrankung. Sie konsultierte die Ärzte wegen juckender Hautausschläge an Armen und Beinen, an denen sie seit zwei Jahren litt. Bei der Untersuchung fielen den Hautspezialisten mehrere verunstaltete, bräunlich-gelblich verfärbte Fingernägel auf. Sie nahmen Nagel- und Hautproben und setzten Pilzkulturen an. Nach mehreren Wochen wuchs dort eine Rarität: der Hühnerpilz, *Microsporum gallinae*.

In Europa sind solche Infektionen beim Menschen praktisch unbekannt. In über 14.000 Pilzkulturen, die zum Beispiel an der Klinik für Dermatologie und Allergologie der Uniklinik Aachen von 1986 bis 2003 angelegt wurden, wuchs genau einmal *Microsporum gallinae* – bei dieser 67-Jährigen. Außerhalb Europas ist dieser Pilzbefall ein wenig häufiger, im Iran etwa sollen rund 0,2 Prozent der Pilzinfektionen beim Menschen aufs Konto von *Microsporum gallinae* gehen.

Aber diese Patientin hatte Europa nie verlassen.

Das war in ihrem Fall allerdings auch nicht nötig. Denn die Ansteckung passierte vermutlich im heimischen Taubenschlag ihres Gatten. Er züchtete Tauben, seine Frau half ihm immer wieder beim Füttern der Tiere und beim Reinigen des Schlags.

Helfen konnten die Ärzte ihr leider nicht. Der erste und zweite Therapieversuch mit Mitteln zum Auftragen scheiterten, der Pilz ließ sich davon nicht kleinkriegen. Und ein Medikament zum Schlucken konnte die Patientin nicht nehmen, weil ihre Leberwerte nicht in Ordnung waren. Das aber wäre die Voraussetzung für diese Behandlung gewesen.

Die Rache der Hasen

Jäger haben heutzutage einen schweren Stand. Auch wenn viele Menschen gern Wildbret essen – wenn's ums Jagen der friedlichen Tiere geht, hört das Verständnis für dieses Hobby oft auf. Doch nicht nur von Tierfreunden und Vegetariern droht den Jägern Ungemach. Die gepeinigte Kreatur selbst kann auch zurückschlagen.

Seit vier Wochen schon hustete der 63-Jährige, und sein Husten wurde immer schlimmer. Auch den Appetit hatte es ihm verschlagen. Mindestens fünf Kilogramm war er bereits leichter geworden – unfreiwillig.

Der Husten könnte eine Nebenwirkung des Blutdrucksenkers sein, den der Patient gegen seinen Bluthochdruck einnahm, vermutete der Arzt und gab ihm einen anderen Blutdrucksenker. Doch der Mann hustete weiter. Es ging ihm sichtlich schlecht.

Vielleicht könnte er eine bakterielle Lungen- oder Brustfellentzündung haben, spekulierten die Ärzte dann. Und obwohl die Laborwerte dagegen sprachen, verabreichten sie ihm ein Antibiotikum. Aber der Patient hustete ihnen was.

Bei der körperlichen Untersuchung fanden die Mediziner nichts Auffälliges, das Röntgenbild jedoch gab Anlass zur Sorge: Zwischen dem Lungen- und dem Rippenfell der linken Lunge hatte sich Flüssigkeit angesammelt, ein sogenannter Pleuraerguss.

Nun wurden die Verdachtsdiagnosen ernster. Litt der Mann an Herzschwäche? Auch das kann zum Pleuraerguss führen. Oder an Leberzirrhose? Der 63-Jährige war im Baugewerbe tätig und hatte über Jahre Staub eingeatmet. Womöglich litt er an durch Asbestfasern verursachtem Lungenkrebs, befürchteten die Ärzte. Doch im Pleuraerguss, den sie punktiert und untersucht hatten, fanden sie keine Tumorzellen.

Schließlich lösten die beigezogenen Mikrobiologen das Rätsel. Sie entdeckten im Pleuraerguss stäbchenförmige Bakterien. Die Erbgutanalyse überführte den Übeltäter: *Francisella tularensis*, Unterart *holarctica*. Endlich war die Diagnose klar: Der Mann litt an Hasenpest. Typischerweise befällt diese Erkrankung kleine wildlebende Nager wie Mäuse, Ratten, Kaninchen, Eichhörnchen und Hasen. Aber auch Vögel oder gar Fische können diese Bakterien infizieren. Menschen dagegen stecken sich selten an.

In der Schweiz werden jährlich nur etwa acht Fälle dieser auch Tularämie genannten Krankheit bekannt. Ein Risiko besteht vor allem für Personen, die mit infizierten Tieren oder deren Blut in Kontakt kommen. Auch über die Lunge ist eine Infektion möglich, durch Einatmen von erregerhaltigem Staub, zum Beispiel beim Campen. Zecken, Bremsen oder Mücken können die Krankheit ebenfalls auf den Menschen übertragen.

Die Diagnose ist schwierig, einerseits, weil die Krankheit selten ist, andererseits, weil sie sich in einer ganzen Reihe von Symptomen äußern kann: Die Bandbreite reicht von symptomlos über Hautgeschwüre, Lymphknotenschwellungen, Halsangina, Erbrechen, Durchfall bis zu Husten und Atemnot.

Rückblickend betrachtet, wäre die seltene Diagnose bei dem Patienten nicht so schwierig gewesen – wenn nur jemand auf die Idee gekommen wäre, ihn zu fragen, was er wenige Tage vor dem Ausbruch der ersten Symptome gemacht habe. Das holten die Ärzte nun nach.

Folgendes stellte sich dabei heraus: Kurz bevor der Husten begann, hatte der Mann nämlich die Jagdprüfung bestanden und an seiner ersten Hasenjagd teilgenommen. Danach halfen er und seine Frau beim Zerlegen der Tiere. Auch die Ehefrau hatte mittlerweile einen geschwollenen Lymphknoten in der rechten Achsel – ebenfalls Zeichen einer Tularämie.

Die Eheleute bekamen ein passendes Antibiotikum, das den Bakterien den Garaus machte. Zwei Monate später war der frischgebackene Jäger wieder wohlauf.

Bereits einige Jahre zuvor waren in derselben Gegend nach einer Hasentreibjagd neun Jäger und ein Treiber an Tularämie erkrankt. Ein weiterer Jäger war kurz nach der Jagd verstorben – mutmaßlich ebenfalls an der Hasenpest.

Rätselhafte Allergien

Es gibt Diagnosen, die so knifflig sind, dass wohl kein Arzt daraufkommt. Der nächste Fall hätte so einer werden können. Aber die Patientin kooperierte hervorragend. Und so erkannten die Mediziner auf Anhieb die Ursache ihrer Erkrankung.

Eine einfache Diagnose

Zuerst habe sie eine plötzliche Hitze in sich gespürt. Ebenso jäh sei dann das Nesselfieber aufgetreten. Sie fühle sich schwach und schwindlig und sei kurz bewusstlos geworden, berichtete die Frau ihrem Arzt.

Der Doktor vermutete eine gefährliche allergische Reaktion als Grund für die Symptome. Er spritzte der Frau das Notfallmedikament Adrenalin und überwies sie ad hoc an die Universitätsklinik.

Dort angekommen, hatte sich ihr Zustand körperlich zwar bereits stabilisiert, ihre Angst aber war noch greifbar. Die Patientin war in der 20. Schwangerschaftswoche ihrer fünften Schwangerschaft. Das Ungeborene schien glücklicherweise keinen Schaden genommen zu haben. Sein kleines Herz schlug jedenfalls normal, wie die Aufzeichnung der Herztöne zeigte.

Nicht einmal im Traum wären die Ärzte an der Uniklinik auf die Ursache dieser heftigen allergischen Sofortreaktion gekommen. Doch bekanntermaßen ergeben sich etwa 70 bis 80 Prozent der Diagnosen aus dem ärztlichen Gespräch mit dem Patienten, der Anamnese. Vorausgesetzt, der Patient berichtet so offen und ehrlich wie diese Frau.

Mit ihren vier Kindern und ihrer Mutter lebe sie auf dem Land, erzählte sie. Die vier Kinder stammten aus ihrer ersten, mittlerweile geschiedenen Ehe mit einem Mann, der getrunken und die Familie nicht versorgt habe. Der Vater des in ihrem Bauch heranwachsenden Babys habe sich kurz nach der Nachricht von der Schwangerschaft davongemacht und wenige Monate später eine andere Frau geheiratet.

Seit dem Beginn ihrer Schwangerschaft habe sie keinen Sex mehr gehabt, offenbarte die Patientin weiter. Am Vortag sei sie jedoch ungewöhnlich stark in Wallung geraten. Da kein Mann zur Verfügung stand, suchte sie nach einem Ausweg. Und kam auf ihren Deutschen Schäferhund.

Die 42-Jährige, die auf die Ärzte durchschnittlich intelligent und nicht psychisch krank wirkte, legte sich ihren Angaben zufolge hin und nötigte den Vierbeiner über ihr etwa fünf Minuten lang zum Sex. Ein oder zwei Minuten danach ging – allergiemäßig – die Post ab.

Bei der gynäkologischen Untersuchung sahen die Ärzte mehrere oberflächliche Hautabschürfungen im Bereich ihres Scheideneingangs. In der Scheide fanden sie etwas blutig gefärbte Flüssigkeit, aber kein Sperma.

Um die Aussagen der Patientin zu überprüfen, besorgten die Ärzte Hundesperma und machten damit einen Test an ihrer Haut. Zehn Minuten nach dem Kontakt mit der speziellen Flüssigkeit schwoll die Hautstelle rot an. Der Frau wurde wieder heiß, und sie fühlte sich erneut schwach. Damit bestätigte der Test: Sie war allergisch gegen Hundesperma.

Damit blieb aber noch eine Frage offen. Bevor ein Mensch allergisch reagiert, muss er sich erst einmal sensibilisieren. Mindestens einen Kontakt mit dem allergieauslösenden Molekül, dem Allergen, braucht es, damit der Körper Antikörper dagegen bildet. Sie passen exakt auf das Allergen.

Beim erneuten Kontakt mit dem allergieauslösenden Stoff kann dann in Windeseile eine lebensgefährliche Kettenreaktion ablaufen: Die dreiarmigen Antikörper heften sich an das Allergen. Da sie sich mit einem »Arm« an die Oberfläche bestimmter Zellen heften, reagieren diese Zellen und schütten Botenstoffe aus, die die allergische Reaktion verursachen.

Doch wie hatte sich die Frau gegen das Sperma ihres Schäferhunds sensibilisieren können?

Ganz einfach, auch das erzählte sie den Ärzten freimütig: Das arme Tier hatte nämlich schon in der Vergangenheit herhalten müssen. Zehn bzw. fünf Monate vor der schweren Allergie jetzt hatte sie den Hund bereits zweimal zum Sex benutzt.

Der Zeckenkrimi

Sollten Sie also jemals Patient sein, sagen Sie Ihrem Arzt bitte ALLES! Und sollten Sie der Arzt sein – glauben Sie bitte dem Kranken (bis auf wenige Ausnahmen (→ Tödliches Spiel II)). Denn auch wenn Sie denken: Das kann doch nicht wahr sein – der Patient weiß manchmal mehr als alle Doktoren.

Es war der 11. August 1989. Sandra V. fuhr mit dem Auto gerade auf dem Highway, als das Jucken begann: an Händen, Fingern, Füßen, Leisten, überall. Innerhalb von Minuten schwoll ihr Gesicht so an, dass sie nicht wiederzuerkennen war. Irgendjemand rief die Rettungssanitäter.

Etwa einen Monat lang ging danach alles gut. Dann folgte die nächste Attacke. Ihr Hausarzt schickte sie zum Allergologen, der machte Hauttests, untersuchte das Blut und kam zum

Schluss, dass V. auf etwa acht Dinge allergisch reagierte, zum Beispiel auf Erbsen.

Die Patientin war verblüfft. Denn mit nichts davon war sie vor diesen beiden allergischen Episoden in Kontakt gekommen. Und bisher hatte sie nie bemerkt, dass sie diese Dinge nicht vertrug. Sie zweifelte entsprechend an der Diagnose, mied die verdächtigen Lebensmittel aber sicherheitshalber doch. Denn so etwas wollte sie nicht noch einmal erleben.

Trotzdem folgte etwa einen Monat später die nächste schwere allergische Reaktion. Daraufhin riet der Arzt ihr zur Magenspiegelung – die nichts ergab. Sandra V. führte nun Buch darüber, was sie aß. Es schien ihr, als habe sie vor den Anfällen immer Fleisch gegessen. Vor der allerersten Attacke hatte sie mittags eine Bratwurst verzehrt.

Fleisch verursache keine Allergien, erklärte ihr der Allergiespezialist. Das Fleisch könne es also nicht sein. Höchstens irgendein Zusatz oder etwas, mit dem das Fleisch, vielleicht beim Zubereiten, behandelt worden sei, komme vielleicht in Frage.

Außerdem sprach noch etwas gegen das Fleisch als Verursacher: Ihre Anfälle waren durchwegs sogenannte »Sofort-Reaktionen«. Dabei reagiert der Körper unmittelbar nach dem Kontakt mit dem allergieauslösenden Stoff und nicht erst Stunden nach einer Mahlzeit. So stand es in den Lehrbüchern, und das wussten alle Mediziner. Sandra V. aber war Laie, sie wusste davon nichts.

Die Allergieschübe hörten nicht auf: 21 schwere sogenannte anaphylaktische Reaktionen erlebte sie in den nächsten 14 Monaten im Abstand von jeweils drei bis vier Wochen. Mehr als einmal fürchtete die Mutter zweier Töchter zu sterben. Sie lebte in ständiger Furcht vor der nächsten Attacke und trug stets Notfallmedikamente bei sich. V. getraute sich auch nicht mehr, auswärts zu essen.

Schließlich riet ihr der Arzt zur Eliminationsdiät. Das hieß:

Fünf Tage lang nur Reis essen und dann die Diät 14 Wochen lang alle zwei bis drei Tage um ein Lebensmittel erweitern.

Nichts passierte. Nicht einmal bei Erbsen und den anderen Dingen, gegen die Sandra V. laut den Tests beim Allergologen angeblich allergisch war.

Bei ihrer Geburtstagsfeier im Herbst 1991 wollte sie ganz sichergehen. Sie kaufte Fleisch von einem »Bio-Lamm«, das ohne Antibiotika und sonstige Medikamente aufgezogen worden war, und bereitete es ohne jegliche Würze zu.

Drei Stunden nach der Mahlzeit brach die 43-Jährige bewusstlos zusammen: allergischer Schock. Es war der heftigste Anfall, den sie je gehabt hatte. Dass sie kein Fleisch vertrug, stand für sie nun fest.

Ihre Geschichte sprach sich herum. Immer wieder riefen in der Folge Leute bei ihr an, die vermuteten, dass sie ebenfalls auf Fleisch allergisch waren. Rund 20 Menschen mit ähnlichen Beschwerden meldeten sich. In der örtlichen Bibliothek organisierte V. Treffen, um sich auszutauschen und Lösungen zu finden.

Woher kam diese Allergie?

Sandra V. war auf einer Rinderfarm aufgewachsen, hatte von klein auf Fleisch gegessen und es immer einwandfrei vertragen. Sie versuchte sich an besondere Ereignisse im Sommer 1989 zu erinnern. Ihr Verdacht fiel dabei auf die Zecken: Über 100 Zeckenbisse hatte sie in jenem Sommer gehabt, es war eine richtige Plage. Kein anderes Familienmitglied war von diesen Parasiten derart heimgesucht worden wie sie. Nach dem ersten Zeckenbiss hatte sie sich monatelang elend gefühlt.

Als sie ihren Verdacht mit anderen Betroffenen teilte, berichteten auch die von Zeckenbissen.

V. erzählte dann ihrem Allergiespezialisten davon, der sowohl der Allergologischen Gesellschaft im US-Bundesstaat Georgia als auch der US-Gesundheitsbehörde CDC davon berichtete.

In den Augen der Ärzte war ihre Theorie jedoch mehr als abwegig: Erstens, weil es ja keine Fleischallergie gibt, das hatten sie so gelernt. Zweitens, weil eine allergische Sofortreaktion auf ein Nahrungsmittel – wie der Name sagt – *sofort* abläuft und nicht erst mit drei bis sechs Stunden Verzögerung. Drittens, weil Nahrungsmittelallergien sich in der Regel schon im Kindesalter zeigen, nicht erst bei Erwachsenen. Viertens, weil Hauttests auf Fleisch bei den Betroffenen keine Allergie anzeigten. Und fünftens, weil es völlig abstrus schien, dass Zecken eine solche Allergie verursachen sollten – wie, bitte schön, könnte denn das gehen?

Trotzdem wurden die Gesundheitsbehörde des Bundesstaats und das CDC hellhörig. Möglicherweise gab es ja irgendeinen anderen Umweltfaktor, der bewirkte, dass Menschen mitten in der Nacht plötzlich schweißgebadet aufwachten und nach Luft rangen, weil ihnen die Kehle zuschwoll, dass sie am ganzen Körper einen Nesselausschlag bekamen und ihr Gesicht von der massiven Schwellung völlig entstellt war? Doch das Ganze versandete. Sandra V. aber verzichtete weiterhin auf jegliches Fleisch von Säugetieren.

Dann passierte im Jahr 2006 etwas, mit dem niemand gerechnet hatte. Ein Krebspatient im US-Bundesstaat Arkansas starb innerhalb von 20 Minuten an einer allergischen Reaktion, nachdem er seine erste Behandlung mit einem Krebsmedikament erhalten hatte. Für die Ärzte war das völlig unverständlich. Denn damit eine Allergie überhaupt entstehen kann, muss der Körper, wie bekannt, mindestens einmal zuvor mit der Substanz Kontakt gehabt haben. Dieses Medikament aber war völlig neu.

Als weitere schwere allergische Reaktionen bei anderen Krebspatienten unter dieser Behandlung auftraten, wandte sich der Hersteller an Forscher der Universität Virginia. Sie sollten herausfinden, wie es zu diesen unerklärlichen Reaktionen kam. Komischerweise reagierten nämlich in den Staaten im Südosten der USA bis zu 20 Prozent der Kranken allergisch auf dieses Medikament namens Cetuximab. In Staaten wie New York, Boston oder Kalifornien dagegen passierte das nur etwa einem von hundert Patienten.

Das Erste, was die Forscher herausfanden, war: Die allergisch reagierenden Patienten hatten alle Antikörper gegen einen Zucker im Blut, der den komplizierten Namen Galactose-α-1,3-Galactose trägt (α-Gal). Auch etwa 20 Prozent der Bevölkerung in den betroffenen Gebieten im amerikanischen Südosten hatten diese Antikörper.

Ihre zweite Erkenntnis: Die Wohnorte der betroffenen Patienten deckten sich ungefähr mit dem Vorkommen der »Lone Star«-Zecken. Nun begann sich das Puzzle langsam zusammenzusetzen.

Am Ende konnten die Wissenschaftler beweisen, dass der Spiegel an Antikörpern gegen α-Gal nach Zeckenbissen steigt. Probehalber testeten sie auch das Blut der Patienten, die vermuteten, dass sie gegen Fleisch allergisch seien, auf diese Antikörper – und wurden fündig.

Offenbar haben bestimmte Zecken beim Stich α-Gal im Speichel. Das Immunsystem mancher Menschen bildet dagegen Antikörper. Da rotes Fleisch α-Gal enthält, reagieren sie auch darauf. Nun hatten die Ärzte endlich eine plausible Erklärung für die Beschwerden von Patienten wie Sandra V.

Denn die Fleischallergie warf vieles von dem, was die Mediziner bis dahin zu wissen glaubten, über den Haufen: Sie läuft ab wie eine allergische Sofortreaktion, tritt aber erst Stunden nach der Mahlzeit auf, vermutlich, weil erst dann das im Darm aufgenommene α-Gal in die Blutbahn gelangt. Sie richtet sich nicht gegen ein Eiweiß, wie dies bei Nahrungsmittelallergien üblich ist, sondern gegen einen Zucker. Und sie wird nicht durch Fleischgenuss ausgelöst, sondern durch Zeckenstiche.

Sandra V. ist weder Ärztin noch wissenschaftlich bewandert. Aber sie hatte die richtigen Zusammenhänge mehr als ein Jahrzehnt zuvor schon geahnt. Nur hielt damals kaum ein Arzt diese Zusammenhänge für möglich …

Sechs Leidensjahre

Es begann im Januar 1999. Beide Füße fingen an zu jucken wie verrückt. Außerdem bildeten sich dort kleine Pusteln. Während der Menstruation wurde jeweils alles schlimmer. Dann breiteten sich die Pusteln über die Beine bis zum Gesäß aus, und die 42-jährige Frau fieberte bis 40 Grad Celsius. Desinfizierende Mittel zum Auftragen, Entzündungshemmer, Antibiotika – die Kranke probierte alles. Nichts half.

Schließlich entzündeten sich die Knochen der vierten und fünften Zehe an ihrem linken Fuß. Um die Entzündung zu stoppen, amputierten die Ärzte beide Zehen. Doch im Jahr 2005 stellten sie wieder eine Knochenentzündung am Fuß fest und überwiesen die aus einer chinesischen Berggegend stammende Frau an eine Klinik in Peking.

Dort untersuchten die Ärzte alles Mögliche: Blut, Immunsystem, Stoffwechsel, Geschlechtshormone. Alles war normal. Auch die Untersuchung des Eiters in den Pusteln an den Füßen blieb ergebnislos. Darin waren keine Bakterien zu finden. Woher diese Knochenentzündung rührte, konnten sich die Orthopäden nicht erklären. Vermutlich gab es irgendwo im Körper der Frau eine Infektionsquelle.

Um sie zu finden, rieten die Ärzte der Patientin, Beine, Bauch- und Beckenorgane mithilfe eines MRIs zu durchleuchten. Der Vorteil des MRIs ist, dass die Patienten keinen Röntgenstrahlen ausgesetzt werden und sich verschiedene Gewebe sehr scharf abbilden lassen.

Die Magnetresonanzuntersuchung (MRI) beruht auf einem

einfachen Prinzip: Die Protonen, aus denen Atomkerne unter anderem bestehen, richten sich wie kleine Magnetnadeln in eine bestimmte Richtung aus. Normalerweise bewirkt das Erdmagnetfeld diese Auslenkung, im MRI ist aber ein vielfach stärkerer Magnet dafür verantwortlich. Wird dann eine Radiowelle in den Körper gesendet, dreht diese die Protonen-Magnetchen aus ihrer Achse, sie beginnen zu torkeln. Dabei geben sie Radiofrequenzenergie ab, die eine feine Antenne messen kann. Dies passiert in jedem Gewebe mit einer anderen Frequenz – entsprechend lassen sich einzelne Organe, Knochen, Knorpel, Sehnen oder Nerven, zum Beispiel anhand des Wasserstoffgehalts, voneinander abgrenzen.

Bevor die Patientin jedoch ins MRI konnte, musste sie – wegen der starken Magnete im Tomografen – vorgängig ihre Kupferspirale entfernen lassen. Und siehe da: Innerhalb eines Monats waren der Juckreiz und die Pusteln wie weggeblasen!

Nun kamen die Allergiespezialisten zum Zug. Sie vermuteten, dass die Frau entweder gegen Kupfer oder Nickel im Metall der Spirale allergisch war und machten einen Hauttest bei ihr. 30 Stunden später war die Diagnose klar: Nur unter dem Pflaster mit dem Kupfersulfat hatten sich Pusteln gebildet, die Haut juckte, wurde feuerrot, und die Frau bekam 39 Grad Celsius Fieber.

Bei der Kupferspirale handelt es sich um ein T-förmiges Kunststoffteil, dessen Stil mit Draht umwickelt ist, der aus Kupfer besteht oder mit Kupfer ummantelt ist. Dieser Draht gibt Spuren dieses Metalls ab. Das bewirkt in der Gebärmutterschleimhaut eine leichte Entzündungsreaktion. Bei Tierversuchen zeigte sich, dass das Kupfer in der Gebärmutterschleimhaut aufgenommen und über Blut- oder Lymphwege bis in die Haut transportiert wird. Wie sich nachher zeigte, war auch der Kupferspiegel im Blut der Patientin deutlich zu hoch.

Die Kupferspirale hatte sie sich zwei Jahre, bevor die Allergie begann, einsetzen lassen. Mit dem Entfernen des Teils fand ihre sechsjährige Leidenszeit dann ein Ende.

Harmlose Tröpfchen

Dass »Schulmediziner« oft genug im Dunkeln tappen, ist nach all den medizinischen Fallgeschichten in diesem Buch offenkundig. Sein Heil nun in der Komplementärmedizin zu suchen hilft aber auch nicht unbedingt weiter – im Gegenteil: Die Fachliteratur ist auch auf diesem Gebiet reich an Berichten über Heilverfahren, die ins Unglück führten.

Da war zum Beispiel die 56-jährige zuckerkranke Frau, die – im Glauben, sich etwas Gutes zu tun – auf einer Pilgerreise in Sri Lanka 200 Milliliter Obstsaft trank, der als Mittel gegen Diabetes angepriesen wurde. Zwölf Tage später hatte sie einen Nierenschaden. Denn der Obstsaft war aus sechs Sternfrüchten (Karambola) zubereitet, die zu den Oxalsäure-Rekordhaltern gehören.

Oxalsäure entsteht im Körper beim Abbau von bestimmten Aminosäuren und von Vitamin C. Sie stammt aber auch aus der Nahrung und wird über den Darm aufgenommen – umso mehr, je weniger Kalzium und Magnesium der Mensch isst und je mehr Oxalsäure-reiche Nahrungsmittel er verspeist.

Der Körper kann mit der Oxalsäure nichts anfangen, deshalb wird sie über die Nieren ausgeschieden. Übersteigt die Menge aber ein gewisses Maß, können sich dort Oxalatkristalle ablagern und die Nieren schädigen. Genau das war bei der Frau passiert, die glücklicherweise jedoch wieder fast komplett genas.

Eine 45-Jährige wiederum wollte ihre zu hohen Blutfettwerte kurieren und trank etwa 100 Milliliter Saft von 15 Früchten des tropischen Gurkenbaums. Er gehört wie die Sternfrucht zur Familie der Sauerkleegewächse. (Früher hieß die Oxalsäure auch Kleesäure, weil sie erstmals aus dem Sauerklee gewonnen wurde.)

Noch tragischer war der Fall einer 59-jährigen Frau, die ihre Krebserkrankung mit hochdosiertem Vitamin C kurieren wollte. Vier Gramm davon nahm sie während 30 Tagen zu sich, dann versagten ihre Nieren den Dienst. Sie musste zur Dialyse und erholte sich nicht mehr davon.

Weitere Beispiele gefällig? Da waren etwa die ayurvedischen Medikamente, die einem 26-Jährigen gegen seine Kreuzschmerzen hätten helfen sollen und die stattdessen zur Bleivergiftung führten. Oder die sieben Patienten auf der Intensivstation des Universitätskrankenhauses im österreichischen Innsbruck. Bei ihnen wurden an diversen Stellen Pseudomonas-Bakterien (→ Der Pfützenkeim) gefunden, die bereits gegen mehrere Antibiotika resistent waren. Die Ansteckungsquelle war, wie sich herausstellte, das Öl, mit dem die Kranken für die Aromatherapie eingerieben worden waren …

Hingewiesen sei an dieser Stelle übrigens auch auf Teebaum- und Lavendelöl, die vielen Shampoos, Lotionen und anderen Kosmetikartikeln beigefügt sind. Sie enthalten Substanzen, die ähnlich wirken wie das weibliche Geschlechtshormon Östrogen – was mehreren vor-pubertären Knaben schon kleine Brüste bescherte.

Und was ist mit einer 47-jährigen Frau los, die plötzlich verwirrt ist und epileptische Krämpfe bekommt? Schuld daran war in ihrem Fall eine »Reinigungskur«, die darin bestand, viel zu trinken und diverse Kräuterpräparate einzunehmen oder -tees zu trinken. Dazu gehörte auch Baldrianwurzel. Vermutlich führte der Baldrian in Kombination mit der verstärkten Flüssigkeitszufuhr zum gefährlichen Absinken des Natriumspiegels mit den besagten Folgen (→ Eine fatale Verwechslung).

Bei einer 76-Jährigen dagegen juckte es plötzlich grässlich rund um den After. Diverse antibakterielle Cremes halfen gar nichts, ein Kortisonpräparat linderte den Juckreiz etwas. Nach einem Monat erschien zusätzlich noch ein Hautausschlag auf ihren Augenlidern, am Dekolleté und an den Unterarmen, und auch der juckte furchtbar. Insgesamt fühlte sich die 76-Jährige schwach und krank, auch ihre Körpertemperatur war leicht erhöht. Sie nehme weder irgendwelche Medikamente, noch rauche sie oder habe andere Erkrankungen, gab die Patientin an. Ohrringe aus einem »gelben« Metall vertrage sie nicht, dann würden ihre Ohrläppchen anschwellen. Ihren goldenen Ehering und auch eine goldene Halskette konnte die Patientin aber problemlos tragen.

Ihr Hausarzt befürchtete schon, das Ganze sei womöglich auf einen bösartigen Tumor zurückzuführen. Manchmal zeigt sich eine Krebserkrankung nämlich zunächst an Symptomen wie Juckreiz. Verschiedenste Untersuchungen wiesen jedoch auf nichts dergleichen hin.

Auch mehrere Hautärzte versuchten ihr Glück an der Hauterkrankung. Doch das Einzige, was etwas Linderung brachte, waren starke Kortisonpräparate. Das Ganze sah nach einer Allergie aus – aber auf was?

Um das herauszubekommen, führten Allergiespezialisten bei der Frau mehrere Hauttests durch. Das Einzige, worauf sie dabei stark reagierte, war eine Goldlösung. Wieder und wieder fragten die Ärzte die Patientin, ob sie irgendwelche Medikamente nehme? Nur etwas Homöopathisches, antwortete sie schließlich. Sie habe es bisher nicht erwähnt, weil diese Medikamente ja – im Gegensatz zu den chemischen – sehr sicher seien, erklärte sie ihre Beweggründe.

In den zurückliegenden vier Monaten hatte die Mittsiebzigerin täglich frei verkäufliche homöopathische Tröpfchen genommen. Sie sollten ihr Herz stärken. Das Präparat enthielt fünf Mikrogramm Gold pro Milliliter, außerdem verdünnte Extrakte aus Maiglöckchen, Arnika und Weißdorn. Einen Monat nachdem sie mit der Einnahme begonnen hatte, fing ihr After an zu jucken, vermutlich, weil mit der Nahrung aufgenommenes Gold größtenteils mit dem Stuhl ausgeschieden wird. Weil die Patientin das Jucken aber nicht mit den Tröpfchen in Verbindung brachte, setzte sie die Einnahme fort – und verleibte sich so monatlich weiterhin etwa 450 Mikrogramm Gold ein. Sie hätte ihr dreimonatiges Leiden vermutlich stark verkürzen können, wenn sie sich des Zusammenhangs bewusst gewesen wäre.

Um die Diagnose wissenschaftlich hundertprozentig zu bestätigen, hätten die Ärzte weitere Tests mit der Patientin machen müssen. Dazu kam es aber nicht. Denn sie setzte das homöopathische Mittel sofort ab, worauf der Juckreiz am After nach zwei Tagen verschwand und ihr Hautekzem innerhalb von vier Wochen. Auch fünf Monate später, als die Ärzte nachfragten, war und blieb ihre Allergie verschwunden.

Der Heuhüpfer schlägt zurück

Der 37-jährige Franzose war als Tourist in China unterwegs und probierte die einheimische Küche. 30 Minuten nach dem Abendessen schwoll sein Gesicht an, es juckte, und ihm wurde übel. Er schaffte es gerade noch in eine Notfallambulanz. Als er eintraf, war er im allergischen Schock, mit Atemnot, einem Blutdruck von nur noch 70 zu 40 mmHg und einem Puls von 105 Schlägen pro Minute.

Eine Adrenalinspritze, ein Kortisonmedikament und Sauerstoff zum Einatmen wendeten das Schlimmste ab. Drei Tage später war der Reisende wieder wohlauf. Frittierte Seidenraupen-Puppen hatten ihn – im wahrsten Sinn – fast das Leben gekostet.

Im Jahr 2008 berichteten chinesische Ärzte von diesem Patienten. Inzwischen braucht man für solche Erlebnisse nicht mehr nach China zu reisen, denn Insektenburger, Mehlwurmsnacks oder gefriergetrocknete Grillen gibt es seit Kurzem auch bei uns zu kaufen. Die Insektennahrung gilt als nachhaltiger, verglichen mit Fleisch und Fisch, und soll dereinst helfen, den Eiweißhunger der wachsenden Weltbevölkerung zu stillen.

Was indes nur die wenigsten wissen: Die meisten Menschen mit einer Shrimp-Allergie werden wegen einer sogenannten Kreuzreaktion auch auf Mehlwürmer allergisch reagieren, möglicherweise sogar noch auf weitere Insekten.

Eine Schätzung für die Niederlande (mit rund 17 Millionen Einwohnern) geht davon aus, dass dort etwa 7.800 bis 39.000 Menschen mit Shrimp-Allergie auch eine Mehlwurmallergie haben – von der die allermeisten (noch) nichts wissen. Vermutlich wird überdies auch ein kleiner Teil derjenigen mit Hausstaubmilbenallergie oder anderen Allergien keine Mehlwürmer vertragen.

Manchmal muss man die Insekten nicht einmal selbst essen, um in Schwierigkeiten zu geraten. Ein Achtjähriger in Österreich beispielsweise schreckte mehrmals mit schwerer Atemnot aus dem Schlaf auf, weil sein Kehlkopf teilweise zugeschwollen war. Seine Eltern brachten ihn schleunigst in eine Kinderklinik. Dort bekam er ein bronchienerweiterndes Medikament und Kortison. »Pseudokrupp, vermutlich verursacht durch einen viralen Infekt«, lautete die erste Diagnose. Typisch für den Pseudokrupp ist der bellende Husten, der die Kinder aus dem Schlaf reißt. Schuld daran sind meist Viren.

Doch bei diesem Knaben wiederholten sich diese beängstigenden Szenen immer wieder. Nun wurden die Allergiespezialisten beigezogen. Sie fragten nach allem Möglichen, das über die Luftwege zu allergischen Reaktionen führen kann. Bei »Sony« wurden sie fündig.

So hieß die Bartagame, die die Familie vier Monate zuvor ins Haus geholt hatte. Mit drei bis vier lebenden Heuschrecken fütterte der Achtjährige Sony pro Woche – für die Bartagame Leckerbissen, für das Kind eine Plage, wie der Allergietest mit dem zerbröselten Flügel einer tiefgefrorenen Heuschrecke zeigte. Auf die Haut aufgebracht, schwoll die Stelle stark an und rötete sich.

Um dem Kind weitere allergische Asthmaanfälle zu ersparen, musste Sony zu den Nachbarn umziehen. Etwa vier Jahre lang ging alles gut – bis der inzwischen 12-Jährige eines Tages an der offenen Türe dieser Nachbarn vorbeikam und die Luft einatmete, die aus der Wohnung strömte. Etwa vier Stunden später erwachte er wieder mit Atemnot. Immerhin wussten seine Eltern bereits, mit welchem Medikament sie ihm helfen konnten.

Ein 27-Jähriger in Großbritannien hingegen entdeckte seine eigene Therapie. Seit seiner Teenagerzeit litt er während des Sommers an Asthma und Heuschnupfen. Nachdem die Allergietests gezeigt hatten, dass er gegen Gräser allergisch war, ließ er sich desensibilisieren – mit Erfolg. Die Gräserpollen juckten ihn nun nicht mehr.

Trotzdem bekam er jeden Sommer wieder Heuschnupfen, Asthma und eine allergische Augenbindehautentzündung. Das Trio trat immer auf, wenn der 27-Jährige zum Karpfenangeln ging, egal, wie das Wetter war und wie viele Fische er fing. Denn die Ursache waren weder die Gräser noch die Karpfen. Sondern sein Angelköder: Stubenfliegen-Maden.

Um sich zu kurieren, wechselte er auf einen anderen Köder. Damit fing er zwar weniger Fische, aber er war sein Asthma los.

Einem Museumskurator in den USA war eine so simple Therapie nicht vergönnt. Zu seinen Aufgaben gehörte es, die Skelette verschiedener Tiere zu untersuchen. Dass er auf Hausstaub mit Asthma reagierte, wusste er schon seit seiner Jugend. Doch kurz nachdem er seine neue Arbeitsstelle angetreten hatte, verschlimmerte sich das Asthma massiv. Schuld daran waren seine kleinen »Mitarbeiter«, gegen die der 40-Jährige allergisch war: Im »Käferraum« legten sie die Skelette frei.

Essen & Trinken

Nach all diesen unschönen Dingen nun zu etwas – eigentlich – Genussvollem. Doch auch hier gilt es, aufzupassen. Selbst so feine Dinge wie Honig und Süßigkeiten haben Menschen nämlich schon in Teufels Küche gebracht. Von der Vollwertkost wollen wir gar nicht reden. Sie kann Ahnungslose glatt umhauen!

Verrückter Honig

Er aß ein paar Löffelchen Honig, dann ging es los: Zuerst wurde ihm schwindlig, dann verlor der 60-Jährige kurz das Bewusstsein. Nun lag er auf der Notfallstation des Krankenhauses im türkischen Karadeniz. Noch während das EKG-Gerät seine Herzströme aufzeichnete, wurde er wieder bewusstlos: Sein Herz hörte auf zu schlagen. Ein rasch gespritztes Medikament holte ihn zurück.

Drei Tage später konnte der Mann das Spital verlassen. Es ging ihm wieder gut.

Auch ein Ehepaar kam mit dem Schrecken davon. Ziemlich verwirrt hatten der 50-jährige Mann und seine 42-jährige Frau die Notfallstation einer Klinik im türkischen Kayseri aufgesucht. Zunächst konnten sie keine näheren Angaben machen. Beide klagten über Brustschmerzen, bei beiden schlug das Herz zu langsam, bei beiden war der Blutdruck niedrig. Die Herzstromkurven deuteten bei beiden auf einen Herzinfarkt hin. Eine schleunigst durchgeführte Herzkatheter-Untersuchung jedoch ergab nichts – bei keinem der beiden Patienten waren die Herzarterien verengt.

Auf der Intensivstation stabilisierte sich der Zustand des Paares. Nach 30 Minuten war ihr EKG wieder normal. Nun berichteten die zwei, was sie in diesen gefährlichen Zustand gebracht hatte: Honig.

Eine Woche zuvor hatten sie mit der Einnahme begonnen. Die ersten Tage nahm jeder nur einen Teelöffel, was ihnen leichte Kopfschmerzen bereitete. Es war ihnen auch ein wenig schwindlig geworden, aber sie hatten das nicht weiter beachtet. Am Morgen des besagten Tages steigerten sie die Dosis auf einen Esslöffel – und landeten im Spital.

Bereits 401 v. Chr. beschrieb der Grieche Xenophon die Wirkung dieses Honigs, der in Amerika »mad honey« genannt wird – ein Naturprodukt, hergestellt von Bienen aus Pollen und dem Nektar von Rhododendron-Pflanzen. Sie produzieren ein Gift namens Grayanotoxin, das für die Bienen unschädlich ist, aber Menschen, Rinder, Esel, Schafe und andere Tiere außer Gefecht setzen kann. Mit diesem giftigen Honig wurden zur Zeit der Römer schon ganze Schwadronen der Armee von Pompeius lahmgelegt. Je nach Dosis setzt die Wirkung binnen Minuten oder Stunden ein. Meist klingen die Beschwerden innerhalb von 24 Stunden wieder ab.

Von den Grayanotoxinen gibt es über 25 verschiedene Varianten; die meisten Vergiftungen gehen auf das Konto von drei Giften, die in Blüten, Blättern und Ästen bestimmter Heidekrautgewächse vorkommen. Dazu gehören zum Beispiel mindestens 15 Rhododendron-Arten sowie Lorbeerrosen, im englischen auch »Lamm-Mörder« genannt. Die Grayanotoxine verändern die elektrische Erregung von Zellen und beeinflussen so die Erregungsleitung im Herzen, aber auch von Nerven- oder Muskelzellen.

Bekannt sind die Honigvergiftungen vor allem am östlichen Schwarzen Meer in der Türkei. Dort produzieren die Bienen Honig aus giftigen Rhododendron-Arten. Es gab aber auch schon einen Fall in Österreich, mit importiertem Rhododendron-Honig.

In reinem Zustand ist dieser bitter schmeckende Honig geradezu »umwerfend«: Zuerst bewirkt er ein scharfes, brennendes Gefühl im Hals, dann kann er den Blutdruck drastisch senken, zu Herzrhythmusstörungen führen, Halluzinationen, Bewusstlosigkeit, Schwindel, Übelkeit, Erbrechen, Durchfall, Schweißausbrüche oder Sehstörungen bewirken. Selbst Herzinfarkte und auch epileptische Anfälle hat das Naturprodukt schon verursacht.

Die Großeltern eines knapp zwei Monate alten Babys in Hongkong brachten ihren Enkel fast um, als sie aus den Blüten eines Rhododendrons einen Sud bereiteten, den sie in die Milch mischten. Sie wollten ihrem kranken Enkel helfen, weil sie gehört hatten, die Pflanze helfe gegen Husten. Stattdessen bekam das Kind heftige epileptische Anfälle und musste auf der Intensivstation künstlich beatmet werden.

Dem speziellen Honig werden verschiedenste Heilwirkungen nachgesagt: Er soll angeblich gegen Arthritis helfen und auch gegen Diabetes, Bluthochdruck, Magengeschwüre und -schleimhautentzündungen, er soll das Risiko für Herzgefäßerkrankungen senken, das Leben verlängern und sexuell stimulieren. Aus letztgenanntem Grund verzehrte besagtes Ehepaar den Honig. Danach lagen die zwei tatsächlich stundenlang flach, wenn auch anders als geplant.

Hochfliegender Genuss

Einen Wiener Patienten erwischte es beim Trinken: Eben noch hatte er mit seinem Begleiter ein paar Bier gekippt – da kippte der 30-Jährige selbst hintenüber. Ein Bier zu viel, hätte man denken können. Doch es war schlimmer.

Als die Ambulanz eintraf, lag der Mann stocksteif am Boden, mit angewinkelten Armen und starr gestreckten Beinen – eine Haltung, wie sie auch nach schweren Hirnschädigungen auftritt. Auf Schmerzreize reagierte der komatöse Patient, der 1,1 Promille Alkohol im Blut hatte, nur noch teilweise. Seine Pupillen waren weit und starr. Immerhin funktionierten Atmung und Herz noch.

Die Untersuchungen auf der Notfallstation ergaben: nichts. Keinen Schlaganfall oder eine andere Hirnschädigung, keinen Infekt, keine Unterzuckerung, keine Schlafmittel-Überdosierung, keinen schweren epileptischen Anfall, kein Problem an den Nieren oder der Leber.

Anderen passierte es beim Essen: Kaum hatte die Turiner Familie, die von der Nonna schön angerichtete Pasta verzehrt, kollabierten die Großmutter und ihre Tochter. Beide lagen gelähmt auf dem Boden. Im US-amerikanischen Gaithersburg wiederum fand ein Verwandter seine sechs Angehörigen im Alter von 38 bis 80 Jahren völlig wirr vor, lachend und halluzinierend, zwei verloren das Bewusstsein. Etwa eine Stunde zuvor hatten sie einen Kartoffeleintopf verspeist, waren nun aber alle viel zu sehr durch den Wind, als dass jemand hätte erzählen können, wie er zubereitet worden war. Drogentests, Blutbild, ausführliche Laboranalysen – nichts davon brachte die Ärzte weiter, die die sechs Patienten im Krankenhaus behandelten.

In einer österreichischen Kantine sorgten Hirse-Karotten-Bällchen für ähnlich erstaunliche Wirkungen: Eine Person hörte nach dem Genuss des Vegi-Menüs Dinge, die sonst niemand hörte – Halluzinationen. In Slowenien waren 2003 gar 73 Menschen betroffen: Sie bekamen Herzrasen, hatten heiße rote Haut, konnten nicht mehr richtig sprechen, kein Wasser mehr lassen, bewegten sich unkoordiniert, torkelten, wussten nicht mehr, wo sie sich befanden oder wer sie waren. Alle hatten Buchweizenprodukte gegessen.

Das Problem waren natürlich weder die Kartoffeln noch der Buchweizen, das Bier oder die Pasta – das Problem war eine genügsame, sehr dekorative Pflanze, die fast weltweit verbreitet ist. Wächst sie in einem Buchweizen- oder Hirsefeld, kann sie versehentlich mit dem Getreide verarbeitet werden: der Stechapfel.

Alle Teile davon, am meisten aber seine Samen, enthalten giftige Alkaloide. Sie bringen das Nervensystem aus dem Gleichgewicht, was manche Menschen – wie der Biertrinker – nutzen, um sich zu berauschen.

Das ist keine gute Idee: Denn der Giftgehalt des Stechapfels ist kaum abschätzbar, er schwankt von Blatt zu Blatt, von Pflanze zu Pflanze und von Jahr zu Jahr. Seine Wirkung brachte Menschen schon dazu, auf viel befahrenen Straßen zu krabbeln, andere anzugreifen, oder versetzte sie in Angstzustände. Der Effekt setzt binnen einer Stunde ein und kann Tage anhalten, weil die Gifte auch den Darm lahmlegen können und so länger im Körper verweilen. Es gab Teenager, die mit der auch Engels- oder Teufelstrompete genannten Pflanze halluzinogenes Vergnügen suchten – und dabei starben.

Glücklicherweise gingen die oben erwähnten Vergiftungen aber alle glimpflich aus, die Patienten erholten sich vollständig.

Das Turiner Großmütterchen hielt die Pflanze übrigens für eine Art von Broccoli, pflanzte sie extra in ihrem Kräutergarten an – und garnierte damit die Pasta. Verschont blieb nur ein Onkel, der Gemüse verschmähte.

Sich das Leben versüßen

Wer statt süßer Naturprodukte jetzt lieber auf industriell Gefertigtes ausweicht, sei gewarnt. Das kann noch viel riskanter sein. Der Krankheitsfall einer 44-jährigen Frau beweist es.

Kaum morgens aufgestanden, verspürte die Frau heftigste Brustschmerzen und akute Luftnot. Ihre Angst war berechtigt. Denn das in der Notfallaufnahme aufgezeichnete EKG zeigte Kurven, die nichts Gutes erahnen ließen: Ihr Herz bekam zu wenig Sauerstoff. Sollte dieser Zustand anhalten, würde ein Teil ihres Herzmuskels absterben – Herzinfarkt.

Die Ursache dafür sind meist Gefäßverengungen in den Herzarterien. Deshalb rieten die Ärzte der Frau zur sofortigen Herzkatheter-Untersuchung, bei der zugleich etwaige Engstellen geweitet werden könnten. Doch bei dieser Untersuchung fanden sich weder Verengungen noch Blutgerinnsel, welche die Herzarterien verstopften.

Probehalber spritzten die Mediziner das gefäßweitende Nitroglycerin in die Herzarterien – und siehe da: Die Blutgefäße dehnten sich markant aus, sodass wieder mehr Blut zum Herzen floss. Die Patientin konnte aufatmen. Ihre krampfhaft verengten Herzarterien hatten sich wieder geöffnet.

Nur etwa 2 von 100 Patienten mit Herzangina leiden an dieser seltenen Form der Angina pectoris.

Am Vortag war es der Frau noch bestens gegangen. Warum aber hatten sich dann die Herzarterien dieser Patientin so bedrohlich zusammengezogen? Die Lösung des Rätsels: weil sie sich das Leben ein bisschen versüßen wollte. Mit einer Tüte Lakritze.

Die schwarze Leckerei enthält Süßholzwurzelextrakt, und dieser Saft hat schon mehr als einen Patienten in eine äußerst bedrohliche Situation gebracht: massive Kopfschmerzen, überschießender hoher Blutdruck mit Werten über 200, schwere Sehstörungen, Krampfanfälle, lebensgefährliche Herzrhythmusstörungen, Muskelschwäche, Zerfall von Muskelzellen, gelähmte Arme und Beine – das sind nur einige der Symptome, die der Wirkstoff Glycyrrhizin im Süßholzsaft verursachen kann, wenn die Dosis nur hoch genug oder der jeweilige Konsument speziell empfänglich dafür ist.

Bei einer 70-Jährigen war der Süßholz-haltige Kräutertee schuld daran, dass sie ohne Vorwarnung vornüberfiel und auf dem Boden aufschlug. Die Folge: ein Nasenbeinbruch und ein riesiger Bluterguss im total verschwollenen Gesicht. Die Frau hatte es gut machen wollen und den Rat ihres Arztes beherzigt, vor einer anstehenden Untersuchung viel zu trinken – nicht ahnend, dass ihr die etwa 15 Tassen Kräutertee täglich schwere Herzrhythmusstörungen bescheren würden.

Aus Glycyrrhizin wird im Körper eine Substanz freigesetzt, die verhindert, dass das körpereigene Hormon Cortisol abgebaut wird. Dies bewirkt, dass sich – nach hohen Dosen – im Körper die Konzentrationen von zwei lebenswichtigen Elementen drastisch verändern: Natrium und Kalium. Der Natriumspiegel steigt, der Kaliumspiegel sinkt. Das kann all die erwähnten Folgen nach sich ziehen, inklusive der Verkrampfung der Muskulatur von Blutgefäßen. Anfälliger dafür sind Frauen, Menschen mit einer bestimmten genetischen Veranlagung, ältere Personen, solche mit Bluthochdruck und jene mit Durchfall, weil dabei Kalium verlorengeht, was den Kaliumspiegel zusätzlich senkt.

Lakritze – auch in Form von Kaugummi – und Kräutertee verursachen aber nur sehr selten solche Vergiftungen. Denn beides enthält in der Regel bloß kleine Mengen des Wirkstoffs. Ratsam sind maximal 100 Milligramm Glycyrrhizin täglich. Das entspricht etwa 50 bis 100 Gramm Lakritze. Die 44-Jährige jedoch hatte 200 Gramm vernascht.

Häufiger dagegen sind Gycyrrhizin-Vergiftungen durch hochdosierte chinesische Kräutermixturen.

Oder sie sind selbstverschuldet. Zum Beispiel bei Menschen, die um jeden Preis abnehmen wollen und deshalb übermäßig viel vom abführend wirkenden Süßholzwurzelextrakt einnehmen. Eine 69-jährige Frau wurde zum Glycyrrhizin-Opfer, weil sie ihren Atem frischer machen wollte. Deshalb verzehrte sie täglich 30 bis 50 munderfrischende Pastillen. Die enthielten Ingwer, Zimt, verschiedene Kräuter und Süßholzextrakt. Das Ergebnis: Mit einem Bluthochdruck von 206 zu 90 (mm Hg) kam die Frau ins Spital.

Massensterben beim Raclette

Fondue oder Raclette – wer im Winter in der Schweiz von Freunden zum Essen eingeladen wird, hat gute Chancen, dass er eines dieser beiden Gerichte aufgetischt bekommt. Beides schmeckt vorzüglich. Vorausgesetzt, keiner der Anwesenden hat einen Vogel.

Es hätte ein gemütliches Raclette-Essen mit lieben Gästen werden sollen. Es wurde eine Katastrophe.

Die Gastgeberin, eine Vogelliebhaberin, hatte an jenem 28. Februar 1996 zwei Freundinnen eingeladen. In der großen Voliere in ihrer Berner Stadtwohnung zwitscherten 41 Vögel – hübsche bunte Gouldamadinen, Goldbrüstchen, Zebrafinken und weitere Gefiederte. Den kleinen Prachtfinken war sichtlich wohl in der Stube.

Das änderte sich schlagartig. Kaum hatten die Frauen die ersten Bissen getan, herrschte Unruhe im Vogelkäfig. Einige Tiere flatterten nervös, andere saßen still mit geöffneten Schnäbeln auf den Ästen – und stürzten dann jäh zu Boden. Tot. Binnen Kurzem verstarben 36 der 41 Vögel. Die Gäste waren entsetzt, die Gastgeberin am Boden zerstört.

Bei den kleinen Prachtfinken handelte es sich allerdings nicht um die ersten Opfer. Bereits im Januar 1968 berichteten Tierärzte der Universität Zürich über ähnlich mysteriöse Todesfälle. Damals ereilte das Schicksal zwei Wellensittiche und einen Finken. Sogar Papageien und – das wohl bisher größte publizierte derartige Massensterben – mehr als 1200 Hühner in einer Legebatterie kamen schon ums Leben, alle aus demselben Grund.

Den Tierpathologen, welche die verendeten Vögel jeweils untersuchten, bot sich das immer gleiche Bild: Akutes, schweres Lungenödem mit Entzündung, Blutungen im Gewebe und abnorme Blutfülle. Auch die Besitzer der Vögel schilderten den Ablauf stets ähnlich: nach Luft ringende Vögel, Benommenheit, Koordinationsstörungen, schließlich »terminale Zuckungen« und Ersticken. Ein furchtbar qualvoller Tod.

Sehr selten geraten die Vogelhalter selbst ebenfalls in Schwierigkeiten. In Rotterdam beispielsweise meldete sich eine 26-Jährige mit akuter Atemnot auf der Notfallstation. Sie hatte zu Hause Kartoffeln gekocht – woraufhin erst ihre beiden Papageien tot umfielen und eine halbe Stunde später sie selbst ein bedrohliches Engegefühl in der Brust verspürte: Lungenödem. Noch einen Monat später war ihre Lungenfunktion beeinträchtigt. Auch grippeähnliche Symptome mit Fieber, Trockenheit im Rachen und Atembeschwerden sind beim Menschen bekannt.

Alle diese Fälle hatten eines gemeinsam: Teflon. Im Fall der Berner Vogelhalterin waren es Raclette-Pfännchen, in der Legebatterie neue Wärmelampen mit Teflonbeschichtung, und bei der 26-Jährigen war ein kleines Teflonteil im Mikrowellen-Ofen geschmolzen. (Sie litt am sogenannten »Polymerrauchfieber«.) Auch auf dem Herd vergessene, mit Tee gefüllte Teflonpfannen haben schon Vögel umgebracht.

Was die Vogelhalter nicht wussten: Bei hohen Temperaturen zersetzt sich Teflon, das bei Chemikern »Polytetrafluorethylen« (PTFE) heißt. Dabei werden giftige Gase frei. Die Konzentration ist zwar niedrig, aber für Vögel genügt eine winzige Dosis. Denn ihre Lunge ist anders aufgebaut und viel anfälliger für Giftgase.

Im Vergleich zum Säugetier funktioniert der Gasaustausch hier deutlich effizienter. Erstens fließt die Luft beim Vogel nicht nur beim Einatmen in die Lungen, sondern ständig. So kann er etwa dreimal so viel Sauerstoff einatmen wie ein gleich großes Säugetier. Zweitens treten Gase bei ihm besser ins Blut über, weil die Barriere zwischen Lungenoberfläche und Blutkapillaren dünner ist; überdies ist die Vogellunge besser durchblutet. Und drittens ist die Aufnahmefläche für Sauerstoff – und damit auch für toxische Gase – beim Vogel fünf- bis zehnmal größer als beim Säugetier.

Deswegen reagieren Vögel auf giftige Gase sensibler als Mäuse, Meerschweinchen oder der Mensch – weshalb früher im Kohlebergbau Kanarienvögel als Warnsystem für tödliche Gase eingesetzt wurden. Im Golfkrieg dienten Wellensittiche ebenfalls als Frühwarnsystem.

Am besten ist es, Hausvögel aus allen Räumen zu entfernen, in denen Teflon erhitzt wird. Theoretisch könnten ihnen bei einer akuten Vergiftung sofort verabreichte frische Luft, Kortison, Flüssigkeit und Antibiotika vielleicht noch helfen. In der Praxis aber kommt meist jede Hilfe zu spät.

Denken & Fühlen

Manchmal braucht es nur ganz wenig, damit die Gedanken völlig durcheinandergeraten. Sogar winzigen Erregern kann es gelingen, das Kommando im Kopf zu übernehmen – und weder der Mensch noch seine Ärzte wissen dann, wie ihm geschieht.

Penicillin fürs Gedächtnis

Er war erst 42 Jahre alt, aber sein Erinnerungsvermögen ließ immer mehr nach. Er vergaß die Namen seiner Verwandten, konnte sich nicht mehr richtig konzentrieren und erinnerte sich oft nicht mehr daran, wo er Gegenstände abgelegt hatte. Er sprach auch nicht mehr so gut wie früher, weil die Worte nicht mehr heraussprudelten wie einst. Er wurde stiller, zog sich zurück und verlor seine Arbeitsstelle.

Sein Psychiater versuchte ihn mit Antidepressiva und anderen Psychopharmaka zu unterstützen. Er hielt das Ganze für eine Depression. Doch die Medikamente halfen kein bisschen. Wie auch.

MRI-Aufnahmen des Gehirns zeigten schließlich, dass in seinem Kleinhirn und im Bereich der Schläfen etwas nicht in Ordnung war.

Eines Tages drehten sich plötzlich der Kopf und die Augen

des Mannes unwillentlich nach links, während seine Muskeln auf der linken Körperseite zuckten – ein Krampfanfall. Vier Stunden später drei weitere, die seinen ganzen Körper erfassten. Das veranlasste die Ärzte, das Rückenmark des Patienten zu punktieren und die Hirnflüssigkeit zu untersuchen. Dort wurden sie endlich fündig …

Ein 35-Jähriger in den USA hatte weniger Glück. Bei ihm ging es auf einen Schlag los: heftigste Kopfschmerzen, teilweise Lähmung der linken Körperseite, herabhängender Mundwinkel rechts, verwaschene Sprache. Dass der Mann einen Schlaganfall hatte, hätten wohl auch die meisten Laien erkannt. Als er eine Stunde später in der Notfallambulanz eines Krankenhauses untersucht wurde, verhießen die MRI-Bilder seines Hirns nichts Gutes. Verschiedene Hirnareale waren geschädigt, weil sie ungenügend durchblutet wurden. Der Grund: Mehrere Arterien waren durch ein Blutgerinnsel verschlossen.

Sofort holten die Ärzte das Gerinnsel heraus. Aber die Behandlung kam zu spät, obwohl sich die Lage zunächst stabilisierte – allerdings nur für Stunden. Dann fiel der Patient ins Koma. Wieder verstopfte ein Gerinnsel die Arterien. Diesmal gelang es den Ärzten nicht, es herauszuholen. Also setzten sie kleine, röhrenförmige Gitterchen (Stents) ein, um die Arterien offen zu halten. Doch es kam zu Komplikationen. Die nächsten MRI-Untersuchungen zeigten schwerste Hirnschäden. Keinen halben Tag später war der 35-Jährige tot.

Schuld daran war letztlich wohl eine sexuelle Begegnung, die mindestens ein Jahr, möglicherweise aber auch schon zehn Jahre zurücklag.

Das offenbarte sich aber erst durch die Autopsie. Dort sahen die Pathologen, dass die Arterien im Hirn des Patienten entzündet waren. Diese Entzündung hatte die Gerinnselbildung bewirkt. Verantwortlich dafür waren korkenzieherartig gewundene, bis zu 15 Mikrometer lange Bakterien namens *Treponema pallidum*, die Erreger der Syphilis. Daran hatte der Mann gelitten, offenbar ohne es zu wissen.

Treponema pallidum wird meist beim Sex übertragen, selten auch durch Blut.

Nach rund drei Wochen entsteht dort, wo die Bakterien in die Haut eingedrungen sind, ein schmerzloses, kleines Geschwür, das erstens ansteckend ist und zweitens unbehandelt nach ca. zwei bis drei Wochen von allein wieder abheilt. Damit ist die Infektion aber keineswegs ausgestanden. Denn die Erreger verbreiten sich etwa 9 bis 12 Wochen nach der Infektion via Blutkreislauf im Körper. Die Folgen dieser sogenannten sekundären Syphilis: leichtes Fieber, Halsweh, Kopfweh, Muskelschmerzen, auch Organerkrankungen wie zum Beispiel Hepatitis, vor allem aber ein Hautausschlag. Er kann vielen anderen Hauterkrankungen täuschend ähnlich sehen. Ohne Behandlung verschwinden auch diese Beschwerden nach Wochen bis Monaten. Und wenn der Patient Glück hat, war es das.

Etwa ein Drittel der Infizierten aber schlägt sich weiter mit *Treponema pallidum* herum. Bei ihnen kommt es nach Jahren oder sogar Jahrzehnten zur dritten Phase, der tertiären Syphilis. Nun setzt die Erkrankung schwere Schäden an Blutgefäßen, an Herzklappen, an Knochen, Haut, am Gehirn oder an Nerven.

Letzteres, die sogenannte Neurosyphilis, bricht bei fünf bis zehn Prozent der unbehandelten Patienten aus. Sie kann sich ganz unterschiedlich äußern: mit Kopfschmerzen, scharfen, einschießenden Schmerzen, Gangunsicherheit, Augenmuskellähmungen, Persönlichkeitsveränderungen, Hörverlust, als Schlaganfall, Epilepsie oder mit anderen neurologischen Problemen.

Die Mediziner unterscheiden vier Formen der Neurosyphilis. Eine davon ist die »meningovaskuläre Neurosyphilis«, bei der sich typischerweise die mittelgroßen Arterien an der Hirnbasis entzünden wie bei dem 35-Jährigen. Sie bricht meist fünf bis zehn Jahre nach der Ansteckung aus.

Ende des 19. Jahrhunderts waren die »Irrenanstalten« voll mit Männern, die Neurosyphilis hatten; im deutschsprachigen Raum sollen etwa 45 Prozent der männlichen Insassen daran gelitten haben. 1909 entwickelte der frischgebackene deutsche Nobelpreisträger Paul Ehrlich das Salvarsan, eine Arsen-haltige Verbindung, die gegen diese Geißel wirkte. 1927 erhielt der Österreicher Julius Wagner Ritter von Jauregg den Nobelpreis in Medizin für die Entdeckung einer Malaria-Therapie. Dabei wurden die Neurosyphilitiker absichtlich mit Malaria-Erregern infiziert, damit sie hohes Fieber bekamen, denn die Treponemen sterben bei Temperaturen über 41 Grad Celsius ab.

Doch erst mit der Entdeckung des Penicillins durch Alexander Fleming – der dafür 1945 den Nobelpreis bekam – sanken die Infektionsraten drastisch. Auch heute noch wird die Syphilis mit Penicillin behandelt.

Der 42-jährige Patient mit dem schlechten Gedächtnis und den Krampfanfällen bekam es 14 Tage lang, nachdem Labortests gezeigt hatten, dass sein Hirnwasser Antikörper gegen *Treponema pallidum* enthielt. Dank dieser Therapie waren die epileptischen Anfälle fortan passé. Der Mann gewann seine geistigen Funktionen zurück – bei tertiärer Syphilis keine Selbstverständlichkeit. Und er fand sogar wieder Arbeit.

Darm an Hirn

Manche Patienten erwecken den Eindruck, als sei mit ihrem Gehirn etwas nicht in Ordnung. In Wahrheit liegt das Problem jedoch mehrere Etagen tiefer. Aber darauf muss man erst einmal kommen.

Mit Medikamenten waren die epileptischen Anfälle des kleinen Jungen nicht in den Griff zu bekommen. Jeden zweiten bis dritten Tag verdrehte der Vierjährige plötzlich die Augen, bekam Sehstörungen und war nicht mehr richtig bei Bewusstsein. Oft dauerten diese Anfälle über eine halbe Stunde, häufig erbrach das Kind am Ende. Oder der Anfall führte zuletzt zu unkontrollierten Muskelzuckungen am ganzen Körper. Verschiedene Medikamente hatten es lediglich geschafft, die Anzahl der Anfälle etwas zu reduzieren.

Untersuchungen im Computertomografen, das Aufzeichnen der Hirnströme und ein MRI ergaben, dass die epileptischen Anfälle bei diesem Knaben vom Kleinhirn im Hinterkopf ausgingen. Wieso, blieb ein Rätsel – bis bei einer Folgeuntersuchung ein Jahr später jemand nach der Verdauung des kleinen Patienten fragte.

Er gedieh zwar gut, trotzdem hatte er seit mehreren Jahren immer wieder Durchfälle mit aufgeblähtem Bauch und wässrigem Stuhlgang.

Das war der entscheidende Hinweis.

Auch ein 32-jähriger Patient berichtete dem Arzt von solchen Verdauungsbeschwerden. Er hatte im Verlauf der letzten zwölf Monate über 27 Kilo Gewicht abgenommen, was er auf die Durchfälle zurückführte.

Zum Arzt geführt hatte ihn aber etwas ganz anderes: Seit einem Jahr nämlich litt der Mann an Gleichgewichtsstörungen. In der Woche zuvor hatten sie sich deutlich verschlimmert, außerdem zitterten nun auch seine Hände, und er konnte nicht mehr richtig laufen. Sein Gang war breitbeinig, seine rechte Fußspitze kippte ständig unwillkürlich nach unten, seine rechte Großzehe indes stand nach oben.

Auf den MRI-Bildern seines Gehirns fielen den Radiologen Veränderungen an Nervenbahnen auf, die von der Großhirnrinde hinab ins Rückenmark ziehen und die für das Bewegen der Extremitäten zuständig sind. Für eine Infektion des Gehirns fanden die Ärzte keinen Anhaltspunkt. Die typischen

Verdächtigen, zum Beispiel Herpesviren oder Syphilis-Erreger, schieden nach den serologischen Untersuchungen aus. Hingegen waren in der Hirnflüssigkeit des Patienten sogenannte »oligoklonale Banden« nachweisbar. Dabei handelt es sich um Antikörper, die in der Hirnflüssigkeit, nicht aber im Blut zu finden sind – ein Hinweis darauf, dass im Gehirn eine Immunreaktion stattfindet, verursacht zum Beispiel durch eine Autoimmunerkrankung wie die Multiple Sklerose.

Der Grund für die Probleme sowohl des Mannes als auch des Kindes lag aber tiefer. Bei beiden zeigte nämlich eine Gewebeprobe aus dem Dünndarm charakteristische Veränderungen: Die feinen Darmzotten waren weitgehend zerstört. Schuld daran waren Antikörper im Blut, die sich gegen die Darmschleimhaut richteten. Die Diagnose lautete: Zöliakie.

Beschrieben wurde diese Erkrankung schon 100 Jahre v. Chr. vom griechischen Arzt Aretaios.

Bei dieser – etwa zur Hälfte genetisch bedingten – Erkrankung setzt der Kontakt mit Gluten im Essen eine Kaskade im Darm in Gang. Als Gluten werden verschiedene Eiweißstoffe bezeichnet, die in gängigen Getreidesorten wie zum Beispiel Weizen, Roggen oder Dinkel vorkommen. Vielen industriell hergestellten Lebensmitteln wird heute ebenfalls Gluten beigefügt.

Bei der Zöliakie greift das Immunsystem die Darmschleimhaut an und schädigt sie schwer. Typische Folgen sind Bauchschmerzen, Durchfälle und Blutarmut infolge Eisenmangels. So lehrbuchmäßig präsentiert sich allerdings nur eine Minderheit der Patienten beim Arzt. Auf eine Person, bei der die Zöliakie erkannt wird, kommen schätzungsweise vier bis sieben, die nicht wissen, dass sie daran leiden.

Die Mehrheit hat nämlich eine »stille« Zöliakie mit wenigen Symptomen, hinter denen oft lange niemand das Gluten vermutet. Müdigkeit, Osteoporose, Unfruchtbarkeit, selbst Verstopfung können Anzeichen dieser Erkrankung sein.

Groben Schätzungen zufolge zieht diese Autoimmunerkrankung bei 10 bis 22 Prozent der Zöliakie-Patienten die Nerven in Mitleidenschaft. Unkontrollierte Bewegungen, Probleme, die vom Kleinhirn ausgehen, Epilepsie, Empfindungsstörungen, aber auch migräneartige Kopfschmerzen und anderes mehr können dadurch hervorgerufen werden – wobei nicht immer ganz sicher ist, ob wirklich die Zöliakie verantwortlich dafür ist, oder ob da zufällig zwei verschiedene Erkrankungen in einem Patienten zusammentreffen.

Im Fall des vierjährigen Knaben sprach aber einiges dafür, dass das Gluten alles ausgelöst hatte. Keine zwei Wochen nachdem er glutenfrei ernährt wurde, stoppten nämlich seine epileptischen Anfälle und kamen seither nie wieder, auch nicht, als die Ärzte nach einigen Monaten seine anti-epileptischen Medikamente absetzten. Einmal allerdings erlitt das Kind einen Rückfall. Weil es Mühe hatte, sich zu konzentrieren, bekam es Methylphenidat, einen Wirkstoff, den viele Laien unter dem Markennamen Ritalin kennen. Wie sich nachher herausstellte, enthielt das Arzneimittel als Beigabe Gluten, worauf die epileptischen Anfälle erneut einsetzten – und prompt wieder stoppten, als das Medikament abgesetzt wurde.

Und auch bei dem 32-jährigen Patienten besserten sich die Beschwerden, als er auf glutenfreie Ernährung umstellte. Knapp zwei Jahre später zeigten die MRI-Bilder keine Auffälligkeiten mehr.

So schnell wie bei diesen beiden Patienten geht es aber längst nicht immer mit der Diagnose. Eine 33-jährige Frau in Italien etwa wurde vier Jahre lang wegen ihrer – vermeintlichen – Schizophrenie erfolglos mit Medikamenten behandelt. Wegen Durchfällen, Gewichtsabnahme bis auf 38 Kilo, Eisenmangel und ausbleibender Menstruation untersuchten die Ärzte schließlich eine Gewebeprobe ihrer Dünndarmschleimhaut. Diagnose: Zöliakie.

Kaum verzichtete die Frau auf glutenhaltige Speisen, verschwanden binnen weniger Tage ihre jahrelangen psychiatrischen Probleme. Nach einem halben Jahr wog sie 50 Kilo, alle Blutwerte waren okay, und auch die krankhafte Minderdurchblutung in einem Teil ihres Gehirns, die mit einer speziellen Untersuchung zuvor erkennbar gewesen war, hatte sich normalisiert.

Manchmal allerdings bessern sich die neurologischen Beschwerden trotz glutenfreier Diät nur wenig. Möglicherweise, spekulieren die Mediziner, gibt es ein Zeitfenster, in dem eine Heilung noch möglich ist.

Wie die verschiedensten Nervenschäden zustande kommen, ist nicht geklärt. Eine frühere Hypothese war, dass die Durchfälle dazu führen, dass der Körper zu wenig Vitamine oder Spurenelemente aufnimmt. Manche davon, etwa Folsäure oder Pyridoxin (Vitamin B6), sind für die Nervenfunktion besonders wichtig. Bei der Mehrzahl der Patienten mit Zöliakie und Nervenschäden liegt aber kein Mangel vor.

Auch der vierjährige Patient hatte zwar einen zu tiefen Folsäurespiegel. Allerdings besserte sich die Epilepsie bei ihm, noch bevor er Folsäure erhielt – was gegen die Mangel-Hypothese spricht. Vermutlich verursacht die Zöliakie bei manchen Patienten eine Autoimmunreaktion im Gehirn, die sich in den verschiedensten Symptomen äußern kann. Noch schwieriger wird die Diagnose, weil die Betroffenen von Seiten des Darms oft kaum Beschwerden haben.

Zu den rund ein Prozent der Bevölkerung mit Zöliakie kommen laut unterschiedlichen Schätzungen noch 0,5 bis 6 Prozent »glutensensitive« Menschen. Bei ihnen sind weder im Blut noch bei der mikroskopischen Untersuchung des Dünndarms die charakteristischen Anzeichen für Zöliakie nachweisbar. Sie reagieren aber trotzdem auf Gluten. Auch unter ihnen gibt es welche, die als geistig verwirrt gelten – bis sie versuchsweise

Gluten meiden und auf wundersame Weise genesen. (Wer dazu mehr wissen will, sei auf die Neuauflage des ersten Bands »Das Mädchen mit den zwei Blutgruppen« verwiesen, Bastei Lübbe TB, 2018.)

Die dicke Frau

Kann es sein, dass jemand einen über 60 Kilogramm schweren Tumor im Bauch trägt, zu dem psychische Gründe beigetragen haben? Die Antwort lautet: »Ja!«

Sie hatte Angst vor Ärzten. Und sie war dick. »Adipositas Grad III«, also starke Fettleibigkeit, stand in ihrer Krankengeschichte. Die 50-jährige Frau wog 151 Kilo, bei einer Körpergröße von 171 Zentimetern. Seit 1999 habe sie immer mehr Gewicht zugelegt, alle Versuche, abzunehmen, seien vergeblich gewesen, berichtete die Patientin. Irgendwann hatte sie sich in ihr – vermeintliches – Schicksal als Übergewichtige gefügt.

Seit Längerem hatte sie nun offene Beine. Die Geschwüre an beiden Unterschenkeln wollten nicht abheilen. Nach langem Zögern willigte die Frau schließlich ein, sich im Krankenhaus behandeln zu lassen.

Als die Ärzte am Kantonsspital Graubünden sie untersuchten, fiel ihnen auf, dass ihr Gesicht und ihre Arme nicht zu ihrem Bauch passten. Der Bauch war riesig und prall, ihr Gesicht und ihre Arme aber schlank. Bei derart viel Übergewicht wäre zu erwarten gewesen, dass das Fett auch dort verteilt ist.

Die Ultraschallbilder des Bauchs zeigten jedoch etwas ganz anderes als Fett: Flüssigkeit. Auf den Aufnahmen im Computertomografen war das noch genauer zu sehen: Ihren dicken Bauch »verdankte« die 50-Jährige einer flüssigkeitsgefüllten Zyste, die die Organe im Bauch beiseitegedrängt hatte. Weil diese Zyste auch die große Körpervene komprimierte, staute sich das Blut zurück in die Beine. Das erklärte erstens die geschwollenen Beine der Patientin und zweitens ihre offenen Beine. Stehen die Venen nämlich über lange Zeit unter erhöhtem Druck, kommt es zu Entzündungsreaktionen, die wiederum die Haut verändern und schlussendlich zu chronischen Geschwüren führen können.

Die Chirurgen waren in diesem Fall ein Segen. Sie erleichterten die Patientin massiv. Bei der Operation entfernten sie zwei riesige Zysten, die in ihrem Bauch über Jahre hinweg langsam gewachsen waren. Die kleinere, »nur« 4,4 Kilo schwere Zyste hatte sich am linken Eierstock gebildet, die größere wog 49,4 Kilo und ging vom rechten Eierstock aus. So schnell wie hier sank kaum je ein Body-Mass-Index: Vor der Operation betrug er fast 52, nachher etwa 33. (Als normal gilt ein BMI zwischen 18,5 und 24,9 kg/m^2.)

Zysten sind gutartige, mit Flüssigkeit oder Schleim gefüllte »Ballons« im Gewebe, die nur eine dünne Ummantelung besitzen. Sie können überall im Körper vorkommen. Weil sie meist langsam wachsen, passen sich die anderen Organe in der Regel an. Die betroffenen Frauen haben deshalb oft wenige Symptome; häufig werden Zysten nur zufällig entdeckt. Größere Zysten verursachen aber durchaus Probleme, zum Beispiel diffuse Bauchschmerzen oder Nierenstauungen.

Den Rekord hält die Patientin in der Schweiz dennoch nicht. Bei einer 24-Jährigen in Belgien wog ein 50 x 40 Zentimeter großes Exemplar ganze 59 Kilo. Sie konnte deshalb nicht mehr laufen und litt an Atemnot. Wegen familiärer Probleme lebte die junge Frau sozial isoliert und hatte deshalb auch lange keinen Arzt aufgesucht.

Bei einer 22-Jährigen in Mexiko wiederum holten Chirurgen im Dezember 1988 eine rund 70 Kilo schwere Zyste heraus. Wegen des riesigen, schweren Bauchs, der damit verbundenen

Erschöpfung und dem Muskelverlust konnte die junge Frau beim Gehen das Gleichgewicht nicht mehr halten. Ab dem Alter von 16 Jahren hatte sie bemerkt, dass ihr Bauch immer dicker wurde. Dass sie nicht früher bei einem Arzt erschien, lag an psychischen Problemen. Sie war vernachlässigt, hatte niemanden, der sich um sie kümmerte, und lebte ohne Eltern. Vier Brüder waren gestorben.

Im japanischen Kashihara kam eine 34-Jährige mit einem dermaßen großen Bauch in die Uniklinik, dass es unmöglich war, vor der Operation ein Computertomogramm anzufertigen – die Kranke passte nicht in die Röhre. Gehen konnte sie auch nicht mehr. Das Foto dieser Patientin ist eindrücklich: eine zierliche Frau mit einem riesigen, prall gespannten Bauch, der vom Umfang her an einen großen Gymnastikball erinnert.

Um Komplikationen vorzubeugen, punktierten die Ärzte die Zyste dieser Patientin vor dem operativen Eingriff durch die Bauchwand hindurch. Dabei holten sie 85 Liter Flüssigkeit heraus. Doch auch das bricht noch nicht alle Rekorde: Die allergrößten Eierstockzysten wurden 1905 bei einer Patientin in den USA entfernt. Sie wogen fast 149 Kilo!

Süchtig nach Sex

Nicht schon wieder eine unappetitliche Geschichte, werden manche von Ihnen beim Lesen des folgenden Fallberichts wohl denken. Warten Sie bitte ab. Die Sache ist nämlich ganz anders, als es zunächst den Anschein hat.

Man mag sich nicht vorstellen, was in einer Familie los ist, wenn die Söhne den eigenen Vater beim Sex mit dem Hund erwischen. Genau dies jedoch passierte dem 62-Jährigen: Er wurde in flagranti mit der Hündin ertappt.

Gut drei Monate zuvor hatte der verwitwete Mann seiner Enkeltochter sexuelle Avancen gemacht und damit schon die Familie in Aufruhr versetzt. Nun war der Familienhund zu seinem Opfer geworden. Früher war er ein ruhiger, ausgeglichener Mensch. Was war nur in ihn gefahren?

Das fragte sich auch die Ehefrau eines 67-Jährigen. Ihr Ehemann sei immer sehr schüchtern und zurückhaltend gewesen, berichtete sie den Ärzten. Nun aber verlange er täglich Sex von ihr, rede dabei obszön daher und habe plötzlich eine starke Vorliebe für Analverkehr – Neigungen, die in den bisher 40 gemeinsamen Ehejahren nie ein Thema waren.

Andere männliche Patienten verstörten ihre Angehörigen, weil sie auf einmal Frauenkleider tragen wollten, täglich stundenlang Porno-Websiten betrachteten, plötzlich fremd gingen oder sogar wegen sexueller Belästigung vor Gericht kamen. Das war aber noch nicht alles.

In manchen Fällen entwickelten diese Männer zusätzlich Obsessionen: Ein 29-Jähriger etwa konnte kaum noch aufhören, den Garten zu jäten. Außerdem spielte er bis zu sechs Stunden täglich Playstation. Ein anderer begann, wie besessen zu golfen.

Manchmal ging es auch nicht um Sex. Ein Hobbymusiker etwa wollte unablässig trommeln. Er kaufte sich teure Percussion-Instrumente und brachte sich vor lauter Trommeln sowohl um den Schlaf als auch um seine sozialen Kontakte. Andere bekamen Essanfälle, sammelten kaputte Rasenmäher oder anderes Unnützes, shoppten unablässig und verschuldeten sich hoch oder begannen mit 70 Jahren, Kokain zu konsumieren.

Ein 62-jähriger ehemaliger Lehrer geriet in den Sog des Glücksspiels. Sein Leben lang hatte er nie diesem Laster gefrönt. Nun aber begann er sogar zu stehlen und zu lügen, nur um an Geld zu kommen, das er – überzeugt zu gewinnen – auf Pferde und Fußballresultate verwettete oder in Glücksspielautomaten investierte. Er verlor dabei nicht nur umgerechnet über

57.000 Euro, sondern verspielte auch sein Ansehen in der Familie. Seine Söhne hassten ihn zwischenzeitlich regelrecht.

Dabei konnte der Mann gar nichts dafür.

Schuld war nämlich die medizinische Therapie. Er – wie auch alle anderen hier erwähnten Patienten – nahm bestimmte Medikamente ein, die im Gehirn ähnlich wirken wie der Nervenbotenstoff Dopamin. Solche Wirkstoffe verordnen Ärzte zum Beispiel gegen ruhelose Beine oder gegen die »Zitterkrankheit« Parkinson. Der Grund für die Symptome bei Parkinson ist ein Mangel an Dopamin in einer bestimmten Region des Gehirns.

Dopamin – ein Nervenbotenstoff, mit dem wir die Welt erobern. Er löst Glücksgefühle aus und bringt uns zum Beispiel dazu, den Nervenkitzel zu suchen. Und er kann ein suchtähnliches Verhalten hervorrufen. Solange das Gleichgewicht der verschiedenen Nervenbotenstoffe im Hirn stimmt, sorgen die Gegenspieler des Dopamins normalerweise dafür, dass wir es nicht zu toll treiben.

Etwa ein bis zehn Prozent der Patienten mit Parkinson bekommen durch die Therapie mit sogenannten Dopaminagonisten (DA) bizarre Anwandlungen, von denen sie nicht lassen können. Wie diese Nebenwirkung genau zustande kommt, ist unbekannt. Manchmal liegt es daran, dass der Patient eigenmächtig die Dosis erhöht. Einige wenige Betroffene scheinen vorgängig schon gewisse Neigungen oder psychische Auffälligkeiten gehabt zu haben, wie etwa der 33-Jährige, der unter der Behandlung rund 50 Katzen adoptierte und diese, einem Impuls folgend, tötete – ohne Reue zu empfinden.

Meist legt sich das verstörende Verhalten wieder, wenn das Medikament reduziert oder abgesetzt wird. Im Rückblick sind viele Betroffene dann genauso erschüttert über sich selbst wie ihre Angehörigen.

Sex & Verhütung

Dass gutgemeinte Therapien die Patienten in wilde sexuelle Abenteuer stürzen können, ist nach dem vorherigen Kapitel allen klar. Rund um den Geschlechtsverkehr gibt es aber Weiteres, auf das zu achten ist. Das fängt schon bei der Verhütung an – und endet beim Wildbret.

Pariser auf Wanderschaft

Husten, Auswurf, Fieber – seit sechs Monaten ging das nun schon so. Die 27-jährige Inderin war ratlos. Alle Blutwerte waren in Ordnung. Und im Auswurf fanden die Mikrobiologen auch keine Erreger, die hätten schuld sein können an ihrer Erkrankung. Dennoch verordneten ihr mehrere Ärzte versuchsweise Antibiotika, sogar eine viermonatige Behandlung gegen Tuberkulose ließen sie ihr angedeihen. Aber es besserte sich trotzdem nicht. Im Oberlappen der rechten Lunge spielte sich irgendetwas ab, das zeigten die Verschattungen auf mehreren Röntgenbildern, die von Mal zu Mal stärker wurden. Schließlich suchte die junge Lehrerin Hilfe in einer Klinik in Neu-Delhi.

Die Ärzte dort schlugen ihr eine Lungenspiegelung vor – und fanden die Ursache für die Beschwerden: Etwas Gummiartiges ragte aus dem Bronchus, in dem normalerweise Luft in und aus dem rechten Oberlappen strömt. So etwas hatten die Mediziner noch nie gesehen …

Ähnlich große Augen machten auch Chirurgen an einem Gesundheitszentrum in Kamerun, bei denen eine 26-Jährige mit Bauchweh vorstellig wurde. Sie war gekommen, weil sie seit einer Woche zunehmend stärkere Unterbauchschmerzen hatte, die sich immer mehr nach rechts unten verlagerten. Übelkeit und Appetitlosigkeit kamen hinzu. Die Ärzte hielten eine Blinddarmentzündung für wahrscheinlich, und damit lagen sie richtig. In einer Operation entfernten sie den etwa fingerlangen entzündeten Wurmfortsatz. Eigentlich wäre die Sache damit erledigt gewesen. Aber dieser Wurmfortsatz fühlte sich komisch an.

Deshalb schnitten die Chirurgen das kleine Teil der Länge nach auf – und staunten nicht schlecht: Etwas Gummiartiges kam zum Vorschein. Nun war klar, weshalb sich der Wurmfortsatz, der umgangssprachlich »Blinddarm« genannt wird, entzündet hatte.

Die Appendix vermiformis, wie der Wurmfortsatz unter Medizinern heißt, liegt am Anfang des Dickdarms. Sie kann infolge von Infektionen schmerzen, zum Beispiel, wenn sich Kot darin ansammelt und sich der Wurmfortsatz entzündet. Sehr selten entzündet er sich auch, weil irgendein verschluckter Fremdkörper ausgerechnet im Wurmfortsatz landet und nicht mehr herausfindet. Schätzungen zufolge wird etwa eine von 20.000 bis 200.000 Blinddarmentzündungen durch einen solchen Gegenstand verursacht, der in das Innere gelangt. (Die Entzündung muss aber nicht sofort einsetzen: Im Extremfall kann es 15 Jahre dauern – wie ein Patient erfuhr, der ein Stückchen Knochen verschluckt hatte …) Nadeln, Schrauben, Schlüssel, Gallensteine, Zungenpiercings, Zähne, Eierschalen und anderes mehr haben Chirurgen schon in Wurmfortsätzen gefunden.

Die junge Patientin auf dem Operationstisch aber hatte das Seltene vom Seltenen in ihrer Appendix.

Nach der Operation mit dem ungewöhnlichen Fund konfrontiert, erinnerte sie sich: Ja, sie habe Sex gehabt mit ihrem Freund, 14 Tage bevor die Bauchschmerzen begonnen hätten. Dabei hätte sich das Kondom gelöst, das sie versehentlich verschluckt habe, berichtete sie. Weil sie aber Stücke davon fünf Tage später im WC entdeckte, nahm die Patientin an, dass sie das Kondom ausgeschieden habe. Deshalb sah sie auch keine Veranlassung, den Ärzten von der kleinen Episode zu berichten.

Und auch die Patientin in Neu-Delhi hatte ein Kondom intus – versehentlich inhaliert beim oralen Sex. Es hatte sich genau in einem Moment gelöst, als die Patientin niesen oder husten musste. So war der Gummi bei ihr in die Luftwege geraten. Weder sie noch ihr Ehemann hatten den Ärzten gegenüber etwas erwähnt, sei es aus Scham oder weil sie keinen Zusammenhang mit der Erkrankung vermuteten.

Nachdem die Mediziner das Kondom mit einer kleinen Zange aus der Lunge entfernt hatten, genas die Patientin auf wunderbare Weise.

Ein heißer Nachmittag

Der Orgasmus wird auch als »kleiner Tod« bezeichnet. Wer wissen will, wie man dem eigentlichen Tod dabei vorbeugen kann, erfährt hier mehr. So viel vorweg: Der Tod beim Sex ist selten. Am rechtsmedizinischen Institut der Universität Frankfurt am Main waren unter 38.000 Autopsien in 40 Jahren nur 99 Fälle von »natürlichem« Tod bei dieser Aktivität (der älteste Mann war 92 Jahre). Die Dunkelziffer liegt aber vermutlich höher, denn nicht jede Partnerin möchte dem Arzt bei der Leichenschau auch noch das Intimleben offenlegen.

Wenn man überhaupt von »Gefährdung« beim Geschlechtsverkehr sprechen will, sind Männer eindeutig die größeren Risikokandidaten als Frauen. Das Verhältnis beträgt etwa 12:1. Die typische Konstellation ist: hohe Erregung bei der Geliebten, im Bordell oder bei der Selbstbefriedigung, Übergewicht, keine regelmäßige sportliche Betätigung – und dann Herzinfarkt oder fatale innere Blutung, weil eine Arterie platzt.

Einen lehrreichen, nicht geschlechtertypischen Fall vermeldeten Mediziner in Israel. Dort raste ein Auto zu einem Krankenhaus, der Fahrer lud eine Frau aus und brauste davon. Tun konnten die Ärzte nichts mehr für die 46-Jährige, sie war tot. Ihr Body-Mass-Index betrug 32, sie war also stark übergewichtig, und sie wurde zu Lebzeiten wegen Bluthochdrucks behandelt. Bei der Autopsie kam zutage, dass ihr Herz infolge des Bluthochdrucks vergrößert war und drei Herzarterien durch Ablagerungen verengt waren. Die Todesursache lautete »akutes Herzversagen«, wie die Rechtsmediziner feststellten.

Wie es dazu gekommen war, fand die Polizei heraus, nachdem sie den flüchtigen Fahrer ausfindig gemacht hatte. Sowohl er als auch die Verstorbene waren verheiratet, aber nicht miteinander. Seit mehreren Jahren hatten sie sich zweimal monatlich in seinem Mittelklassewagen getroffen. So auch an diesem Tag. Es war ein heißer Sommernachmittag gewesen, das Auto stand im prallen Sonnenlicht. Weil der Mann anschließend noch seine Ehefrau abholen musste, sollte alles rasch gehen. Noch während des Vorspiels habe die Geliebte Luftnot bekommen, gab der Mann zu Protokoll.

Die Rechtsmediziner wiesen auf die Umstände hin, die das Drama begünstigten: die Hitze im Auto, das isolierend wirkende Körperfett, das die Abkühlung erschwerte, die vorbestehende Herzschwäche, die das Aufheizen des Körpers zusätzlich begünstigte, die erhöhte körperliche Belastung, noch dazu auf engem Raum, die Erregung in Kombination mit dem psychischen Stress wegen der gebotenen Eile und der Heimlichkeit – nur damit Sie die Risikofaktoren kennen …

Kein leuchtendes Beispiel

Eiskalt, leicht taub fühlte sich sein linker Unterschenkel an. Deshalb begab sich der 42-jährige Mann auf die Notfallstation. Von der Leiste bis hinab in die Fußspitze war an seinem linken Bein kein Puls zu spüren, und die mit Kontrastmittel angefertigten Röntgenaufnahmen der Beinarterien bestätigten den Verdacht der Ärzte: Das linke Bein des Mannes war nicht mehr durchblutet. Wenn dieser Zustand länger anhielte, würde sein Bein absterben. Eile war geboten. Die Ärzte vermuteten, dass ein Blutgerinnsel die Beinarterie verstopfte. Dieses Gerinnsel wollten sie mit einem Medikament auflösen, das die Blutgerinnung hemmt. Doch anstatt dem Patienten zu helfen, wurde dadurch alles noch schlimmer: Eine Stunde später blutete er stark aus der Blase.

Sofort stoppten die Mediziner die Blutverdünnung und versuchten, das Gerinnsel mittels Ballonkatheter aus der Beinarterie herauszuholen. Vorbeugend, damit der Patient nicht weitere Blutgerinnsel bildete, bekam er blutverdünnendes Heparin. Das aber haute ihn vollends um: Er blutete jetzt derart massiv aus der Blase, dass er in den Schockzustand fiel. Rund zwei Liter Blut, schätzten die Ärzte, hatte er bereits verloren, bis ein eiligst verabreichtes Gegenmittel die Blutung aus der Harnblase endlich zum Stillstand brachte.

Wieso blutete der Mann aus der Blase? Schuld daran könnte ein bösartiger Tumor in dem Organ sein, mutmaßten die Doktoren, orderten CT-Aufnahmen – und die Überraschung war perfekt: Auf den Bildern war ein schlauchförmiges Gebilde zu sehen, das die Harnblase des Patienten umschlang und mit seiner Spitze ganz nahe an der linken Beinarterie lag. Was war das bloß?

Schließlich eröffnete die Ehefrau des Patienten den Ärzten, was geschehen war: Vier Monate zuvor hatte ihr Mann an einer

Party ein leuchtendes Armband in die Harnröhre seines Penis geschoben. Es verschwand auf Nimmerwiedersehen. Zweimal hatte er in der Folge schon Blut im Urin, weshalb sein Hausarzt ihn antibiotisch behandelte – nicht ahnend, dass sich hinter dem Leiden ein fluoreszierendes Armband verbarg.

Nun wussten die Chirurgen, wie sie dem Mann helfen konnten: Sie suchten (und fanden) das Armband, das von innen nach außen durch die Blasenwand »gewandert« war, die linke Beinarterie verletzt und so das Gerinnsel verursacht hatte. Weil sich zwischen Blase und Arterie eine Passage gebildet hatte, blutete es aus der Beinarterie in die Harnblase.

Einmal entdeckt, ließ sich das Armband leicht entfernen (es leuchtete übrigens nicht mehr). Der Patient erholte sich ohne Komplikationen von dem Eingriff.

Sein Krankheitsfall ist insofern typisch, als die beschämten Männer ihrem Arzt meist nichts von dem Fremdkörper im Penis erzählen. In tragischen Fällen wie diesem kommt es aber doch heraus: Nadeln, Stifte, Gurken, Tierknochen, Klebstoff, Kokain und anderes mehr, das meist der sexuellen Freude dienen soll, haben Ärzte schon aus männlichen Harnröhren und -blasen geholt.

Manchmal jedoch ist die Diagnose mit einem Blick zu stellen, so wie bei einem 53-Jährigen, der kein Wasser mehr lassen konnte. Aus seiner Harnröhre ragten zwei Enden eines dicken Elektrokabels, das er zwecks Stimulation eingeführt hatte. Dummerweise wickelte sich der Mittelteil des Kabels in der Harnblase auf und widersetzte sich allen Versuchen, es zurückzuziehen. Rund drei Stunden hatte der Patient das bereits erfolglos versucht, bevor er in die Klinik kam. Auch ihm half letztlich nur eine Operation.

Weich & Sanft

Was Fremdkörper an intimen Orten betrifft, stehen manche Frauen den Männern in nichts nach. Das zeigen die folgenden Beispiele.

Ihre Menstruation war ausgeblieben. Deshalb suchte die 29-Jährige eine Abtreibungsklinik auf. Sie wollte die Schwangerschaft beenden lassen. Bei der gynäkologischen Untersuchung sah der Arzt in ihrer Scheide etwas Gräuliches. Es ließ sich leicht herausholen. Das Gewebe war zylindrisch, sieben Zentimeter lang und bis zu drei Zentimeter dick, die Spitze gerundet. Eine Schleimhaut mit winzigen, runden Erhebungen bildete die Oberfläche.

Um herauszufinden, worum es sich handelte, fertigte der Pathologe dünne Querschnitte an, die er unter dem Mikroskop besah. Im Querschnitt erschien das Gewebe annähernd dreieckig, wobei die »Ecken« in diesem Fall abgerundet waren. Unter der Schleimhautoberfläche waren viele Muskelfasern zu sehen. Sie enthielten zahlreiche Sarcozysten. Das Ganze wurde immer mysteriöser. Denn Sarcozysten sind Parasiten, die im Fleisch von Wiederkäuern wie zum Beispiel Rindern vorkommen können.

Das Ergebnis der medizinischen Abklärungen erbrachte: Die Frau war nicht schwanger. Sie hatte eine Hirschzunge in der Scheide stecken! Wie dieses Organ dort hineingekommen war und welchem Zweck es hatte dienen müssen, das kann sich jeder selbst ausmalen.

Was Frauenärzte aus Frauen alles herausholen, ist bemerkenswert. Eine 34-jährige Frau beispielsweise wurde in der 32. Schwangerschaftswoche wegen zunehmender Unterbauchbeschwerden als Notfall dem Kreißsaal zugewiesen. Sie gab an, sie habe sich eine Woche zuvor auf einer öffentlichen Toilette versehentlich auf einen sonderbaren Gegenstand gesetzt, der komplett in ihrer Scheide verschwunden sei. Bei der gynäkologischen Untersuchung kam ein Deo Stick der Marke »Soft & Gentle« in ihrer Scheide zum Vorschein, auf Deutsch »Weich & Sanft«. Er ließ sich leicht entfernen, was den Beschwerden ein Ende bereitete.

Im Gegensatz zu dieser Patientin schweigen sich die Betroffenen mehrheitlich lieber darüber aus, was sie alles intus haben. Gründe dafür gibt es mehrere.

Erstens: fehlende Erinnerung

Eine 87-jährige Frau in Nepal hatte einen faulig riechenden Ausfluss, litt an Demenz und verschiedenen anderen Erkrankungen. Sie wusste noch, dass ein Arzt sie einige Jahre nach der Geburt ihres letzten Kindes vor 48 Jahren wegen Gebärmuttervorfall behandelt hatte. Genaueres konnte sie nicht dazu sagen, aber der Rest ergab sich bei der Untersuchung von selbst. In der Vagina steckte seit rund 45 Jahren ein Pessar, das mittlerweile in die Scheidenwand eingewachsen war und nur mit Mühe herausgeholt werden konnte.

Zweitens: die Kombination aus Scham und Vergessen

In Polen kam eine 73-Jährige in die Klinik, weil sie seit zwei Jahren immer wieder Harnwegs- und Scheideninfekte hatte, gelegentlich auch Bauchschmerzen und stinkenden Ausfluss. Die bisherige frauenärztliche Behandlung mit diversen Antibiotika war erfolglos geblieben. Tief in der Scheide ertastete der Arzt einen schmerzhaften, harten Tumor. Da die Seniorin zwei Jahre zuvor an Brustkrebs erkrankt war, vermutete der Doktor nun eine weitere Krebserkrankung, diesmal am Gebärmutterhals. Die Operation wurde anberaumt.

Der Befund jedoch: Es handelte sich nicht um Krebs, sondern um die kugelrunde Verschlusskappe eines Haarshampoos, die von entzündetem Gewebe überwuchert war und vermutlich seit vier bis fünf Jahren dort gesteckt hatte.

Die Patientin bestand darauf, dass dieses Teil irgendwie zufällig in die Scheide geraten sein müsse, zum Beispiel bei einem Bad. Und im Übrigen könne sie sich nicht mehr so gut an früher Zurückliegendes erinnern …

Drittens: Unwissenheit oder psychische Erkrankungen
Eine 36-jährige lernbehinderte Frau in Großbritannien kam mit schwersten Unterbauchschmerzen als Notfall in die Klinik. Sie konnte seit etwa 24 Stunden nicht mehr Wasser lassen. Der Grund: Der Plastikbehälter eines Parfüms, Büroklammern, die Kappen zweier Kugelschreiber sowie ein metallener Aufhänger steckten Sie-wissen-schon-wo und drückten auf die Harnröhre. Bei einer 38-Jährigen wiederum holten die Ärzte ein Sexspielzeug heraus, das vermutlich etwa eine Dekade zuvor – unter dem Einfluss von Alkohol – an bekannter Stelle vergessen wurde. Die Folge war ein beidseitiger Harnstau mit Nierenschaden.

Viertens: sexueller Missbrauch
In Indien setzten bei einer 22-jährigen hochschwangeren Frau die Wehen ein. Obwohl der Gebärmuttermund bereits einige Zentimeter weit geöffnet war, ging die Geburt nicht richtig voran, sodass die Ärzte schließlich einen Kaiserschnitt machten. Bei dieser Gelegenheit entfernten sie auch eine schwarze Plastikkappe, die tief in die Wand des Gebärmutterhalses eingebettet war. Die Patientin legte nachher offen, dass ihr Ehemann sie etwa eineinhalb Jahre zuvor der Untreue verdächtigt und ihr daraufhin die Plastikkappe »verpasst« hatte. Sie sei davon ausgegangen, dass sie wieder entfernt worden war.

Fünftens: anatomische Besonderheiten
Eine 28-Jährige in den USA konsultierte den Arzt, weil sie seit drei Monaten Unterleibsschmerzen hatte, Fieber, Krämpfe während der Menstruation und Schmerzen beim Sex. Nach Abklärung durch Ultraschall, MRI und Operation stand fest: Die Patientin hatte zwei Gebärmütter und zwei Scheiden – eine anatomische Variante, die auf eine Entwicklungsstörung beim Embryo in der zehnten bis zwölften Schwangerschaftswoche zurückzuführen ist. In der rechten Vagina der Frau steckte ein infizierter Tampon, der zum Abszess am rechten Eierstock geführt hatte.

Sechstens: Fehlschluss
In Kanada erschien eine 27-jährige Mutter beim Arzt. Seit drei Wochen hatte sie unangenehm riechenden grünlichen Ausfluss und leichte Schmerzen über dem Schambein. Sie vermutete, dass sie sich vor einem Monat beim ungeschützten Sex mit einem Gelegenheitspartner mit einer Geschlechtskrankheit angesteckt hatte. Entzündungshemmende Schmerzmittel brachten nichts. Das war auch nicht verwunderlich. Denn tief in der Scheide steckte eine gräulichbraune Masse, die sich beim Herausholen als ziemlich verformter alter Tampon entpuppte.

Luft und Liebe

Ihr kleiner Sohn war noch keine drei Wochen alt. Nun wollte das Paar den Sex miteinander genießen. Mittendrin hörte die 28-jährige Frau auf zu atmen. Sie verlor Urin und brach zusammen. Die herbeigerufenen Rettungskräfte begannen sofort mit der Reanimation. Doch es war nichts mehr zu machen. Das Neugeborene hatte seine Mutter verloren.

Keine sechs Stunden später autopsierten die Rechtsmediziner den Leichnam. Eile war geboten, denn sie hegten einen Verdacht. Durch den Brustkorb verschafften sie sich einen kleinen Zugang zum Herzbeutel der Verstorbenen, füllten diesen komplett mit Wasser und durchstachen dann mit einem Skalpell die Wand zur rechten Herzkammer. Für einige Sekunden sprudelten Gasbläschen heraus. Damit bestätigte sich ihre Ahnung: Luft hatte die 28-Jährige getötet. Sie war an einer venösen Luftembolie verstorben.

Nun musste der Partner der Frau sehr intime Fragen beantworten: In welcher Stellung das Paar miteinander geschlafen habe, wollten die Gerichtsmediziner wissen. Seine Antwort – a tergo (also von hinten) – passte zu ihren Vermutungen.

Um diese Tragödie zu begreifen, braucht es ein wenig Anatomie- und Physikwissen: Beim Sex kann der Penis wie ein Kolben wirken, der immer wieder Luft Richtung Gebärmutter drückt. Kurz nach der Geburt sind nun noch Venen in der Gebärmutter verletzt und offen. So kann dort während des Geschlechtsverkehrs immer wieder Luft in den venösen Blutkreislauf gepresst werden.

Die Knie-Brust-Lage der Frau scheint in dieser Situation riskanter zu sein als die Missionarsstellung. Das legen mehrere medizinische Fachberichte nahe. Wenn das Becken der Frau höherliegt als ihr Herz, begünstigt dies, der Schwerkraft folgend, offenbar den Blut- (und damit auch den »Luftfluss«) zum Herzen.

Mit dem Blutstrom gelangt die Luft so zum Herzen. Die Herzklappe am Ausgang der rechten Herzkammer wirkt dann wie ein Stopper für die Luft. Also sammelt sich davor immer mehr davon an, was nun den Blutfluss aus dem Herz hinaus zur Lunge behindert. Normalerweise wird das Blut in der Lunge mit Sauerstoff angereichert und fließt dann weiter zur linken Herzkammer. Jetzt klappt das aber nicht mehr. Zudem ist der Sauerstoffmangel ein Signal für die Lungengefäße, sich zu verengen.

Das Herz steuert nun gegen und pumpt stärker. Dabei spült es Luftbläschen in die Lungenarterien, was die Sauerstoffaufnahme weiter beeinträchtigt. Am Ende dieses Teufelskreises kann das Herz, wie bei der 28-jährigen Frau, akut versagen. Schätzungen zufolge genügen möglicherweise nur 50 Milliliter Luft, um den Tod herbeizuführen, andere Vermutungen gehen von 300 bis 500 Milliliter aus.

Nachweisen lässt sich eine solche Luftembolie zum Beispiel mithilfe eines Computertomogramms oder durch spezielle Sektionstechnik. Damit nicht Fäulnisgase eine falsche Diagnose vorgaukeln, muss die Autopsie allerdings rasch durchgeführt werden, idealerweise wird dabei zugleich eine Gasprobe gewonnen und analysiert.

Sollten Frauen im Wochenbett demnach auf Sex verzichten? Allgemein gilt, dass die meisten frischgebackenen Mütter zwei Wochen nach der Geburt wieder gefahrlos Geschlechtsverkehr haben könnten. Handfeste wissenschaftliche Beweise gibt es dafür jedoch nicht – aber medizinische Berichte wie jenen über eine 27-Jährige, die im fünften Monat schwanger war und beim Liebesakt an einer Luftembolie starb.

Oder den über eine 18-jährige Frau, die zum ersten Mal mit ihrem neuen Freund schlief. Sie war weder schwanger noch im Wochenbett, sondern »nur« prämenstruell. Es war auch nicht der erste Beischlaf in ihrem Leben, aber mit diesem Mann war alles neu.

Nach einigen Minuten begann die junge Frau zu japsen und fiel ins Koma. Herzstillstand. Aus ihrer Scheide floss Blut. Ihr Freund rief den Notarzt und versuchte, sie zu reanimieren.

Die Rettungshelfer begannen sofort mit der Herzmassage, setzten den Defibrillator ein, intubierten die Frau, beatmeten sie und spritzten ihr Medikamente, die ihr Herz unterstützen sollten. Mit Erfolg. Ihr Pulsschlag setzte wieder ein.

Im Krankenhaus entdeckten die Ärzte einen 3,5 cm und einen 1,5 cm langen Riss in der Wand ihrer Vagina, die beide bis in die Muskelschicht reichten. Sie wurden genäht, dann kam die Patientin auf die Intensivstation und in den Computertomografen. Die CT-Bilder zeigten schwerste Hirnschäden, die auf Sauerstoffmangel zurückzuführen waren. Und sie zeigten noch etwas: An mehreren Stellen waren die Hirnarterien mit Luft gefüllt. Deshalb war die Frau kollabiert.

War sie einem Verbrechen zum Opfer gefallen? Die Polizei inspizierte Schlafzimmer bzw. Haus und verhörte den Mann, Rechtsmediziner untersuchten und vermaßen ihn. Sie nahmen Urin- und Blutproben, die sie auf Drogen und Alkohol testeten. Suchten seinen Körper nach Kampf- oder Verletzungsspuren ab. Und besahen sich seinen Penis, um zu beurteilen, ob das Paar größenmäßig zusammengepasst hatte. Alles deutete jedoch darauf hin, dass der Sex einvernehmlich stattgefunden hatte.

Blieb die zweite Frage: Wie war die Luft in ihr Gehirn gelangt?

Sie gelangte vermutlich über die Verletzung in der Scheidenwand in die venöse Blutbahn. Schließlich hätten die Luftbläschen mit dem Blutstrom in der Lunge landen müssen, wo sie in den kleinsten Kapillaren »hängenbleiben« und nicht weiterkommen. Bei dieser Frau jedoch nahmen sie einen anderen Weg. Eine Ultraschalluntersuchung des Herzens zeigte, wohin.

Die Luft benutzte ein kleines Loch in der Herzscheidewand der Patientin – ein Überbleibsel aus der Embryonalzeit. Bei drei von vier Menschen wächst dieses »Foramen ovale« in den ersten Wochen nach der Geburt zu. Bei etwa jedem Vierten bleibt es offen. So konnte die Luft unter Umgehung der Lunge direkt in die linke Herzkammer gelangen und von dort mit dem Blutstrom weiter ins Gehirn. Die junge Frau hatte eine »paradoxe« Luftembolie. Sie starb zwei Tage später an Multiorganversagen.

Luftembolien treten allerdings nicht nur (sehr selten) beim Sex auf, sondern auch als Komplikation bei Infusionen oder verschiedensten Eingriffen, von der Darmspiegelung über den Kaiserschnitt bis zum Einsetzen eines Herzschrittmachers. Das erlebte eine 65-jährige Frau, die wegen einer Herzrhythmusstörung immer wieder bewusstlos wurde. Sie sollte deshalb einen Schrittmacher bekommen.

Gerade als der Kardiologe nun im Begriff war, die Elektrode zu platzieren, holte die Patientin tief Luft – worauf ihre Herzfrequenz jäh auf 30 Schläge pro Minute absackte und der Blutdruck von 110/70 auf 70/50 (mmHg). Kurz darauf kam es zum Herzstillstand. Was war passiert?

Beim tiefen Einatmen – das gilt übrigens auch für den Geschlechtsverkehr – entsteht im Brustkorb kurzzeitig ein Unterdruck. Das wirkt wie ein Sog auf das Blut in den Venen. Als die Herzpatientin tief Luft holte, »sog« sie so unwillentlich Luft in die offenliegende Vene ein, über die der Arzt die Elektrode zum Herzen vorgeschoben hatte.

Nachdem bei der 65-Jährigen verschiedene Rettungsmanöver fehlgeschlagen waren, schob der Arzt zuletzt einen Katheter von der Leistenvene bis in ihre Lungenarterie vor und saugte über diesen die Luft ab. Der Kreislauf der Patientin stabilisierte sich sofort, sie erholte sich und konnte – mit Schrittmacher – die Klinik zwei Tage später wieder verlassen.

Apropos: Falls einmal jemand in Ihrer Nähe eine venöse Luftembolie haben sollte, kann es helfen, die Betroffene in Linksseitenlage zu bringen, entweder flach oder so geneigt, dass der Kopf tiefer liegt als der restliche Körper. So sammelt sich die Luft an Stellen, wo sie weniger schadet. Eine andere Möglichkeit ist, den Patienten in Rückenlage auf eine schiefe Ebene zu legen, sodass sein Kopf am tiefsten Punkt liegt.

Und zuletzt, zur Beruhigung, noch dieser Hinweis: Winzige Mengen an Luft richten im Kreislauf normalerweise keinen Schaden an. Die Lunge kann diese Luft resorbieren, sie wird dann einfach ausgeatmet.

Schwangerschaft & Geburt

Sollten werdende oder frischgebackene Eltern dieses Kapitel lesen? Unbedingt. Vor allem, wenn sie Verfechter der »sanften Geburt« sind – oder Schafe züchten. Das Wissen kann sie und ihre Sprösslinge vor allerlei Ungemach bewahren.

Die Schafe mit den roten Augen

Im Grunde hatte alles bei den Schafen des Nachbarn begonnen. Das junge Bauernpaar im US-Bundesstaat Montana kaufte ihm ein paar Tiere ab. Sie komplettierten damit den Viehbestand aus Rindern, Pferden, Geflügel und Ziegen auf ihrem eigenen Hof. Zunächst lief alles bestens. Der Frühling kam, und mit ihm der Nachwuchs: 19 Mutterschafe brachten insgesamt 30 Lämmer zur Welt, fast alle Jungtiere überlebten. Eine einjährige Aue aber tat sich schwer – ihr Lamm kam zu früh. Und danach verblieb die Plazenta in der Gebärmutter, anstatt sich zu lösen. Die 25-jährige Bäuerin holte sie mit Plastikhandschuhen heraus, um zu verhindern, dass das Schaf weiter Blut verlor oder dass sich die verbliebene Plazenta infizierte.

Auch die Bäuerin selbst erwartete Nachwuchs. In ein paar Monaten würde es so weit sein. Doch rund vier Wochen später wurde die junge Frau krank und fing an zu husten. Weitere zwei Wochen danach war ihr elend zumute: 40 Grad Fieber, Kopfweh, Muskel-, Rücken- und Bauchschmerzen. So kam sie ins Krankenhaus.

Die Blutanalyse war beunruhigend: Blutarmut, erhöhte Leberwerte und zu wenig Blutplättchen – eine Trias, die Frauenärzte als lebensgefährliches »HELLP-Syndrom« kennen. In solchen Fällen gibt es nur eine Therapie: Das ungeborene Kind muss heraus. Weil es noch zu klein war, starb es.

Trotzdem ging es der Patientin anderntags noch schlechter. Sie hatte weiter hohes Fieber, auch atmete sie nun schneller. Das wies auf eine Lungenentzündung hin. Tatsächlich zeigte das Röntgenbild der Lungen entsprechende Anzeichen. Die Patientin bekam ein Antibiotikum, worauf sich ihr Zustand rasch besserte. Wenige Tage später war sie wieder zu Hause.

Dem Gynäkologen ließ das Ganze aber keine Ruhe. Er schickte Gewebeproben von der Plazenta und vom Fötus an zwei Speziallabors. Der Befund: Die mütterliche Seite der Plazenta war stark entzündet, die dem Kind zugewandte Seite deutlich weniger. Das sprach dafür, dass Keime über den Blutkreislauf der Schwangeren in den Mutterkuchen gelangt waren. Nur welche?

Die Antwort lieferte das einjährige Schaf, dem die Bäuerin beim Ablammen geholfen hatte. Im Blut der Aue entdeckten die Labormediziner hohe Spiegel an Antikörpern gegen *Chlamydia abortus* – Bakterien, welche die Plazenta bei tragenden Schafen oder Ziegen schädigen. Sie können dazu führen, dass der Fötus, meist in der zweiten Hälfte der Trächtigkeit, in der Gebärmutter abstirbt oder aber schwächlich zur Welt kommt. In Europa sind diese Erreger der häufigste Grund für Aborte bei Ziegen und Schafen; in der Schweiz gehen etwa 20 bis 30 Prozent der Aborte bei diesen beiden Tierarten auf ihr Konto.

Das Schaf hatte sich mit diesen Chlamydien angesteckt, die auch Schweine, Pferde und Kühe befallen. Weitergegeben werden sie vor allem über kontaminiertes Futter oder Einstreu, durch unerkannt infizierte Tiere – oder beim Hantieren mit infektiösem Gewebe.

Seit 1985 ist bekannt, dass sogar Menschen sich anstecken können. Die junge Bäuerin hatte vermutlich Erreger eingeatmet und sich so infiziert.

Den Anfang aber hatte die fatale Infektionskette in der Nachbarherde genommen. Einige der Schafe dort hatten rote, entzündete Augen und Totgeburten. Die Nachbarsschafe waren antibiotisch behandelt worden, woraufhin sich das Problem dort erledigte – fatalerweise aber nicht auf dem Hof der jungen Bäuerin.

Die Schwangere, die nicht mehr Auto fahren konnte

Ihre beiden vorangegangenen Schwangerschaften waren nicht gut ausgegangen: Als sie das erste Mal schwanger gewesen war, hatte die junge Frau in der 18. Schwangerschaftswoche eine Fehlgeburt. Beim zweiten Mal kam es bereits in der 12. Woche zum Abort.

Jetzt war sie 29 Jahre alt, zum dritten Mal schwanger, und alles schien gutzugehen. Zusammen mit ihrem Ehemann reiste die werdende Mutter in ihre frühere Heimat nach Indien und besuchte ihre Eltern. Während der vierwöchigen Reise litt sie kurzzeitig an einem leichten Atemwegsinfekt mit Husten und Schnupfen. Bis zu ihrem Rückflug nach Kanada, ihrer Wahlheimat seit vier Jahren, hatte sich das alles aber bereits wieder verflüchtigt. Bis zur 25. Schwangerschaftswoche verlief also alles normal.

Dann aber war die junge Frau eine Woche nach ihrer Rückkehr aus Indien auf einmal geistig etwas verwirrt. Sie hatte auch beim Gehen Mühe, das Gleichgewicht zu halten. Innerhalb weniger Tage nahm ihre Verwirrung zu. Völlig alltägliche Dinge verlernte sie in dieser kurzen Zeit, wie zum Beispiel, ihr Auto zu fahren. Ihr Verhalten wirkte absonderlich, zudem sprach sie völlig unverständlich. Zwei Wochen nach ihrer Reise brachte der Ehemann seine desorientierte Frau in die Klinik. Die 29-Jährige konnte mittlerweile nicht einmal mehr einfache Gegenstände benennen, geschweige denn Anweisungen befolgen. Ihre Symptome waren alarmierend. Mit ihrem Gehirn stimmte etwas nicht.

Trotzdem waren auf den MRI-Bildern dieses Organs keine krankhaften Veränderungen zu sehen. Auch die Hirnströme der Schwangeren zeigten im Elektroenzephalogramm (EEG) keine Auffälligkeiten. Dreimal entnahmen die Ärzte ihr Rückenmarksflüssigkeit. Sie suchten nach einem Erreger, der ihr Gehirn infiziert hatte, oder nach einer Autoimmunerkrankung, bei der das Immunsystem die Gehirnzellen angreift.

Die Tests auf Dutzende von Viren, Bakterien, Pilzen ergaben allesamt: nichts. Keine Herpesinfektion, kein Jamestown Canyon Virus, kein *Cryptococcus neoformans*. Selbst so ungewöhnliche Diagnosen wie eine Infektion mit *Orientia tsutsugamushi* zogen die Spezialisten in Betracht. Diese Bakterien kennt der gemeine Arzt nicht einmal vom Hörensagen.

Die Untersuchung von Bronchialsekret half ebenso wenig weiter. Als alle denkbaren Erreger aufgrund der mikrobiologischen Tests ausgeschieden waren, stoppten die Mediziner die antibiotische und antivirale Behandlung, die sie der 29-Jährigen versuchsweise gegeben hatten.

Wenn bei ihr keine Infektion vorlag, handelte es sich vermutlich um eine Autoimmunerkrankung, dachten sie und verabreichten der Patientin nun hohe Dosen an Methylprednisolon. Dieses Medikament ist chemisch dem körpereigenen Stresshormon Cortisol verwandt. Es bremst entzündliche Immunreaktionen – das nützte aber nichts.

Drei Tage nach ihrer Aufnahme ins Krankenhaus war die

werdende Mutter nicht mehr richtig ansprechbar. Zusätzlich bekam sie eine Lungenentzündung und musste beatmet werden.

Die Intensivmediziner taten, was sie konnten: Antibiotika, ein teures Medikament gegen Autoimmunerkrankungen, Austausch des Blutplasmas, Antikörper-Infusionen und Medikamente gegen Krampfanfälle. Trotzdem fiel die junge Frau ins Koma.

In der 31. Schwangerschaftswoche stieg auch noch ihr Blutdruck. Die Ärzte befürchteten, dass dies der Anfang einer bekannten, lebensgefährlichen Komplikation bei Schwangerschaften ist, an deren Ende es zu Krampfanfällen kommt, bei denen Mutter und Kind sterben können. Deshalb holten sie per Notfall-Kaiserschnitt den kleinen Jungen aus ihrem Bauch. Er war gesund.

Die Mutter bekam aber von alldem nichts mehr mit. Ihr Blutdruck sank zwar nach dem Kaiserschnitt, aber ihre Erkrankung schritt unaufhaltsam voran. Die nächste Komplikation war ein schwerer Nierenschaden, der regelmäßige Blutwäsche erforderte. Und zuletzt zeigte ein erneutes MRI, dass ihr Gehirn schweren Schaden genommen hatte. Sechs Wochen nach Beginn der Erkrankung starb die 29-Jährige schließlich, ohne ihr Kind noch erlebt zu haben. Und noch immer rätselten die Ärzte, woran sie gelitten hatte.

Das allerdings ist bei dieser heimtückischen Krankheit meist so. Nur bei einem von fünf Patienten wird sie noch zu Lebzeiten erkannt.

Die richtige Diagnose stellten erst die Pathologen bei der Autopsie. Unter dem Elektronenmikroskop sahen sie Veränderungen an den Zellkernen, die typisch sind für Infektionen mit Paramyxoviren. Zu dieser Virenfamilie zählen auch die Masernviren – und genau sie entdeckten die Pathologen mittels Erbgutanalyse in den Hirnzellen der Verstorbenen.

Diese Viren hatten die junge Frau also das Leben gekostet –

dabei hatte sie nie im Leben eine erkennbare Maserninfektion gehabt. Sie war im Alter von einem Jahr nämlich gegen die Masern geimpft worden. Die Impfung – sie enthält abgeschwächte Masernviren – schied als Grund für ihre schwere Hirninfektion aber aus. Denn die Viren in ihrem Hirn gehörten zum sogenannten Genotyp D7. Die Virenstämme, die für Impfstoffe verwendet werden, zählen dagegen zum Genotyp A.

Weshalb die Frau diese »subakut sklerosierende Panenzephalitis« (SSPE) genannte Hirnentzündung bekam, darüber konnten die Ärzte nur Vermutungen anstellen.

Typischerweise tritt die SSPE sechs bis zehn Jahre nach einer Maserninfektion auf. Schuld daran sind die Masernviren, die ins Hirn eindringen, sich vermutlich dort genetisch verändern, in einen Ruhezustand verfallen, schließlich aber doch immer mehr Nervenzellen im Hirn befallen.

Möglicherweise hatte sich die Patientin bereits vor der Masernimpfung als Baby mit den Viren angesteckt. Oder aber die Impfung hatte bei ihr nicht angeschlagen, und es kam danach unbemerkt zur Infektion.

Die Schätzungen, wie oft nach einer Maserninfektion später eine SSPE folgt, schwanken von einem bis zu 28 auf 100.000 Masernkranke. Ein unreifes oder geschwächtes Immunsystem scheint die SSPE zu begünstigen. Deshalb ist das Risiko für SSPE bei Kindern, die in ihrem ersten Lebensjahr die Masern bekommen, mehrfach höher als bei jenen, die sich erst nach ihrem fünften Geburtstag anstecken. Die (rechtzeitige) Impfung reduziert Fachleuten zufolge das Risiko, an SSPE zu erkranken auf schätzungsweise einen Fall pro eine Million Impfungen.

Geistiger Abbau, abnorme Bewegungen, Muskelzucken, Demenz, Krampfanfälle, Koma und schlussendlich Tod nach ein bis drei Jahren. In dieser Reihenfolge läuft diese Hirnentzündung meist ab. Bricht die fast immer tödliche Erkrankung während der Schwangerschaft aus, geht es jedoch meist blitzartig bergab mit der Kranken. Ob das mit hormonellen Besonderheiten zu tun hat oder mit dem in der Schwangerschaft veränderten Immunsystem, wissen die Mediziner nicht.

Die ungeborenen Kinder werden nicht angesteckt, weil die Masernviren nicht im Blut der Mutter zirkulieren. In 14 von 22 Fallberichten über Schwangere mit SSPE wird erwähnt, dass das Baby gesund zur Welt kam.

Die jüngste Schwangere, die an SSPE erkrankte, war übrigens erst 14 Jahre alt. Auch sie war gegen Masern geimpft worden – aber erst mit zehn Jahren.

Das Baby mit der Soldatenkrankheit

Es war ein Junikind, geboren nach einer problemlosen Schwangerschaft im warmen Wasser der Badewanne daheim. Am vierten Lebenstag wurde das kleine Mädchen, wie viele Neugeborene, gelb, und es bekam Fieber. Nach der Bestrahlung mit UV-Licht in der Klinik sank das Fieber, die Gelbsucht verschwand, und das Baby durfte anderntags wieder nach Hause.

Am siebten Lebenstag musste es mehrmals erbrechen und hatte wieder Fieber, aber es trank gut. Am achten Lebenstag hörte das Baby mittags plötzlich auf zu atmen. Alle Wiederbelebungsversuche blieben erfolglos.

In seinen Lungen verteilt fanden die Pathologen bei der Autopsie viele kleine gelbe Knötchen und Zeichen einer starken Entzündung. Den Grund dafür lieferte die DNA-Analyse des Lungengewebes. Darin waren Erbgutschnipsel von *Legionella pneumophila* nachweisbar.

Diese Bakterien verursachen die Legionärskrankheit, die ihren Namen von einem Ausbruch beim Jahrestreffen von Veteranen der American Legion im Jahr 1976 hat. 182 Personen erkrankten damals, 29 starben. Rund ein halbes Jahr später fanden Fachleute die Erklärung für die schweren Lungenentzündungen der Veteranen. *Legionella pneumophila*, die »lungenliebenden Legionellen«, wie sie auf Deutsch heißen, hatten sich in der Klimaanlage eines Hotels eingenistet und von dort zur Ansteckung geführt.

Legionellen mögen es warm und feucht, weshalb auch die Badewanne vom Typ »allzeit bereit«, in der sich das Neugeborene infizierte, ein wunderbares Refugium für diese Keime war. In solchen Badewannen zirkuliert das Wasser permanent, wird gefiltert und auf einer Temperatur von etwa 40 Grad Celsius gehalten. Es genügt, das Wasser alle paar Tage bis Wochen auszuwechseln. Für die Legionellen, die 37 Grad Celsius bevorzugen, ist das günstig. Sie widerstehen sowohl der üblichen Trinkwasserdesinfektion mit Chlor als auch manchen anderen Desinfektionsmaßnahmen. Für Wassergeburten eignen sich diese Wellness-Wannen deshalb nicht.

Legionella pneumophila und ihre mehr als 50 artverwandten Legionellen sind sozusagen Kulturfolger. Duschköpfe, Trinkwasserleitungen, Klimaanlagen, Dekorationsbrunnen und Thermalbäder bieten ihnen Unterschlupf und Heimat. Durchs Einatmen von feinsten Wassertröpfchen kann sich der Mensch anstecken. Im günstigeren Fall bekommt er »nur« hohes Fieber, Schüttelfrost, Muskel- und Kopfschmerzen sowie Durchfall (das sogenannte »Pontiac-Fieber«). Im ungünstigeren führt die Ansteckung zur Lungenentzündung, an der etwa sechs bis zehn Prozent der Erkrankten sterben. (Falls Sie jemals einen Kranken mit der Kombination Lungenentzündung, Durchfall und Verwirrtheit sehen, denken Sie an Legionellen!)

Dass sich Neugeborene mit ihnen infizieren, ist indes höchst ungewöhnlich. Denn typischerweise befällt *Legionella pneumophila* die Ü50, insbesondere Männer mit einem durch chronische Krankheiten geschwächten Immunsystem. In der Schweiz beispielsweise gab es von 2008 bis Ende 2017 einen einzigen Erkrankungsfall bei einem Kind unter einem Jahr, aber Hunderte bei den Über-50-Jährigen.

Das eben beschriebene Baby in Japan war indes nicht das einzige, das bei einer Wassergeburt die Legionärskrankheit auflas. Im US-Bundesstaat Arizona beispielsweise wurde 2016 ein Fall publik, bei dem die Wanne unmittelbar vor der Geburt (über einen neuen Wasserschlauch) mit sauberem Wasser gefüllt worden war. Zudem wurde sie vorher mit Essig und Wasser gereinigt – und trotzdem infizierte sich das Baby, das einen angeborenen Herzfehler hatte.

Aufgrund der Erkrankungen bzw. eines weiteren Todesfalls eines Babys 2014 in Texas haben die Gesundheitsbehörden in beiden US-Bundesstaaten mittlerweile Empfehlungen für Wassergeburten herausgegeben. Dort wird unter anderem geraten, das heiße Wasser mindestens drei Minuten laufen zu lassen, bevor man beginnt, die Wanne zu füllen.

Das Baby in Arizona genas im Übrigen dank einer Antibiotika-Therapie wieder, ebenso wie eines in Italien. Auch dieses Neugeborene hatte sich die Legionellen in der Badewanne geholt – allerdings nicht zu Hause, sondern in der Geburtsklinik.

Der Kuchen der Mutter

Die Geschmäcker sind ja bekanntlich verschieden. Aber um sich für die hier genannten Rezepte und Zubereitungen erwärmen zu können, braucht es schon besondere Überzeugung.

Die Schwangerschaft verlief ohne Komplikationen. Das Baby kam gesund und zum erwarteten Zeitpunkt auf die Welt. Kurz nach der Geburt aber bekam es Mühe mit dem Atmen. Das

Kleine musste auf die Intensivstation. In seinem Blut schwammen Bakterien, die bei Neugeborenen gefürchtet sind: *Streptococcus agalactiae*.

Das Neugeborene bekam elf Tage lang ein Antibiotikum, erholte sich und durfte nach Hause.

Fünf Tage später ging es ihm wieder schlecht. Erneut fanden die Ärzte in seinem Blut *Streptococcus agalactiae*. Nun wurde das Ganze doch seltsam.

Bis zu 35 Prozent der Schwangeren haben *Streptococcus agalactiae* in ihrer Vagina, was ihnen zumeist nicht schadet. Rund 1 bis 2 von 100 Kindern, die während der Geburtspassage damit Bekanntschaft machen, erkranken innerhalb von sechs Tagen: Blutvergiftung, Lungenentzündung oder Hirnhautentzündung sind die typischen Erkrankungen bei ihnen.

Bei der Mutter dieses Babys war in der 37. Schwangerschaftswoche ein Vaginalabstrich gemacht worden. Damals hatten die Mikrobiologen keine solchen Erreger gefunden. (Das muss allerdings nicht viel heißen, denn die Besiedlung mit *Streptococcus agalactiae* kann sich rasch ändern.)

Nun wurde noch die Muttermilch, die das Kind zu trinken bekam, untersucht. Denn manchmal erfolgt die Infektion auf diesem Weg. Doch auch hier: negativ, kein *Streptococcus agalactiae*. Wie das Baby sich angesteckt hatte, war nicht herauszubekommen.

Zum Glück gab es aber einen aufmerksamen Arzt. Er erinnerte sich, dass die Mutter nach der Geburt um den Mutterkuchen gebeten hatte. Der rund 500 Gramm schweren Plazenta werden verschiedenste wohltuende Wirkungen nachgesagt: Sie soll dem Baby-Blues nach der Geburt vorbeugen, wertvolle Spurenelemente enthalten, Schmerzen und Blutungen nach der Geburt lindern, Energie liefern, die Milchproduktion ankurbeln, gegen Babykoliken helfen und anderes mehr. Deshalb kam es seit den 1970er Jahren immer mehr in Mode, dass

Mütter – machmal auch die Väter und weitere nahestehende Personen – die Plazenta essen. Erstmals empfohlen wurde der Plazenta-Verzehr im Jahr 1671: Getrocknet, pulverisiert und mit Schlüsselblumen, Rosinen und Anis sollte laut dem damaligen Landammann des Schweizer Kantons Schwyz das beste Rezept sein.

Auch die Mutter dieses Neugeborenen verleibte sich dreimal täglich etwas von der Plazenta ein, in Form von Kapseln mit dem getrockneten, pulverisierten Mutterkuchen.

Als Spezialisten diese Kapseln analysierten, fanden sie darin *Streptococcus agalactiae* – und zwar genetisch exakt die gleichen wie diejenigen, an denen das Baby schon zweimal erkrankt war. Mutmaßlich hatte also die Mutter ihrem Kind diese Erreger übertragen, wegen der Einnahme von Plazenta-Kapseln. Offizielle Vorschriften für deren Herstellung existieren nicht. Wahrscheinlich war die Plazenta dieser Frau ungenügend lange erhitzt worden, bevor sie zu Pulver verarbeitet wurde. So konnten die Bakterien darin überleben.

Unter Säugetieren ist die »Plazentophagie«, also das Essen der Plazenta, gängige Praxis (mit Ausnahme von Kamelen und Meeresbewohnern). Ein Grund dafür ist, dass ein in freier Natur herumliegender Mutterkuchen Fressfeinde anlocken könnte, die dann auch das frischgeborene Jungtier gefährden. In der Bibel wird das Essen der Nachgeburt bei großer Hungersnot erwähnt, in der chinesischen Medizin hat die Plazenta seit Langem ihren Platz und wird gegen allerlei Leiden verordnet.

Wer jedoch jemals einen solchen schwammigen, blutigen Mutterkuchen gesehen hat, der versteht, dass die wenigsten Frauen ihn heutzutage roh verzehren möchten. Im Internet kursieren allerlei Rezepte, wie das Gewebe, etwa als Lasagne, Pizza oder in Form von Plazenta-Trüffeln, schmackhaft zubereitet werden kann. Auch ein eBook bietet 25 »einfache und köstliche Rezepte zum Kochen mit Plazenta«.

Die von vielen Frauen favorisierte Methode der Plazentophagie sind Kapseln, die spezialisierte Firmen individuell für jede Kundin herstellen. Einer kleinen Umfrage unter Plazenta-Konsumentinnen zufolge waren diese sehr zufrieden mit der Wirkung.

Wissenschaftlich bewiesen ist allerdings kaum etwas. In einer kleinen Pilotstudie schnitten die Plazenta-Kapseln in puncto Stimmungsaufhellung, Bekämpfung von Müdigkeit und Verbesserung des Bezugs zum Kind nicht besser ab als Placebo-Kapseln. Immerhin könnten sie aber rund ein Viertel des Tagesbedarfs an Eisen bei stillenden Müttern decken. Der Gehalt an anderen Spurenelementen – inklusive einiger giftiger Stoffe wie Arsen, welche die Plazenta zurückbehält – ist ziemlich niedrig. Hormonell jedoch kann sie (sogar pulverisiert und getrocknet) noch wirken, wenn man einer Analyse von 28 Plazenten glaubt.

Diese Hormonwirkung der Plazenta bestätigte Ende der 1990er Jahre – unfreiwillig – ein Baby in den USA. Bei ihm wunderten sich die Ärzte, warum dem Mädchen im Alter von 14 Monaten auf einmal Schamhaare wuchsen. Der Grund war: Die Mutter hatte dem Kind ein plazentahaltiges Haarpflegemittel auf den Kopf gestrichen.

Todestrank

Muttermilch macht Kinder satt und zufrieden. Sie gilt als *die* Nahrung für Babys. Und mit sehr wenigen Ausnahmen ist sie das auch. Alarmiert sollte man jedoch sein, wenn ein Baby davon extrem müde wird.

Das Neugeborene war wohlauf. Bis zum siebten Lebenstag bemerkte die frischgebackene Mutter nichts Ungewöhnliches an ihrem kleinen Sohn. Dann aber begann er mitunter schlechter an ihrer Brust zu trinken. Er wirkte müde. An seinem elften Lebenstag brachte sie ihn zum Kinderarzt. Sie war beunruhigt, denn die Hautfarbe des Babys hatte einen Stich ins Gräuliche bekommen. Auf die Mutter machte das Kind einen teilnahmslosen Eindruck. Zudem trank der Kleine wenig Milch.

Der Kinderarzt wog das Kind. Es hatte den in den ersten Lebenstagen typischen Gewichtsverlust überwunden und sein Geburtsgewicht wieder erreicht. So schlecht konnte es also nicht getrunken haben.

Zwei Tage später war das Baby tot. Die Helfer fanden es blau angelaufen – ohne Herzschlag, ohne Atmung. Als die Rechtsmediziner den kleinen Leichnam untersuchten, entdeckten sie Morphin in seinem Blut, 70 Nanogramm pro Milliliter (ng/ml) – eine erschreckend hohe Konzentration. Wie kam dieses Schmerzmittel, das bei solch hoher Dosierung zum Atemstillstand führt, ins Blut des Babys?

Weil das Kind so schlecht getrunken hatte, war Muttermilch übrig geblieben, die Mutter hatte sie im Kühlschrank aufbewahrt. Sie enthielt eine horrende Morphinkonzentration, wie die Analyse ergab. Offenbar hatte die Mutter ihr Kind unwissentlich mit dem Schlafmittel vergiftet. Aber wie konnte das geschehen?

Fachleute untersuchten die Gene der Mutter. Und deckten auf, wie es zum tragischen Tod des Kindes gekommen war: Um das Gebären zu erleichtern und einem Dammriss vorzubeugen, hatten die Ärzte bei ihr einen Dammschnitt gemacht. Gegen die Wundschmerzen bekam die Frau anschließend Tabletten mit den Wirkstoffen Paracetamol und Codein.

Alle sechs Stunden sollte sie zwei Tabletten nehmen, aber weil sie das Medikament schlecht vertrug – sie wurde sehr schläfrig und bekam Verstopfung – halbierte sie die Dosis ab dem zweiten Tag. Was die Frau nicht wusste: Dies waren die ersten Zeichen der sich anbahnenden Katastrophe.

Codein hilft gegen Schmerzen und kann auch lästigen Hustenreiz unterdrücken. Im Körper wird etwa ein Zehntel der eingenommenen Dosis in das viel stärker wirksame Morphin umgewandelt. Das geschieht durch Enzyme; wie schnell dies passiert, ist genetisch bedingt. Es hängt vor allem von einem Gen namens CYP2D6 ab.

Ein bis zehn Prozent der Menschen in Westeuropa sind genetisch so veranlagt, dass bei ihnen das Codein extrem schnell in Morphin verwandelt wird. Etwa jeder Vierte besitzt noch weitere Gene, welche die rasche Umwandlung befördern. Im Erbgut der Mutter hatten sich beide Eigenschaften vereint, doch davon wusste sie nichts. Denn entsprechende Gentests sind bisher keine Routine. Einen kleinen Hinweis gaben ihre Verstopfung und die Schläfrigkeit – typische Morphinwirkungen.

Anstatt einen Teil des Codeins peu à peu in Morphin zu verwandeln, geschah dies bei ihr ultraschnell. Deshalb waren die Morphinspiegel im Blut des Babys und in der Muttermilch so hoch. Normalerweise würde man bei normaler Codeindosierung höchstens 20,5 ng/ml Morphin in der Muttermilch finden; hier aber waren es 87 ng/ml – bei nur halber Dosis.

Der kleine Knabe war indes nicht das erste Kind, dem dies zum Verhängnis wurde. Andere Kinder mit ultraschnellem CYP2D6 starben an codeinhaltigen Hustensäften oder Schmerzmitteln, zum Beispiel nach einer Mandeloperation. Manche überlebten nur dank sofortiger Hilfe. Und nicht immer waren die Gene schuld: Auch eine Nierenschwäche kann solche Vergiftungen verursachen.

Vor diesem Hintergrund sprach sich die Europäische Arzneimittelbehörde 2015 dafür aus, Kindern unter 12 Jahren keine codeinhaltigen Hustensäfte mehr zu verordnen. Seit Mitte 2015 ist dies verboten.

Vorsicht, Eltern!

Eine Warnung vorweg: Für dieses Kapitel brauchen Sie starke Nerven. Denn was Sie nun lesen werden, geht an die Nieren. Manche der folgenden Krankheiten und Unfälle sind so unvorstellbar, dass einem die Worte fehlen.

Tödliches Spiel I

Manchmal ist es gut, wenn Eltern wissen, was ihre Kinder spielen. Die Mutter des 13-jährigen Knaben wusste es nicht. Er war gut gelaunt aus der Schule heimgekehrt, die Familie aß zusammen zu Abend. Nichts deutete auf das Drama hin, das sich in den kommenden Stunden zutragen würde.

Nach dem Essen ging der Teenager in sein Zimmer, um die Hausaufgaben zu machen. Als die Mutter eine Stunde später nach ihrem Sohn sah, lag er zusammengesackt in einer Zimmerecke, mit blau angelaufenem Gesicht und einem Gürtel um den Hals. Trotz Wiederbelebungsversuchen verstarb er eine Stunde später.

Auch die Lehrer an einer Schule in Kanada wussten nicht, was ihre Schüler spielten. Ein 12-Jähriger entschuldigte sich dort für einen Moment vom Unterricht. Rund 20 Minuten später wurde er entdeckt – tief bewusstlos im Waschraum. Das Stoffhandtuch aus dem Handtuchspender war um seinen

Nacken gewickelt. Der »Glasgow Coma Scale«, ein Maß für den Schweregrad eines Komas, betrug noch drei von maximal 15 Punkten. Die Ärzte konnten dem Knaben nicht mehr helfen. Als sich sein Zustand nach 48 Stunden auf der Intensivstation nicht besserte, entschieden seine Eltern, die lebenserhaltenden Maschinen abzustellen.

Der 12-Jährige hatte das Gleiche »gespielt« wie Eskimo-Kinder, Kinder in Frankreich, Kolumbien, den USA und vermutlich fast überall auf der Welt. Auch ein Teenager in Saudi-Arabien war bis zu dem verhängnisvollen Tag kerngesund. Als er gefunden wurde, nach Luft schnappend, bewusstlos und blau angelaufen, war es fast zu spät. Die Ärzte konnten ihm das Leben retten, aber er blieb geistig behindert.

Schuld daran war ein »Spiel«, das so hübsche Namen trägt wie »Morgensonne« oder »California High«, aber auch so treffende wie »Erstickungs-Roulette«. Dabei würgt entweder ein Kind ein anderes, bis ihm die Luft wegbleibt, oder es presst dem anderen den Brustkorb zusammen, oder Gürtel, Handtücher, Vorhänge, Schuhbänder und anderes müssen herhalten, um die Luft abzuschnüren. Sobald dem Opfer komisch zumute wird oder es gar das Bewusstsein verliert, lässt der Mitspieler los.

Dass das Würgespiel so beliebt ist, liegt an den damit verbundenen Vorgängen im Gehirn. Rund ein Fünftel des Sauerstoffs, den der Mensch einatmet, verbraucht unser Denkorgan. Entsprechend sensibel reagiert es auf Sauerstoffmangel und den Anstieg von Kohlendioxid im Blut: Man wird zunächst benommen, dann bewusstlos. Setzt der Blutfluss plötzlich wieder ein, produzieren die geschädigten Hirnzellen Substanzen, die ein kurzes Gefühl wie im Drogenrausch bewirken – der »Roulette-Spieler« fühlt sich high.

Wie das furchtbare Spiel geht, erfahren Kinder unter anderem auf Youtube. Über 22 Millionen Mal wurden dort schon Videos zum Würgespiel angeklickt. Was die Youngster aber meist nicht wissen: Durch den Sauerstoffmangel sterben Hirnzellen ab, es kann zu epileptischen Anfällen kommen, zur Behinderung oder eben zum Tod.

Am gefährlichsten wird es, wenn Kinder das Würgespiel allein, unbeobachtet, ausprobieren: Die jüngsten Opfer waren 6 Jahre alt, die meisten sind etwa 13 Jahre und männlich, genau in der Phase, in der Heranwachsende den Nervenkitzel suchen. Manche machen nur mit, um in der Clique dazuzugehören.

Wie viele dieses lebensgefährliche Spiel spielen, weiß kein Erwachsener. Einige Anzeichen könnten hellhörig machen: blutunterlaufene Augen, Würgemale, häufige schwere Kopfschmerzen, Verwirrung, nachdem das Kind alleine war, verknotete Halstücher oder Ähnliches, das irgendwo befestigt ist.

In westlichen Ländern gaben 6 bis 17 Prozent der Befragten an, schon einmal das Würgespiel gemacht zu haben, 18 bis 45 Prozent kannten jemanden, der es ausprobiert hatte. Auch im Fall des verstorbenen 13-Jährigen berichteten im Nachhinein viele Teenager, dass auf den Partys das Würgespiel gespielt worden sei. Nur seine Eltern hatten von nichts gewusst.

Im Internet gibt es ein englischsprachiges Video, das zur Information von Kindern und Erwachsenen bezüglich des »Würgespiels« dient. Sie werden möglicherweise weinen müssen, wenn Sie es ansehen. Zu finden ist es unter http://www.gasp-info.com/en/flash_vid.html.

Was bei Teenagern das Würgespiel ist, sind bei Kleinkindern übrigens die Kordeln und Seile an Lamellenvorhängen. Die Kinder verfangen sich unbemerkt darin und können ersticken. Das passiert zum Beispiel beim Spielen, beim Aus-dem-Fenster-Schauen oder während sie – vermeintlich – im Zimmer schlafen. Für die USA gibt es eine Schätzung zur Häufigkeit solcher Unfälle: Pro Tag werden dort durchschnittlich zwei Kinder wegen Verletzungen an solchen Kordeln auf eine Notfallstation gebracht. Die meisten dieser Unfälle gehen zwar glimpflich aus. Dennoch kamen von 1995 bis 2010 etwa 260 Kinder an Lamellenvorhängen zu Tode, und rund 800 erlitten einen Sauerstoffmangel.

Tödliches Spiel II

Manchmal ist es gut, wenn Ärzte wissen, was die Eltern spielen. Das kann die Suche nach der richtigen Diagnose erheblich verkürzen …

Es war nicht das erste Mal, dass der kleine Junge wegen Durchfall ins Krankenhaus musste. Seit Jahren schon litt er immer wieder daran. In verschiedenen Kliniken hatten die Kinderärzte versucht, die Ursache dafür zu ergründen. Doch nie konnten sie Krankheitserreger dingfest machen. Bei der Magen- und Dünndarmspiegelung war auch nichts herausgekommen. Eine Allergie, zum Beispiel gegen Milch, schien es ebenso wenig zu sein. Das Blutbild fiel normal aus, und es gab weder Hinweise auf eine Glutenunverträglichkeit (Zöliakie) noch auf Probleme mit der Leber oder der Bauchspeicheldrüse.

In seiner Entwicklung war der knapp Fünfjährige zurückgeblieben. Er hatte bei seiner Geburt einen Sauerstoffmangel erlitten und deshalb eine Hirnschädigung. Daher rührte auch seine schwer zu behandelnde Epilepsie. Trotz der sehr hohen Dosierung seines antiepileptischen Medikaments bekam er immer wieder Krampfanfälle.

Als er nun wieder im Krankenhaus war, gesellten sich neue Probleme hinzu: Sein Blutzucker fiel mehrfach stark ab. Die Diabetes-Spezialisten zeichneten den Verlauf seiner Blutzuckerkurve 24 Stunden lang auf. Dabei zeigte sich, dass diese Phasen der Unterzuckerung abwechselten mit solchen, in denen der Blutzuckerwert viel zu hoch war.

Den Medizinern dämmerte etwas. Ähnliche Blutzuckerkurven hatten sie schon zweimal bei anderen Kindern gesehen. Beide litten am Rabson-Mendenhall-Syndrom, benannt nach den zwei Ärzten, die diese erbliche Krankheit 1956 zum ersten Mal beschrieben haben. Sie ist absolut selten: Nicht einmal ein Mensch unter einer Million hat sie.

Bei diesem Syndrom produziert die Bauchspeicheldrüse zwar Insulin, weil aber die Insulinrezeptoren auf den Zellen fehlen, kann dieses Hormon seine Wirkung im Körper nicht entfalten. Deshalb steigt der Blutzuckerspiegel bei den betroffenen Patienten nach dem Essen zuerst übermäßig an, danach kommt es zur Unterzuckerung.

Ganz ähnlich war das auch bei diesem kleinen Patienten. Und noch etwas passte zum Rabson-Mendenhall-Syndrom: Ihm wuchsen Haare im Gesicht, am Rücken, an den Unterarmen und an den Beinen. Auch dieser sogenannte Hirsutimus (also die ungewöhnlich starke Körperbehaarung bei Kindern und Frauen) ist typisch für diese seltene Erkrankung.

Als die Ärzte die Bauchorgane des kleinen Patienten mit dem Ultraschall untersuchten, fanden sie ein weiteres Indiz: Kalziumablagerungen in seinen Nieren. Charakteristische Hauterkrankungen oder andere Zeichen, die für dieses Syndrom typisch sind, wies das Kind hingegen nicht auf.

Verursacht wird das Rabson-Mendenhall-Syndrom durch eine Genveränderung, und nach der suchten die Spezialisten nun in seinem Erbgut.

Aber da war keine.

Außerdem bestimmten sie den Insulingehalt in seinem Blut und zugleich die Menge an »C-Peptid«. Dabei handelt es sich um ein Eiweiß, das im Körper vom sogenannten Proinsulin abgespalten wird, der Vorläufersubstanz des Insulins. Proinsulin wird in zwei Moleküle gespalten: das C-Peptid und das Insulin. Pro Insulinmolekül wird also auch ein Molekül C-Peptid abgegeben, weshalb normalerweise beide Werte Hand in Hand gehen: Steigt der Insulinspiegel, steigt auch die Menge an C-Peptid im Blut.

Bei diesem Knaben aber passte beides nicht zusammen. Bei einer Laboranalyse beispielsweise lag sein Insulinwert bei 974 (Mikroeinheiten pro Milliliter) und der Wert für das C-Peptid betrug 0,25 (Nanomol pro Liter). Bei einer anderen Messung dagegen war der Insulinwert tiefer und betrug 83,6 – der des C-Peptids aber war höher und lag bei 0,4.

Während die Ärzte sich bemühten, die Diagnose bei diesem kleinen Patienten zu finden, bekam er zweimal Fieber über 40 Grad Celsius – Blutvergiftung. Der Grund dafür waren Bakterien, die zur menschlichen Darmflora gehören. Das Ganze wurde immer mysteriöser.

Ganz ähnlich erging es anderen Ärzten, die ein acht Wochen altes Baby mit Durchfall und Erbrechen vor sich hatten. Die Familie hielt Reptilien. Die erste Verdachtsdiagnose lautete deshalb: Infektion mit Salmonellen, denn diese Tiere beherbergen oft Salmonellen.

Einen Tag nach der Aufnahme ins Krankenhaus zeigte sich aber noch ein zweites, akut lebensbedrohlicheres Problem: Der Kleine hatte viel zu hohe Blutzucker- und Natriumwerte, die sich mit Infusionen nicht korrigieren ließen.

Normalerweise sorgen raffinierte Mechanismen im Körper dafür, dass der Natriumspiegel sehr konstant zwischen 135 und 145 (Millimol pro Liter Blutserum) bleibt, denn das ist lebenswichtig (→ Eine fatale Verwechslung). Zu tiefe oder zu hohe Natriumwerte schaden unter anderem dem Gehirn. Bereits bei einem Wert von 150 kann der Betroffene verwirrt sein und Kopfschmerzen oder Muskelschwäche bekommen. Etwa ab 155 kommt es zu epileptischen Krämpfen und schließlich zum Koma.

Am Tag nach der stationären Aufnahme hatte dieses Baby einen erschreckend hohen Natriumwert von 166.

Kurz darauf bekam es epileptische Anfälle. Sie waren so schwer, dass das Kind mehrere Tage lang künstlich beatmet werden musste und auf die Intensivstation kam. Wie sich herausstellte, waren mehrere Venen in seinem Gehirn mit Blutgerinnseln verstopft. Das führte zu schweren Hirnschäden. Sie äußerten sich zum Beispiel darin, dass das Kind keine Gegenstände mehr mit den Augen fixieren konnte. Versuchte es seinen Blick nach oben zu richten, wich ein Auge von der Blickrichtung ab.

Etwa eine Woche später bestätigte sich der anfängliche Verdacht auf Salmonellen-Infektion. Im Stuhl wurden Bakterien dieser Art entdeckt. Das Baby erhielt sechs Wochen lang ein Antibiotikum. Danach waren die Salmonellen im Stuhl verschwunden – aber die Durchfälle hörten trotzdem nicht auf. An manchen Tagen hatte der kleine Knirps 17 Mal am Tag Durchfall, gefolgt von massivem Wasserlassen; er bekam dann bis zu neun Liter Infusionen. Eine Magen-Darm-Spiegelung half bei der Diagnostik nicht weiter.

Auch die Natriumwerte in seinem Blut schwankten stark, was die Ärzte auf die Durchfälle und damit einhergehende Verluste schoben. Natrium ist Bestandteil von Natriumchlorid, dem Salz. Für den Körper ist dieses Element lebenswichtig. Es wird zum Beispiel gebraucht, um Nervenimpulse weiterzuleiten.

Inzwischen lag das Baby bereits zwei Monate im Krankenhaus, und noch immer war unklar, wieso es ständig Durchfall hatte. Deswegen wurde es in eine Universitätsklinik verlegt.

Nach vier Tagen dort hatte sich sein Natriumspiegel normalisiert. Der Kleine pinkelte jetzt auch normale Mengen an Urin. Insgesamt war sein Zustand deutlich stabiler. Dank dreier Medikamente hatte das Kind mittlerweile auch keine epileptischen Anfälle mehr.

Doch dann ging es plötzlich wieder los: Der Junge bekam abrupt massiven Durchfall, gleichzeitig stieg sein Natriumwert im Blut. Die Ärzte gaben ihm nur noch Infusionen ohne jegliches Natrium – trotzdem stieg der Wert weiter an, bis zu einem Gipfelpunkt von 214. Der Körper kann kein Natrium produzieren. Wie also war dieser Anstieg möglich?

Über das dünne Schläuchlein, das über die Nase bis in den Magen des Kindes führte, entnahmen die Ärzte mithilfe einer Spritze etwas Magensaft und ließen ihn im Labor analysieren. Die Natriumkonzentration darin betrug 1416, diejenige von Chlorid war ähnlich hoch. Im Stuhlgang lag der Natriumwert bei 896 und im Urin bei 337. Das Kind hatte also eine Salzvergiftung.

Höchst alarmiert überprüften die Ärzte den Natriumgehalt aller Medikamente und Infusionen, die der Knabe in den vorangegangenen 24 Stunden erhalten hatte – keine Auffälligkeiten. In den Ärzten keimte ein schrecklicher Verdacht. Aber wenn sie eins und eins zusammenzählten, blieb nur diese Möglichkeit.

Sie versiegelten die Nasensonde des Babys. Dann wurde das Kind mit Argusaugen überwacht. Keine 24 Stunden später war die erschütternde Diagnose klar: Munchausen by proxy (MBP). »By proxy« bedeutet: von einer nahestehenden Person.

Diese Erkrankung hat ihren Namen vom berühmten »Lügenbaron« Münchhausen (→ Hiobsbotschaften): Der Baron erfand die tollsten Geschichten, und genau das machen – meist – die Mütter der betroffenen Kinder. Nur sind diese Geschichten, im Gegensatz zu jenen des Barons von Münchhausen, nie zum Lachen. Für sechs bis zehn Prozent der betroffenen Kinder gehen sie sogar tödlich aus. Ca. sieben Prozent der Opfer kämpfen lange oder sogar dauerhaft mit Schäden. Und auch ihre Geschwister werden oft misshandelt. Durchschnittlich jedes vierte Geschwisterchen stirbt, mehr als die Hälfte davon hat ebenfalls »Krankheiten«, die möglicherweise extra »fabriziert« wurden.

Bei dem wenige Wochen alten Baby wurde die Mutter ertappt, als sie – mit einer Decke über den Schultern – die Nasensonde öffnete, um ihrem Kind eine extrem salzhaltige Lösung in den Magen zu spritzen. In ihrem Täschchen fanden die Ermittler Salztabletten, Flüssigkeit und Spritzen.

Dem Behandlungsteam in der Uniklinik war es verdächtig vorgekommen, dass der plötzliche Anstieg des Natriumwerts in tödliche Höhe erst begonnen hatte, als die Mutter des Babys eingetroffen war, um ihrem Kind beizustehen: Der kleine Knabe war nämlich zunächst in Begleitung seines Vaters in die Uniklinik verlegt worden. Die Mutter stieß mit vier Tagen Verspätung hinzu.

In etwa 75 Prozent der Fälle von »MBP«, wie die Krankheit abgekürzt wird, ist die Mutter die Täterin, in vier bis zehn Prozent der Vater, die restlichen Taten werden von Stiefeltern, Großmüttern, Pflegefachkräften oder anderen begangen. Oft sind diese psychisch kranken Angehörigen auf der Station ausgesprochen beliebt. Und meist haben sie erstaunlich gute medizinische Kenntnisse.

So wie die Mutter des Knaben mit dem vermeintlichen Rabson-Mendenhall-Syndrom. Bei ihm wurden die Ärzte schließlich misstrauisch, weil die Werte des C-Peptids nicht mit den Insulinwerten Hand in Hand gingen. Und weil während der Unterzuckerungsphasen jeweils die Mutter anwesend war.

Sie war übrigens Krankenschwester.

Gestellt wurde sie am Ende mithilfe von verdeckten Videoaufnahmen. Sie zeigten, wie sie ihrem Kind auf verschiedenen Wegen mehrere Substanzen gab. Sie spritzte ihm künstliches Insulin (das kein C-Peptid enthält) und gab ihm ein blutzuckersenkendes Medikament zum Schlucken, das die körpereigene Insulinausschüttung fördert. Beides zusammen erklärte die zuvor scheinbar unerklärlichen Blutzuckerkurven und Laborwerte. Außerdem verabreichte sie ihrem kleinen Sohn ein stark entwässernd wirkendes Medikament, von dem bekannt ist, dass es bei Frühgeborenen Nierenverkalkungen verursachen kann. Und weil das alles immer noch nicht zu genügen schien, gab sie ihrem Kind auch noch das Sexualhormon Progesteron. Daher rührte der unnatürliche Haarwuchs bei dem Kleinkind.

Wie häufig MBP ist, dazu gibt es nur vage Schätzungen, die mit 0,5 bis 2,8 Kindern pro 100.000 vermutlich zu tief liegen. Im Durchschnitt vergehen fast 22 Monate, bis die Behandler MBP erkennen – Monate, in denen das Kind wieder und wieder Untersuchungen und Tests ausgesetzt wird, von der Hirnwasser-Punktion bis zur Operation.

Ein betroffenes Kind beispielsweise verbrachte fünf Monate im Krankenhaus, musste 12 Eingriffe über sich ergehen lassen und bekam 27 Medikamente verschrieben – wegen einer Erkrankung, die es gar nicht gab. Ein weiteres Kind verlor deshalb acht Jahre Schulzeit, bei anderen verlangten die Mütter, dass ihr Kind einen Rollstuhl oder Hörgeräte benutzte, obwohl das völlig unnötig war.

Die Väter wissen typischerweise nichts von dem Missbrauch. Sie werden, wenn sie in den medizinischen Berichten überhaupt erwähnt werden, oft als klassische »Familienernährer« beschrieben, die vor allem ihrer Arbeit nachgehen. Auch Eheprobleme scheinen häufig zu sein.

Das erklärt aber nicht, weshalb jemand einem Kind solche Dinge antut. Eine Mutter in den USA vergiftete ihre beiden Kinder mit einem Blutdrucksenker: Ihre sechsjährige Tochter überlebte; ihr vierjähriger Sohn starb. Einem Dreijährigen spritzte die Mutter Fäkalien in den Infusionsschlauch. Er wäre fast gestorben.

Die Mütter scheinen die Zuwendung, Anteilnahme und Aufmerksamkeit zu genießen, die ihnen »dank« der Erkrankung ihres Kindes zuteilwird. So erklären die Mediziner das unverständliche Verhalten in groben Zügen. Manchmal stecken auch finanzielle Interessen dahinter, um über die Krankheit des Kindes Unterstützungsleistungen zu erhalten.

Fliegt die Tragödie endlich auf, ist das Kind im Durchschnitt bereits 2,7 Jahre alt. Ältere Kinder lassen sich teilweise »einspannen« und spielen das Theater mit, indem sie zum Beispiel bei einem Hörtest absichtlich falsche Antworten geben.

Oft, aber nicht immer, wird den Schuldigen anschließend das Sorgerecht entzogen – manchmal allerdings nur vorübergehend. Ein wenige Monate altes Baby beispielsweise kam in die Obhut seiner Großmutter. Es hatte innerhalb von 33 Tagen im Krankenhaus 14 unerklärliche Blutungen, an denen es manchmal fast erstickte. Letztlich konnten die Ärzte mithilfe der Blutgruppenanalyse und radioaktiv markierter roter Blutkörperchen beweisen, dass es sich um fremdes Blut handeln musste. Die Blutgruppe dieses Bluts glich derjenigen der Mutter.

Nach einem zweiten Gerichtsverfahren kam der kleine Junge jedoch zurück in die elterliche Fürsorge. Im Februar 1979 berichteten die behandelnden Ärzte in einem Fachartikel, dass es zu keinen weiteren unerklärlichen Blutungen mehr gekommen sei ab dem Moment, als sie die Eltern mit ihren Erkenntnissen konfrontiert hätten.

1980 war das Kind tot, laut Autopsie verstorben am plötzlichen Kindstod. Allerdings hatte der Knabe da bereits ein Alter, in dem der plötzliche Kindstod ziemlich ungewöhnlich ist.

Die Kinder, die das Ganze überstehen, tragen neben körperlichen Schäden oft auch psychische davon. Sie getrauen sich zum Beispiel nicht mehr ins Badezimmer, fürchten sich vor Kissen, würgen in der Badewanne ein Spielzeug, drücken anderen Kindern ihre Hände auf Nase und Mund, als wollten sie diese ersticken, oder verstecken sich wieder und wieder schlotternd vor Angst unter ihrem Bett.

Das Baby, das die Mutter mit Salz vergiftet hatte, trug schwere Hirnschäden davon. Bei dem Knaben mit dem vermeintlichen Rabson-Mendenhall-Syndrom normalisierten sich Blutzuckerwerte und Behaarung glücklicherweise rasch, kaum dass er von seiner Mutter getrennt war.

Der Junge mit den kleinen Pupillen

Einem Erwachsenen fehlt etwas, und sein Kind wird davon krank – das gibt es nicht nur beim eben beschriebenen Münchhausen-Syndrom, sondern auch unter anderen schlimmen Umständen.

Als sein Großvater ihn fand, war der Sechsjährige nicht mehr ansprechbar. Tief komatös lag das Kind da. Sein »Glasgow Coma Scale«, eine Skala von 0 bis 15 für die Tiefe des Komas, betrug nur noch 3. Sein Herz schlug wie wild, 145 Mal pro Minute. Auch die Atmung war – zunächst – viel zu schnell. 45 Mal holte der bewusstlose Knabe in einer Minute Luft, normal wäre in diesem Alter ein Puls von maximal 110 pro Minute und eine Atemfrequenz von höchstens 30 gewesen.

Die rasche Atmung verkehrte sich jedoch rasch ins Gegenteil: Nun wurden die Atemzüge langsamer und langsamer. Der Blutzuckerwert, so ergab die Laboruntersuchung, war bei dem Kind viel zu hoch, und der Sauerstoffgehalt in seinem Blut viel zu niedrig.

Sechs Tage zuvor war der Junge mit seiner Zwillingsschwester aus Haiti eingereist, um den Großvater in New York zu besuchen. Bereits im Flugzeug ging es ihm nicht gut: Er war so schläfrig, dass ihn die Flugbegleiter bei der Ankunft in einen Rollstuhl setzten und zum Ausgang fuhren. Weil er sich aber rasch erholte und im Weiteren gesund blieb, suchte der Großvater keinen Arzt mit ihm auf.

Den Medizinern auf der Notfallstation, wohin das komatöse Kind gebracht wurde, fielen seine stecknadelkopfkleinen Pupillen auf. So etwas kannten sie zum Beispiel von Drogenabhängigen, die Heroin konsumierten – eine Nebenwirkung aller Opiate. Dabei handelt es sich um Wirkstoffe, die chemisch dem Morphium verwandt sind.

Versuchsweise spritzten die Ärzte dem Kind eine Dosis Naloxon, das Opiat-Gegenmittel. Ohne Erfolg.

Sie versuchten es dann nochmals – und diesmal reagierte der Knabe. Seine verlangsamte Atmung beschleunigte sich. Mit einer Naloxon-Infusion kam das Kind auf die Intensivstation, wo es sich binnen zwölf Stunden erholte.

Offensichtlich hatte es also ein sogenanntes Opiat intus. Nebst dem Schmerzmittel Morphin zählt dazu zum Beispiel das Hustenmittel Codein, aber auch die Droge Heroin. Die Ärzte fahndeten im Urin des kleinen Patienten nach Spuren. Und sie fanden – das starke Schmerzmittel Oxycodon sowie das Hustenmittel Hydrocodon. Einen Hinweis darauf, wie das Kind zu diesen Arzneimitteln gekommen war, lieferte es anderntags: Im Stuhl schied der Knabe acht Tabletten aus, auf denen »10 mg Oxycodon« eingraviert war.

Eine Unterredung mit der Mutter in Haiti und dem Großvater vor Ort führte nicht weiter – aber ein Gespräch mit dem Sechsjährigen. Mithilfe eines Übersetzers berichtete der Kleine, dass er bei seinem Opa mehrfach »Pillen in einer weißen Hülle« habe schlucken müssen. Zurück in Haiti, habe seine Mutter in seinem Stuhl danach gesucht.

Die Daten der Einreisebehörde stützten seine Aussagen: Die Zwillinge waren im letzten halben Jahr häufig zwischen Haiti und New York, wo der Großvater lebte, hin- und hergeflogen – was sowohl dieser als auch die Mutter jedoch bestritten.

Offenbar missbrauchten beide das Kind als Drogenkurier. Dabei hatte sich eine Verpackung während der Darmpassage aufgelöst, sodass der Knabe die Wirkstoffe aufnahm.

Als Ärzte des Kinderkrankenhauses in Philadelphia 2005 von diesem traurigen Fall berichteten, war es der bisher jüngste Fall von »body packing«. Zwischenzeitlich berichteten iranische Ärzte von einem neuen, traurigen Tiefpunkt. Der jüngste

»Body Packer«, der dort im Loghman Hakim Hospital in Teheran aufgenommen wurde, war erst zwei Jahre alt.

Beim »body packing« betätigen sich Personen als Drogenkuriere, indem sie verpacktes Heroin, Kokain, Haschisch, Amphetamine oder andere Drogen schlucken. Besonders gefährlich ist Kokain, weil es dafür kein Gegenmittel gibt.

Zum ersten Mal wurde diese Transportmethode 1975 in der medizinischen Fachliteratur beschrieben, 2003 berichteten Mediziner erstmalig von Kindern als (am Zoll unverdächtigeren) Body Packern: einem 12-Jährigen mit 84 Heroin-Päckchen in den Gedärmen und Blutungen aus dem After sowie einem bewusstlosen 16-Jährigen mit 53 Päckchen – eines war gerissen.

Beim »body stuffing« oder »body pushing« werden die Drogen nicht geschluckt, sondern in die Ohren gestopft, in die Vagina oder in den Enddarm. Geht die Verpackung, die oft aus Latexhandschuhen, Luftballons oder Kondomen besteht, kaputt oder verstopft die Ladung den Darm, geraten die Kuriere in Lebensgefahr. Die Symptome sind vielfältig: plötzlicher Zusammenbruch auf der Straße, epileptische Anfälle, Bauchschmerzen oder Angstzustände können zum Beispiel darauf zurückzuführen sein. Auch Verletzungen der Atemwege durch die Päckchen oder Magenblutungen zählen zu den Komplikationen.

Meist scheiden die Body Packer die riskante Fracht binnen 30 Stunden aus. Die Passage kann jedoch bis zu sieben Tage dauern, weil sie oft Medikamente nehmen, um den Darm zu bremsen – damit sie die Drogen nicht vorzeitig, etwa im Flugzeug-WC, verlieren. Am besten, aber längst nicht immer, ist die Fracht im Körper auf einem Röntgenbild zu erkennen.

Schätzungen zufolge bekommen zwar höchstens 7 von 100 Body Packern Probleme, aber wenn, dann endet es oft tödlich: Bis zu 56 Prozent der Betroffenen sterben. In bis zu 5 von 100 Fällen müssen Chirurgen die Päckchen herausholen, weil sie steckenbleiben.

Die »harmloseste« Variante eines kindlichen Drogenkurierdiensts sind Fünfjährige, die alleine im Flugzeug reisen und in ihrem Koffer ein Kilo Heroin mitführen, so geschehen 2001 in einem Flugzeug von Kolumbien in die USA.

Der besagte Sechsjährige in New York hatte Glück im Unglück. Ohne rechtzeitige Therapie wäre er indes am Atemstillstand verstorben. Die Ärzte schalteten daraufhin die Fürsorge ein, die sich der Zwillinge annahm. Was aus ihnen wurde, ist nicht bekannt.

Das Kleinkind mit dem großen Penis

Ausgerechnet in der von Nonnen geführten Schule sprossen den Kindern die Brüste. Nicht den pubertierenden Mädchen. Sondern den Drei-, Vier-, Fünfjährigen.

Die Eltern hatten den Arzt erstmals auf das Problem aufmerksam gemacht. Sie berichteten ihm von einer Vierjährigen sowie elf weiteren Knaben und Mädchen im Alter von sechs bis sieben, bei denen sich die Brüste vergrößert hatten.

Zusammen mit einem Kinderarzt der lokalen Gesundheitsbehörde besah sich der Doktor alle 213 Jungen, die damals in den Jahren 1977/78 entweder den Kindergarten oder die Schule an der Via Folli bei Mailand besuchten. Außerdem untersuchten sie dort 110 Mädchen bis zum Alter von sieben Jahren. Die beiden Ärzte sahen vergrößerte Brüste en masse.

Bei den Drei- bis Fünfjährigen waren 29 Prozent der Jungen und 21 Prozent der Mädchen betroffen, bei den sechs- bis zehnjährigen Jungen sogar über die Hälfte, von den sechs- bis siebenjährigen Mädchen hatten fast 70 Prozent schon Kurven – deutlich mehr als die Kinder an fünf anderen Schulen, die als Vergleich herangezogen wurden.

Als Nächstes bekamen die Mütter einen Fragebogen zugesandt: Ob bei den Geschwistern das Gleiche festzustellen sei, wollten die Ärzte wissen.

Nein, lautete die übereinstimmende Antwort.

Also war der Grund wohl in dieser Privatschule zu suchen. Der Verdacht fiel auf das Fleisch, das den Kindern zum Mittagessen serviert wurde. Möglicherweise enthielt es Östrogene, also weibliche Geschlechtshormone. Doch der Nachweis konnte nicht erbracht werden, denn es war nichts mehr davon zu finden, das noch hätte analysiert werden können. Im Leitungswasser, im Speiseöl und in einer Knetmasse, mit der die Kinder viel modellierten, waren jedenfalls keine Östrogene zu finden.

Die Schule suchte sich daraufhin einen anderen Fleischlieferanten, und nach durchschnittlich drei bis vier Monaten sahen die Brüste aller Kinder wieder so aus, wie es sich in diesem Alter gehört.

Die »epidemische Brustvergrößerung«, wie das Phänomen in Fachartikeln bezeichnet wurde, rief Gesundheitsfachleute in Italien auf den Plan. Sie analysierten 450 Proben aus Babynahrung. 150 davon hatten eine östrogenähnliche Wirkung auf die Gebärmutter von Mäusen, die als Versuchstiere herhalten mussten.

Stichprobenartig gingen die Wissenschaftler dem näher auf den Grund. Mehrmals fanden sie Diethylstilbestrol (DES) in den Proben. Diese Substanz wirkt ähnlich wie Östrogen und wurde früher als Arzneimittel verordnet – bis die Mediziner merkten, dass sie krebserregend wirkt und beim Embryo zu Fehlbildungen führen kann.

Auch in der Tiermast wurde DES jahrzehntelang geschätzt wegen seiner muskelaufbauenden und »leistungsfördernden« Wirkung. Die Tiere verwerteten das Futter damit besser und legten schneller an Gewicht zu.

In der EU ist die Hormonmast seit den 1980er Jahren jedoch verboten. Nicht aber in anderen Ländern.

In Puerto Rico schreckten Mediziner auf, weil Anfang der

1980er Jahre hunderte von Kindern dort viel zu früh Hormonschübe bekamen. Darunter waren fast 300 Mädchen zwischen 4 und 24 Monaten. Auch dort fiel der Verdacht auf das – von den Kindern selbst oder ihren stillenden Müttern – verzehrte Fleisch. Entsprechende Analysen lieferten solche Hinweise, die Hormonwerte waren teilweise stark erhöht.

Doch nicht immer waren die Tiermäster schuld. In den USA wuchs Mitte der 1950er Jahre bei einem Vierjährigen die Brust. Seine Mutter arbeitete in einer pharmazeutischen Firma und packte dort Stilbestrol-Pillen für Tiere ab. Stilbestrol ist chemisch verwandt mit DES: Der Staub an der Kleidung der Frau wirkte bei ihrem Kind.

Auch in Chile begann bei mehreren Babys plötzlich der Penis zu wachsen. Ihre Mütter hatten ihnen gegen Windelausschlag Salbe auf den Po gestrichen – nicht ahnend, dass das als harmlos geltende Produkt hormonähnliche Wirkungen entfaltete.

Bei mehreren Kindern in den USA sprossen Mitte der 1980er und Anfang der 1990er Jahre plötzlich die Brüste – wegen östrogenhaltigen Haarpflegemitteln. Ein dreieinhalbjähriges Mädchen, das Anfang der 1960er Jahre wegen Tuberkulose im Krankenhaus behandelt wurde, bekam plötzlich Vaginalblutungen, neben anderen Zeichen der Pubertät. Der Grund war eine Verunreinigung eines Anti-Tuberkulose-Medikaments mit DES.

Und bei einem fast zweijährigen Jungen in den USA erreichte der Penis die stattliche Länge von sieben Zentimetern. Das Kind litt an einem Hautekzem, das mit einer kortisonhaltigen Salbe behandelt wurde. Sie war in einer Apotheke verkauft worden und mit dem männlichen Geschlechtshormon Testosteron verunreinigt.

Pharma-Staub auf den Kleidern, DES im Fleisch oder in Tabletten, Pomade mit Hormonen – das ist alles lange her. In Pharmafirmen tragen die Mitarbeiter heute Schutzkleidung,

DES ist seit langem verboten, und östrogenhaltige Haarpflegemittel schmiert heute wohl auch niemand mehr seinem Kind auf den Kopf oder den Po.

Also auch keine Fälle von vorzeitigem Pubertätsbeginn mehr? Von wegen. Heutzutage sorgen die Eltern selbst für die Hormonschübe bei ihren Kindern, wie die folgenden Fälle zeigen.

Im Alter von nur sechseinhalb Monaten waren dem Baby Schamhaare gewachsen. Anfangs hell, wurden sie allmählich immer dunkler. Auch sein Penis begann zu wachsen und entwickelte sich immer mehr zum reifen Organ. Was die Mutter überdies beunruhigte waren die zahlreichen Erektionen bei ihrem Sohn. Im Alter von 16 Monaten, als der Penis des kleinen Mannes bereits acht Zentimeter lang war, überwies ihn der Kinderarzt deshalb zur Abklärung an die Hormonspezialisten.

Mediziner nehmen solche Zeichen einer viel zu früh einsetzenden Pubertät ernst. Denn dahinter kann sich zum Beispiel ein bösartiger Tumor verbergen oder eine genetisch bedingte Erkrankung.

Bei diesem bereits 90 Zentimeter großen Kind fanden die Ärzte zum Glück keine Hinweise auf solche schweren Krankheiten. Das Röntgenbild zeigte aber, dass seine Knochen auf 28 Monate vorgealtert waren – die typische Wirkung von Geschlechtshormonen. Sie kurbeln zuerst das Wachstum an, sorgen dann aber dafür, dass sich die Wachstumsfugen an den Knochen schließen und der Körper nicht mehr weiterwächst. Abgesehen von diesem Röntgenbefund aber: keine Chromosomendefekte, eine normale Schilddrüsenfunktion, normale Blutwerte – bis auf den Testosteronspiegel. Der war mindestens sechsfach höher als üblich.

Nun hätte eine Ultraschalluntersuchung des Bauchs und der Hoden folgen sollen, um sicherzugehen, dass auch dort kein Tumor wächst. Doch die Eltern erschienen mit ihrem Kind vier Monate lang nicht zum Termin.

Als sie das nächste Mal auftauchten, hatte der Sprössling fast keine Schambehaarung mehr, und die Erektionen hatten sich gelegt. Sein Penis hingegen war unverändert groß.

Bereits bei der ersten Konsultation hatte der Arzt wissen wollen, ob die Eltern das Kind mit irgendwelchen Salben oder Cremes behandelten. Damals hatten beide verneint. Nun hakte er nochmals nach. Da fasste sich der Vater ein Herz.

Um seiner Libido nachzuhelfen, gestand er dem Arzt, bestreiche er seine Schultern, die Brust und den Rücken seit einem Jahr zweimal täglich mit einem Testosteron-Gel. Sein Hausarzt habe bei ihm die Diagnose Depression gestellt und dazu geraten. Das Gel mit dem männlichen Geschlechtshormon sollte ihm wieder auf die Sprünge helfen.

Sein Sohn schlief bei den Eltern im Bett. Oft umarmte der Vater ihn, während der Kleine auf der nackten Brust des Vaters lag – und dabei etwas vom Gel über die Haut aufnahm.

Nachdem der Vater erfahren hatte, dass der Testosteronwert bei seinem Sohn zu hoch war, las er die Packungsbeilage seines Gels und kombinierte richtig. Fortan musste das Kind in seinem eigenen Bettchen schlafen, und der Vater zog sich Kleidung über, bevor er es auf den Arm nahm.

Ein 62-jähriger Mann in Belgien wiederum benutzte ein Testosteron-Gel als »Anti-Aging-Therapie«. Die Folge: Bei seiner Frau wurde die Menstruation unregelmäßig und ihre Körperbehaarung vermännlichte. Außerdem masturbierte seine zweieinhalbjährige Tochter ständig, überdies wuchsen ihre Klitoris und die Schamhaare.

Mehr Libido, mehr Muskeln, mehr Tatkraft – das erhoffen sich viele Männer vom Testosteron. Ihre Kinder leiden je nachdem manchmal dann schon mit knapp drei Jahren an Akne. Oder sie kommen ins MRI, weil die Ärzte befürchten, der kleine Patient habe einen Hirntumor.

Was die meisten Väter nicht wissen: Nicht einmal zehn Prozent der Erektionsstörungen gehen auf einen Testosteronmangel zurück. Und mit der Libido stehen die Testosteronwerte sowieso kaum im Zusammenhang. Trotzdem besorgen sich viele Männer das Hormon – teilweise sogar aus dubiosen Quellen über das Internet.

Die Testosteron-Präparate sind beliebt. So beliebt, dass es Väter gibt wie denjenigen eines Knaben in den USA, die einfach nicht davon lassen können. Bei der ersten Untersuchung war der Testosteronwert seines Kindes rund sechsfach erhöht. Der Vater wusste, dass dies von seiner Testosteron-Creme herrührte.

Als sein fünfjähriger Sohn zur Nachkontrolle kam, war sein Hormonspiegel rund 14 Mal so hoch wie bei Kindern üblich. Das Kind wuchs rund zwölf Zentimeter pro Jahr, hatte eine Schambehaarung wie ein 13-Jähriger und einen Penis von acht Zentimetern Länge.

Und der Vater? Der strich die Creme – nach kurzer Unterbrechung – weiter auf, um seine Kraft und Libido zu stärken.

Ein paar Züge zu viel

Das Gehirn von Teenagern funktioniert bekanntermaßen manchmal nicht so, wie man es als Erwachsener erwarten würde. In der Adoleszenz sind dort Umbaumaßnahmen im Gang. Sie sind teilweise stärker als jede Vernunft. Trotzdem ist es nicht immer dem Heranwachsen zuzuschreiben, wenn Teenagern plötzlich komisch zumute wird. Zur Warnung an alle Kids und ihre Eltern hier etwas, das übel ausgehen kann.

Die Häufung war rätselhaft: Gesunde junge Menschen, die mit ihren Freunden chillten, danach plötzlich komische Symptome zeigten und bewusstlos wurden. Innerhalb von sechs Monaten brachte die Ambulanz vier solcher Patienten ins St. Galler Kantonsspital. Manche waren in beängstigendem Zustand.

Eine 18-Jährige beispielsweise hatte mit ihren Freunden etwa eine Stunde lang in einer Lounge zusammengesessen. Beim Verlassen der Lokalität bekam sie zunächst starke Kopfschmerzen, verspürte Kribbelgefühle an ihrem Körper und sah nur noch verschwommen. Dann brach sie zusammen.

Als die Ambulanz eintraf, war die junge Frau noch immer tief bewusstlos. Auf dem »Glasgow Coma Scale« erzielte sie nur die minimale Anzahl von 3 (bei 15 möglichen) Punkten – Zeichen einer schweren Hirnschädigung.

Aber rund 15 Minuten später war der Spuk vorüber: Die Patientin kam wieder zu Sinnen. Alle Reflexe funktionierten. Ihr Herz schlug normal. Auch die computertomografischen Aufnahmen ihres Gehirns zeigten nichts Auffälliges. Nach vier Stunden war sie so weit genesen, dass sie nach Hause konnte.

Einem 21-Jährigen erging es nicht viel besser. Nach einem mehrstündigen Besuch bei Freunden wurde ihm übel; er klagte über Kopfschmerzen. Dreimal kollabierte er auf dem Heimweg, dann riefen seine Begleiter die Ambulanz zu Hilfe. Im Spital machte er einen seltsam teilnahmslosen und langsamen Eindruck. Zwei Stunden später war der junge Mann aber wieder wohlauf und verließ das Krankenhaus.

Nicht nur in der Schweiz, auch aus anderen Ländern berichteten Ärzte von jungen Menschen, die aus zunächst unerklärlichen Gründen plötzlich bewusstlos zusammenklappten. Manche waren vorgängig verwirrt gewesen, konnten nicht mehr klar sprechen, und sie atmeten schneller als sonst. Die häufigeren Ursachen für eine plötzliche Bewusstlosigkeit – Blutdruckabfall, Unterzuckerung, Herzrhythmusstörungen, Hirnblutungen oder auch Epilepsie – schieden bei ihnen aus. Das ergaben die jeweiligen Untersuchungen.

Den entscheidenden Hinweis lieferte bei allen Erkrankten

schließlich die Analyse des Blutes aus einer Arterie. Genauer: die Bestimmung des sogenannten »Carboxy-Hämoglobins« im Blut.

Normalerweise bindet der rote Blutfarbstoff (Hämoglobin) den Sauerstoff an sich, der in der Lunge aufgenommen wird, und transportiert ihn zu den Organen, die ihn benötigen. Bei diesen Patienten aber hatte sich anstelle von Sauerstoff Kohlenmonoxid (CO) an den Blutfarbstoff geheftet.

Dieses farb- und geruchlose Gas entsteht, wenn kohlenstoffhaltige Substanzen unvollständig verbrennen. Eingeatmet, heften sich die CO-Moleküle dermaßen fest an den Blutfarbstoff, dass der Sauerstoff keine Chance hat, mitgenommen zu werden – das Blut bringt also Kohlenmonoxid statt des lebenswichtigen Sauerstoffs zu den Geweben. CO bindet sich rund 200 bis 300 Mal stärker an den roten Blutfarbstoff als Sauerstoff. Die Folge: Die Organe, allen voran der Sauerstoff-Großverbraucher Gehirn, leiden an Sauerstoffmangel.

Bei der 18-Jährigen war rund ein Viertel ihres roten Blutfarbstoffs mit Kohlenmonoxid beladen. Normal wären fünf Prozent, allerhöchstens zehn Prozent bei starken Rauchern, denn auch Tabakrauch enthält Kohlenmonoxid. Sogar fast 30 Prozent betrug der Wert des Carboxy-Hämoglobins bei dem 21-Jährigen. Er hatte eine schwere CO-Vergiftung.

Den Grund dafür gaben nicht alle Betroffenen sofort preis. Sie hatten zuvor, meist im Kreis ihrer Freunde, Wasserpfeife geraucht. Ein Ritual, das viele für harmlos halten – harmloser jedenfalls als Zigaretten. Ein Fehlschluss.

Beim Rauchen der Wasserpfeife wird der Tabak mithilfe von Kohle verbrannt. Dabei inhaliert der Raucher außer Nikotin, Teer und anderen giftigen Substanzen auch mindestens die dreifache, womöglich aber sogar mehr als die zehnfache Menge an Kohlenmonoxid, verglichen mit dem Rauchen von Zigaretten.

Auf die Diagnose zu kommen, ist nicht so einfach. Denn die laut Lehrbüchern typische kirschrote Hautfarbe bei der Kohlenmonoxid-Vergiftung ist nur bei den wenigsten Patienten zu sehen. Untersucht man den Sauerstoffgehalt im Blut der Patienten mit den üblichen kleinen »Pulsoximetern«, die über eine Fingerspitze gestülpt werden, kann alles bestens erscheinen. Deshalb sollte die Messung an etwas Blut aus einer Arterie erfolgen – wobei der Gehalt an Carboxy-Hämoglobin im Blut nicht unbedingt das Ausmaß der Schädigung vorhersagt.

Die Behandlung besteht darin, den Patienten viel Sauerstoff einatmen zu lassen, in schweren Fällen in einer Überdruckkammer. Im erhöhten Umgebungsdruck löst sich rund 20 Mal so viel Sauerstoff im Blut wie bei Normaldruck, was den Sauerstoffmangel im Gewebe rasch behebt.

Hat der Betreffende Glück – wie die beiden erwähnten Patienten in St. Gallen – übersteht er die akute Vergiftung unbeschadet. Vermutlich bleiben deshalb auch viele solcher Kohlenmonoxid-Vergiftungen unentdeckt.

Einige Wasserpfeifen-Raucher jedoch verspürten noch mehrere Wochen lang Beschwerden wie etwa Kopfschmerzen.

Ab-Berufen

Dass Dachdecker, Skirennfahrer und Pferdetierärzte riskante Berufe haben, belegt die Statistik. Aber auch bei anderen Arbeiten lauern Gefahren, von denen die Betroffenen leider oft erst erfahren, wenn es (fast) zu spät ist.

Der Bauer mit den gelben Händen

Die Hände verraten viel über einen Menschen. Rote Handinnenflächen können zum Beispiel ein Alkoholproblem anzeigen, uhrglasförmig veränderte Fingernägel eine Lungenerkrankung. Aber gelbe Hände?

Die Ernte war eingebracht, das Silo auf dem Hof mit frisch gehäckseltem Mais gefüllt. Aber da war etwas kaputt im Silobehälter, das repariert werden musste. Also entlüftete der 60-jährige Landwirt das Silo am nächsten Tag und stieg hinab. Sieben Stunden später befand er sich im Kantonsspital im schweizerischen Frauenfeld. Seine Handflächen waren gelb verfärbt, aber das war nicht der Grund für die Notaufnahme. Besorgniserregend war, dass er nicht genügend Luft bekam. In seinen Lungen rasselte es, der Sauerstoffgehalt in seinem Blut war viel zu tief. Sein Zustand: ernst, aber verglichen mit drei Berufskollegen im kanadischen Ontario hatte dieser Landwirt noch Glück.

Dort war der Ernte zunächst eine Trockenperiode vorausgegangen, gefolgt von viel Regen. Zudem hatten die Farmer den Boden gut gedüngt – eine todbringende Kombination für die drei Männer: Der erste stieg am Tag nach dem Befüllen des Betonsilos noch einmal dort hinein, weil er den ungleichmäßig verteilten Maishäcksel ebnen wollte. Aufs vorangehende Belüften hatte er verzichtet. Als er nach 30 Minuten nicht zurück war, kletterten zwei Kollegen zu ihm hinab. Keiner kam lebend wieder heraus. Als die Sanitäter eintrafen, bemerkten sie einen stechenden Geruch, doch sie waren zu beschäftigt, um dem nachzugehen.

Den gleichen Geruch nahmen auch die Holstein-Kühe auf einer anderen Farm wahr. Der Silobehälter neben ihrem Stall war in der Woche zuvor mit Mais gefüllt worden. In welcher Gefahr die 30-köpfige Herde schwebte, merkte ihr Besitzer erst, als es fast zu spät war. Er hatte die Nacht über die Stalltüren geschlossen, und der Stall war schlecht belüftet. Am nächsten Morgen waren acht Kühe schwer krank: Sie fraßen nicht mehr, waren apathisch, ihr Milchfluss versiegte, und sie gaben beim Atmen grunzende Laute von sich oder japsten nach Luft. Betroffen waren mehrheitlich jene Tiere, deren Platz dem Silo am nächsten lag. Sie hatten die »Silo-Füller-Krankheit«, genau wie der Landwirt im Thurgau. Auch Hühner, Schweine und Vögel wurden schon Opfer dieser Erkrankung.

Grund dafür sind Gärprozesse, die nach dem Einfüllen der Silage einsetzen. Innerhalb von Stunden (und bis zu zwei Wochen danach) verbindet sich Sauerstoff aus der Luft chemisch mit dem Stickstoff in den Pflanzen. Dabei entsteht Stickstoffdioxid (NO_2). Je nachdem, wie viel Nitrat die Pflanzen enthalten, bildet sich mehr oder weniger dieses giftigen Gases. Am höchsten ist der Nitratgehalt in Gräsern, gefolgt von Mais. Erhöht wird die Nitratkonzentration zum Beispiel durch starke Düngung und Trockenheit, gefolgt von Regen.

Weil NO_2 schwerer ist als Luft, sammelt sich das – je nach

Konzentration gelblich bis rot-bräunliche – Gas knapp über dem Silagegut an. Deshalb hatten sich die Handflächen des Bauern gelb verfärbt.

Der Geruch von NO_2 erinnert an Bleichmittel, doch wenn man ihn wahrnimmt, kann es schon zu spät sein. Hohe Konzentrationen machen binnen Minuten handlungsunfähig, weil das Gas den lebenswichtigen Sauerstoff aus der Luft verdrängt und zum Ersticken führt wie bei den Männern in Kanada.

Gleichzeitig läuft eine chemische Reaktion ab: Das eingeatmete NO_2 reagiert mit dem Wasser in der Lunge und bildet Salpetersäure. Sie greift das Lungengewebe an. So kommt es – manchmal mit über einem Tag Verzögerung – zur Entzündung und zum Lungenödem, was sich in Husten, Atemnot wegen Sauerstoffmangel, Brustschmerzen und Fieber äußern kann. Etwa einer von fünf Patienten stirbt am Lungenversagen. Selbst wenn ein Patient die erste Phase übersteht, ist er nicht vor (teils chronischen) Schäden gefeit, denn manchmal kommt es nach einer Erholungsphase zu einem zweiten Schub.

Der Landwirt mit den gelben Händen hatte Glück: Er bekam anfangs Sauerstoff zum Einatmen und vier Wochen lang ein Kortisonpräparat. Bei einem Lungentest neun Wochen später war alles gut. Und auch die Kühe in Kanada erholten sich. Zwei ungeborene Kälbchen jedoch starben im Mutterleib ab.

Die Win-win-Therapie

Menschen mit überwiegend sitzenden Tätigkeiten erwarten dagegen ganz andere Leiden. Betroffen sind von der im Folgenden beschriebenen Erkrankung ganz besonders diejenigen, die gut bezahlte Jobs haben. Ärzte gehören hier zur Risikogruppe. Und für einmal können sich die weniger gut Verdienenden ins Fäustchen lachen – solange sie keine Lkws fahren müssen …

Zum ersten Mal berichtete 1978 ein Arzt aus dem US-Bundesstaat New Jersey über die neuartige Erkrankung. Zwei seiner Patienten waren schmerzhaft davon betroffen. Er vermute, schrieb der Doktor, dass die Erkrankung eine hohe Dunkelziffer habe. Das Gute daran: Sie lasse sich einfach behandeln. Und einmal erkannt, erspare man den Patienten aufwendige Untersuchungen.

Einer der beiden Patienten litt bereits seit acht Jahren daran. Die Schmerzen kamen und gingen, vom Kreuz und von der Rückseite des rechten Oberschenkels strahlten sie aus, nach oben in die Lendenwirbelsäule und hinab in die rechte Wade. Gelegentlich wurde sogar die Außenseite seines rechten Fußes taub. Die Muskelreflexe an seinen Beinen funktionierten, der 35-Jährige spürte auch, wenn man ihn am Bein berührte, insofern schien alles intakt.

Der zweite Patient, ein 52-jähriger Mann, war eigentlich zur Kontrolle nach einer überstandenen Psychose gekommen. Nebenbei erwähnte er seine Schmerzen, die ihn seit 14 Monaten plagten. Bei ihm waren die Schmerzen linksseitig, von der Pobacke bis hinunter in die Kniekehle. Am meisten litt er, wenn er beruflich lange Strecken Auto fahren musste, was in letzter Zeit häufiger vorkam. Eine frühere Behandlung beim Chiropraktiker hatte rein gar nichts gebracht. Bandscheibenvorfall, lautete die Verdachtsdiagnose – ein Trugschluss.

Bei der neurologischen Untersuchung fand der Arzt nichts Ungewöhnliches. Lediglich eine Stelle am linken Gesäß schmerzte beim Draufdrücken etwas.

Kaum war der Bericht des Arztes veröffentlicht, meldete sich ein Orthopäde aus Pennsylvania in einem Leserbrief zu Wort: Er habe reihenweise Kranke mit ganz ähnlichen Problemen in der Praxis. Alle Betroffenen klagten über ischiasartige Schmerzen das rechte oder linke Bein hinab, ohne dass sich dafür ein medizinischer Grund habe finden lassen – kein Bandscheibenvorfall, keine Nervenerkrankung, kein Problem an der Wirbelsäule oder anderes mehr. Nun frage er – dank des Hinweises dieses Kollegen aus New Jersey – die Patienten nach ihrem Portemonnaie.

Mit den Jahren fanden die Ärzte immer mehr Details über dieses neuartige Syndrom heraus: Betroffen waren vor allem Patienten, die sitzende Tätigkeiten ausübten. Auch viele LKW-Fahrer litten daran, vor allem solche, die bei der Arbeit enge Jeans trugen. Doch es traf auch Ärzte.

Einer davon outete sich 1984 und beschrieb, wie es bei ihm zur Erkrankung gekommen war. Während seines Studiums hatte der angehende Mediziner noch keinerlei Beschwerden an den Beinen verspürt. Die Probleme begannen erst nach dem Studium: brennende Schmerzen, bei ihm nicht an der Rückseite des Oberschenkels, sondern vorne und seitlich. Am schlimmsten war es beim Autofahren. Die Pein dauerte monatelang – bis der Mediziner auf die Idee kam, sein dickes Portemonnaie aus der vorderen Hosentasche zu nehmen. Aus Sorge vor Taschendieben hatte er es immer dort bei sich getragen. Während des Studiums war es noch dünn gewesen, inzwischen aber hatte es eine beachtliche Dicke.

Mit dem Argument »Gesundheit ist mehr wert als Geld« steckte er das Etui fortan in die hintere Hosentasche – und schonte so den Hautnerv, der zuvor vorne davon gequetscht worden war, wohlwissend, dass die »Kreditkarten-Etui-Ischialgie« auch von den hinteren beiden Hosentaschen ihren Ausgang nehmen kann. Die ersten beiden Patienten hatten nämlich genau daran gelitten. Beide waren innerhalb von vier Wochen dauerhaft geheilt, nachdem sie ihr Kreditkarten-Etui aus der hinteren Hosentasche genommen hatten.

Eine sehr einfache Therapie – zur beiderseitigen Zufriedenheit – schlug übrigens der Orthopäde vor: Er riet, dick auftragende Geldscheinbündel aus dem Portemonnaie des Patienten herauszunehmen und ins eigene Portemonnaie zu stecken. Allerdings, schloss er, verspüre nun er diesen schrecklichen

Schmerz: vom Portemonnaie in der rechten Gesäßtasche bis hinunter in die Zehenspitzen.

Der Geschäftsmann, der erfolgreich sein wollte

Die Karriere zu intensiv voranzutreiben kann nicht nur wegen des daraus resultierenden dicken Portemonnaies und den damit verbundenen Nervenschäden ungesund sein. Gewisse Geschäftsbräuche machen auch ganz schön müde.

Das zeigte sich bei einem Geschäftsmann, der in Taiwan arbeitete. Er wollte Karriere machen. Seit einiger Zeit aber schwächelte der 48-jährige Mann. Müde fühlte sich der Verkaufsleiter und Marketingmanager. Wenn er sich anstrengte, geriet er zunehmend rascher außer Atem.

Schuld daran waren weder sein Bluthochdruck noch sein Diabetes. An beidem litt er schon länger und wurde auch dagegen behandelt. Also ein Burnout? Mitnichten.

Die Ursache seiner körperlichen Erschöpfung war eine Blutarmut. Das hatte ein Hausarzt festgestellt.

Die differenzierte Blutanalyse ergab, dass der Grund dieser Blutarmut Eisenmangel war. Eisen braucht der Körper, um den roten Blutfarbstoff herzustellen. Dieser kann den Sauerstoff in der Lunge aufnehmen und an die Körperzellen abgeben. Fehlt dem Körper Eisen, fehlt ab einem gewissen Punkt also auch der Nachschub an rotem Blutfarbstoff, dem Hämoglobin (Hb).

Nicht ungewöhnlich ist eine Blutarmut zum Beispiel bei Frauen, die jeden Monat viel Eisen mit ihrer starken Menstruation verlieren. Aber ein 48-jähriger Mann mit einem Hb-Wert von nur noch 6,2 Gramm pro Deziliter Blut? Das weckte bei den Ärzten Verdacht.

Normal wäre mindestens ein doppelt so hoher Wert gewesen.

Der Patient hatte zwar eine Thalassämie, also eine genetisch bedingte Erkrankung, bei der die Hämoglobinbildung gestört ist. Die sehr leichte Form der Thalassämie, unter der dieser Mann litt, erklärte aber seine massive Blutarmut nicht.

Entweder nahm sein Darm zu wenig Eisen auf, oder der Mann verlor irgendwo Blut, zum Beispiel wegen eines bösartigen, blutenden Tumors im Darm.

Zuerst befragten die Ärzte ihn eingehend: Fieber? Durchfälle? Blähungen? Dunkler Urin? Schwarzer Stuhlgang? Vegetarische Ernährung? Er verneinte.

Dann folgten die Untersuchungen. Seine Leber-, Nieren- und Schilddrüsenwerte waren in Ordnung, ebenso der Urin. Eine Bleivergiftung hatte er nicht, auch keine Hepatitis. Und die Werte zweier Tumormarker, die auf Magen- oder Darmkrebs hinweisen können, waren nicht erhöht.

Nun folgten eine Magen- und eine Darmspiegelung – ohne wesentlichen Befund. Kein Krebs, keine blutenden Adern, keine Glutenunverträglichkeit (Zöliakie), bei der die Aufnahme von Eisen im Darm sinkt. Eine leichte Magenschleimhautentzündung hatte der Patient, minimalen Magensaft-Reflux und kleine Hämorrhoiden. Nichts davon aber erklärte seine starke Blutarmut.

Um mögliche kleine Tumoren im Bauch zu finden, wurde der müde Mann zuletzt noch im Computertomografen geröngt. Doch der Grund für seine Blutarmut blieb ein Rätsel.

Schließlich kam jemand auf die Idee, ihn nach seinen Trinkgewohnheiten zu fragen. Tee, antwortete der Verkaufsmanager. Er hatte den ganzen Tag mit verschiedenen Kunden zu tun. Und er wollte seine Karriere vorantreiben. Deshalb pflegte er die taiwanesische Tradition, grünen Tee zu trinken, während er mit seinen Kunden verhandelte.

Seit etwa 20 Jahren trank der Mann von Montag bis Freitag täglich mehr als 1,5 Liter davon. Jetzt war die Sache klar.

Substanzen im Tee (und auch im Kaffee), die sogenannten Polyphenole, hemmen die Aufnahme von Eisen im Darm. Das wissen die Mediziner seit 1975. Schwarzer Tee übertrifft in dieser Hinsicht übrigens den grünen. Im Experiment ließen Forscher Testpersonen frühstücken und dazu schwarzen Tee, Kaffee oder Orangensaft trinken. Mit Saft zum Frühstück nahmen sie 0,4 Milligramm Eisen auf, mit Kaffee 0,16 und mit Tee nur 0,07 mg. Deshalb wird empfohlen, Tee frühestens eine Stunde nach einer Mahlzeit zu trinken.

Die Ärzte verabreichten dem Geschäftsmann drei Eiseninfusionen, rieten ihm zum Teestopp und gaben ihm ein Eisenpräparat zum Einnehmen – worauf sein Hämoglobinwert in rund zwei Monaten auf 11,2 (g/dl) stieg.

Dann aber sank der Wert wieder – er hatte seine alte Gewohnheit wieder aufgenommen. Der Tee regte ihn an. Und er sei nicht bereit, noch einmal aufs Teetrinken zu verzichten, ließ er die Ärzte wissen. Sie entschieden, ihm alle zwei bis drei Wochen eine Eiseninfusion zu geben. So blieb sein Hämoglobinwert stabil, und er konnte – nun nicht mehr blutarm – seine Karriere weiter verfolgen.

Im Dienste der Armee

Denkt man an »Berufsunfälle« bei Angehörigen der Armee, kommen einem schreckliche Verletzungen oder Todesfälle in den Sinn. Vielleicht auch die Folgen nächtlicher Saufgelage. Sicher aber nicht das, was die nächsten beiden Männer erlebten.

Eigentlich hätte der Patient selbst auf die Diagnose kommen können. Immerhin war er vom Fach. Tatsächlich aber dauerte es rund zwei Monate, bis klar war, woran der 33-Jährige in den USA litt. Den Ärzten kann man in diesem Fall keinen

Vorwurf machen. Sie hatten es mit einer Erkrankung zu tun, an der seit 51 Jahren kein Mensch im ganzen Land mehr erkrankt war.

Alles begann Anfang März 2000. In der linken Achsel des Mannes schwollen die Lymphknoten. Es tat immer stärker weh. Mitte März suchte er mit 38,6 Grad Fieber einen Hausarzt auf. Der Patient hatte Diabetes Typ I, er musste deshalb Insulin spritzen. Diese Erkrankung kann das Immunsystem schwächen, und das leistete dem Ganzen vermutlich noch Vorschub. Er bekam ein Antibiotikum, das er wie verordnet zehn Tage lang nahm.

Doch anstatt dass es ihm besser ging, verschlimmerte sich alles. Der Mann magerte ab, hatte Schüttelfrost, fühlte sich müde, abgeschlagen und schwitzte nachts stark. Das Fieber verschwand nicht, sondern wurde noch stärker. Der Arzt ließ im Blut und im Urin des Kranken nach Krankheitserregern suchen – Fehlanzeige. Auch ein Röntgenbild der Lungen half nicht weiter.

Anfang April 2000 versuchte es der Arzt mit einem anderen Antibiotikum. Die zehntägige Behandlung schien zu helfen. Damit verschwanden die Lymphknotenschwellungen in der Achsel. Doch kaum hatte der Patient das Medikament abgesetzt, ging es wieder los. Und jetzt hatte er auch noch Bauchweh. Wieder wurde mehrmals nach Erregern im Blut gesucht – erneut Fehlanzeige.

Anfang Mai kam der Patient ins Frederick Memorial Hospital im US-Bundesstaat Maryland. Sein Diabetes war gefährlich entgleist. Sowohl in der Leber als auch in der Milz sah man auf computertomografischen Aufnahmen mehrere Herde. Einen davon steuerten die Ärzte unter Ultraschallkontrolle mit einer Nadel an und entnahmen eine Probe. Sie war eitrig.

Während die Mediziner auf das Ergebnis der mikrobiologischen Untersuchung dieser Probe warteten, ging es mit dem

33-Jährigen rapide bergab. Er bekam schwere Atemprobleme, musste künstlich beatmet werden und wurde ins Johns Hopkins Hospital nach Baltimore verlegt, mit 40,3 Grad Fieber, einem Puls von 122 Schlägen pro Minute, einem Herzgeräusch, krankhaften Atemgeräuschen beim Abhören der Lunge und leicht angespannter Bauchdecke. Seine Leberwerte waren erhöht, sein Blut zu dünn.

Inzwischen traf das Resultat der mikrobiologischen Untersuchung ein: Sowohl im punktierten Leberabszess als auch im Blut tummelten sich zwei Arten von Pseudomonas-Bakterien (→ Der Pfützenkeim). Zu diesem Schluss kam jedenfalls das automatisierte Bakterienidentifikationssystem des Frederick Memorial Hospitals. Doch da irrte es.

Am Johns Hopkins, einer renommierten Uniklinik, und in der US-Gesundheitsbehörde Centers for Disease Control and Prevention konnten tiefergehende Untersuchungen durchgeführt werden: Fettsäurenanalyse, Bewegungsverhalten der Bakterien und Erbgut-Aufschlüsselung.

Die Fachleute dort kamen zu einem anderen Schluss: Der Patient hatte eine Krankheit, die eigentlich Esel, Maultiere und Pferde befällt. In Wahrheit hatten ihn nämlich nicht Pseudomonas-Bakterien angesteckt, sondern *Burkholderia mallei* (benannt nach dem amerikanischen Pflanzenpathologen Walter Hagemeyer Burkholder).

Seit zwei Jahren arbeitete der Patient als Mikrobiologe in einem Hochsicherheitslabor der US-Armee. Im Biowaffen-Abwehrzentrum in Fort Detrick forschte er zusammen mit 18 Kollegen genau an diesen Bakterien. Und nicht immer hatte er dabei Gummihandschuhe getragen.

Bereits die Ärzte im Frederick Memorial Hospital hatten den Verdacht gehegt, dass sich der Mikrobiologe bei der Arbeit infiziert haben könnte. Doch das automatische Analyseverfahren war zu einem anderen Schluss gekommen. Kein Wunder.

Denn normale Labors sind nicht für die Suche nach diesem seltenen Erreger gerüstet. Es braucht diffizile Analysen, um *Burkholderia mallei* von Pseudomonas unterscheiden zu können.

Die letzten Fälle von Malleus, wie die Krankheit beim Menschen heißt, gab es in den USA zwischen 1943 und 1949 – ebenfalls bei Angestellten in militärischen Labors. Die letzte »natürliche« Ansteckung eines Menschen ereignete sich dort 1934.

Bei Tieren heißt die Erkrankung »Rotz«, und sie ist gefürchtet. Der griechische Arzt Hippokrates beschrieb sie schon um 450 v. Chr. Befallene Esel und Maultiere sterben meist binnen drei Wochen, Pferde dagegen erkranken eher chronisch mit Fieber, Leistungsabfall und Atembeschwerden. Deshalb diente *Burkholderia mallei* schon im Ersten Weltkrieg als biologische Waffe, um die »feindlichen« Tiere zu schädigen.

Diese infizieren sich über kontaminiertes Futter oder Wasser, über Wunden oder beim Einatmen infektiöser Tröpfchen. Außer den Pferdeartigen befällt *Burkholderia mallei* auch Kamele, Ziegen, Kaninchen, Hunde und andere Fleischfresser. In der Vergangenheit kam es zum Beispiel mehrfach zu Ausbrüchen in Zoos, wenn Raubkatzen Fleisch von rotzkranken Pferden zu fressen bekamen.

Inzwischen gilt der Rotz in Westeuropa als ausgerottet. Dennoch trat 2015 in Niedersachsen ein Fall bei einem scheinbar gesunden Pferd auf. Wo sich das Tier angesteckt hatte, ist bis heute ein Rätsel. Es war der erste Fall seit 1956 in Deutschland. Im Nahen Osten, in Südamerika, Asien und Afrika dagegen gibt es immer wieder Erkrankungen bei Tieren.

In seltenen Fällen stecken sich auch Menschen an, über Hautwunden (möglicherweise sogar durch intakte Haut), über die Schleimhaut oder durchs Einatmen des Erregers. Nach einer Inkubationszeit von bis zu 14 Tagen geht es los: Fieber, Lymphknotenschwellungen, Geschwüre, Hautausschlag, starker Nasenausfluss, Lungenentzündung, Leber- oder Milzbefall, Muskelschmerzen und/oder Kopfweh können auftreten, je nachdem, ob vor allem die Lunge, die Haut oder die Schleimhaut betroffen sind. Typisch ist ein sogenannter zweigipfliger Verlauf, das bedeutet, dass es vorübergehend zu einer Besserung kommt.

Am Ende kann der Malleus in eine chronische Erkrankung münden oder zum Tod wegen Atemproblemen oder Blutvergiftung führen. Unbehandelt sterben daran 95 Prozent der Erkrankten, behandelt bis zu 50 Prozent. Menschen, deren Immunsystem geschwächt ist – wie beim Diabetes – sind gefährdeter. Von Mensch zu Mensch springt die Infektion höchst selten.

Trotzdem gilt *Burkholderia mallei* als bioterroristische Gefahr. Würden Terroristen die Bakterien absichtlich per Tröpfchen versprühen, noch dazu während einer Grippewelle, würde wohl kein Arzt im Westen mit dieser Diagnose rechnen. So verstriche wertvolle Zeit. Beunruhigend ist auch, dass die Mediziner nicht genau wissen, welche Antibiotika am besten dagegen helfen würden. Überdies könnte es schwierig werden, genügend solche Medikamente für viele Menschen für eine lange Behandlungszeit bereitzustellen.

Von dem Bakterienstamm, der den 33-Jährigen befallen hatte, war immerhin bekannt, welche beiden Antibiotika gegen die Erreger wirkten. Dank dieser Medikamente genas der Mikrobiologe rasch. »Er sieht aus, als hätte er einen harten Kampf hinter sich«, beschrieb einer seiner Ärzte ihn nach überstandener Krankheit. Sicherheitshalber musste der Genesene die beiden Antibiotika noch sechs Monate lang nehmen.

Eigentlich hätte er ja selbst auf die Diagnose kommen können. Aber er hatte einfach keinen Zusammenhang mit seiner Arbeit vermutet.

Knallerei und Freudenschüsse

Der 22-jährige US-Soldat war mit seiner Einheit im Irak stationiert. Sie sollte in einer kleinen Stadt nach dem Rechten sehen, weil von dort nächtliche Schüsse vermeldet wurden. Als der Trupp eintraf, stellte sich jedoch heraus, dass es nichts zu tun gab, denn es fanden keine Kriegshandlungen statt. Die Bewohner feuerten vielmehr aus Freude Schüsse in die Luft. Grund des Jubels war der Tod von Saddam Husseins Söhnen.

Während seines Einsatzes verspürte der junge Soldat plötzlich einen jähen, scharfen Schmerz auf der Rückseite seiner linken Schulter. Woher er rührte, war ihm ein Rätsel. Deshalb begab er sich zu einem Truppensanitäter. Der fand nichts Besorgniserregendes und schickte den Soldaten zurück in den Dienst.

Am darauffolgenden Tag hatte der junge Mann aber immer noch Beschwerden. Als er die Rückseite seines Oberarms abtastete, fühlte er dort unter der Haut etwas Hartes. An der Rückseite der linken Schulter entdeckte er eine kleine Wunde.

Nun besah sich ein Chirurg den Arm. Der Soldat konnte seine Schulter normal bewegen, die Durchblutung und auch die Nerven im Arm waren intakt. Das Röntgenbild aber bot eine Überraschung: In einem Muskel auf der Rückseite des Oberarms steckte das 7,62-mm-Projektil einer Kalaschnikow – ein Beispiel für eine weltweit verbreitete Gesundheitsgefahr. Irgendjemand feuert zur Feier des Tages eine Kugel in die Luft, die irgendwo wieder herunterkommt.

Je nach Land und Sitte gibt es deshalb bei Hochzeiten, einem Sieg des favorisierten Hockey- oder Cricketteams oder auch am Jahrestag der Unabhängigkeit immer wieder Verletzte – manchmal mehr als 1,5 Kilometer entfernt vom Abschussort des Projektils. Denn die Kugeln können eine Höhe von mehr als 2.000 Meter erreichen und vom Wind verblasen werden.

Um einen Knochen oder den Schädel zu durchschlagen, braucht das Projektil eine Geschwindigkeit von etwa 61 Meter pro Sekunde, was die herabfallenden Geschosse locker schaffen. Im Maximalfall rasen sie mit rund 660 km/h vom Himmel gen Erde. Das genügt für ernsthafte Verletzungen. Als der Golfkrieg beendet und der Waffenstillstand ausgerufen wurde, starben Schätzungen zufolge 20 Kuwaitis an »Freudenschüssen«.

Besonders riskant ist in dieser Hinsicht der Jahreswechsel. Das Gesundheitsdepartement in Puerto Rico empfahl einst sogar, in der Silvesternacht von 23 Uhr bis 2 Uhr die Wohnung nicht zu verlassen. Auch serbische Behörden wiesen die Bürger vor Silvester schon einmal darauf hin, dass jede in die Luft geschossene Kugel auch wieder herunterkomme. (Schweizer und Deutsche sind – solange sie im Land bleiben – vor derlei Bräuchen übrigens geschützt. Das Gesetz verbietet hier das Schießen an öffentlich zugänglichen Orten.)

Einer Studie aus Los Angeles zufolge treffen die aus Freude abgefeuerten Geschosse am häufigsten die Köpfe Unbeteiligter, wobei fast jeder dritte Getroffene sterbe. Viele bemerkten plötzlich eine Schusswunde, hätten aber keine Ahnung, von wo die Kugel gekommen sei oder wer da überhaupt geschossen habe. Drei Viertel der Opfer trügen langfristige Schäden davon, zum Beispiel epileptische Anfälle oder Lähmungen wegen ihrer Hirnverletzung.

Auch der Brustkorb wird oft getroffen, wie ein 47-Jähriger in den USA bezeugen konnte. Schweißgebadet erreichte der Mann in der Silvesternacht die Notfallstation. Seine Lippen waren blau, er klagte über Schmerzen in der Brust. 50 Atemzüge pro Minute zählten die Ärzte bei ihm, sein Herz schlug 140 Mal in der Minute, und sein Blutdruck war viel zu tief. Der obere Wert betrug nur noch 50 mm Quecksilber, der untere 32 – Tendenz sinkend.

Als die Ärzte die Lungen und das Herz des Notfallpatienten abhörten, tönte alles normal. Weder an den Organen im Brustkorb noch im Bauch war auf den diversen Röntgenbildern und Ultraschallaufnahmen irgendetwas Auffälliges zu erkennen. Etwas anderes aber stach auf den Bildern ins Auge: Der Mann hatte ein Projektil im Bauch. Es war auf der linken Seite des Brustkorbs unter seiner fünften Rippe in den Körper eingedrungen. Der 47-Jährige hatte ein Silvester-Feuerwerk bestaunt, als das Geschoss vom Himmel fiel.

Eiligst operierten die Chirurgen den geschockten Feuerwerkszuschauer. Und fanden: ein großes Loch in seiner Magenwand, eine Milzverletzung, ein durchschossenes Zwerchfell und zwei Löcher in der rechten Herzkammer, aus der es stark blutete. Die Operation dauerte neun Stunden. Glücklicherweise erholte sich der Patient gut und konnte das Krankenhaus nach 30 Tagen verlassen.

Bei einer 58-Jährigen dagegen dauerte die Rehabilitation sechs Monate. Auch sie war Zuschauerin bei einem Feuerwerk gewesen. Als das Spektakel begann, spürte sie die heftigen Druckwellen der Explosionen – und bekam schlagartig Kopfweh mit Übelkeit. Am nächsten Tag zuckten plötzlich unkontrolliert Muskeln auf ihrer rechten Körperseite. Die Computertomografie zeigte den Grund: eine Blutung unter dem Schädelknochen, die das Gehirn quetschte.

Wegen ihrer Herzrhythmusstörungen hatte die Frau einen Blutverdünner eingenommen. Er sollte verhindern, dass sich Blutgerinnsel bilden, die mit dem Kreislauf ins Hirn gelangen, dort eine Arterie verstopfen und zum Schlaganfall führen. Bei ihr aber war das Blut stärker verdünnt als gewollt, was zu inneren Blutungen führen kann.

Sie bekam Vitamin K, das Gegenmittel zum Blutverdünner,

Schmerzmittel sowie ein Medikament gegen epileptische Anfälle. Das war aber noch nicht alles. Stunden später fühlte sich nämlich ihr linkes Bein taub an, und kurz danach waren beide Beine teilweise gelähmt. Auch Wasser lassen konnte die Frau nicht mehr, ihre Blasenmuskeln funktionierten nicht richtig. Die Ursache dafür: eine weitere Blutung, im Rückenmarkskanal. Der Bluterguss drückte dort auf Nervenbahnen, was zu diesen Symptomen führte.

Sofort kam die 58-Jährige in den Operationssaal, wo Neurochirurgen diesen Bluterguss entfernten. Nach sechs Monaten Rehabilitation konnte sie wieder gehen und ihre Blase kontrollieren.

Eine Blutung im Kopf und zugleich eine weitere im Rückenmarkskanal sind höchst selten. Ob beides wirklich durch die starken Druckwellen des Feuerwerks ausgelöst wurde, ist ungewiss. Die Patientin war aber felsenfest überzeugt davon, weil ihre Beschwerden unmittelbar begannen, als sie den Druckwellen der ersten Silvesterknaller ausgesetzt war.

Und wenn wir gerade beim Jahreswechsel sind: Feuerwerk selbst herzustellen ist keine gute Idee. Bei einem elfjährigen Knaben ging das voll ins Auge, und zwar ins rechte. Auf der Notfallstation veranlassten die Ärzte ein Computertomogramm seines Gesichts. Alles schien in Ordnung, worauf die Wunde am Auge genäht wurde. Was die Ärzte jedoch übersahen: Das Dach der Augenhöhle des Patienten war auf den Bildern nicht vollständig abgebildet.

Anderntags erkannte der junge Patient auf dem rechten Auge fast nichts mehr. Er konnte nur noch Licht wahrnehmen. Die beigezogenen Augenärzte veranlassten nochmals ein Computertomogramm der gesamten Augenhöhle. Es offenbarte, was tags zuvor nicht gesehen worden war: In der Augenhöhle steckte ein Metallring mit einem Durchmesser von 12 Millimetern. Er war durch die Wucht der Explosion hineinkatapultiert worden und hatte zur teilweisen Netzhautablösung und -blutung geführt. Der Metallring wurde herausoperiert, woraufhin sich die Sehfähigkeit etwas verbesserte. Dennoch blieb das rechte Auge des jungen Patienten schwer geschädigt. Und das ist nur einer von vielen Fällen, bei denen selbstgebastelte Feuerwerkskörper furchtbare Unfälle verursachten.

Freizeit & Hobby

Nicht immer garantiert die Freizeit unbeschwerte Augenblicke. Denn auch hier lauert unvermutet so manche Gefahr, die für medizinische Verwicklungen sorgt.

Den Chef vergessen, die Arbeit hinter sich lassen, unbeschwert sein und entspannen – herrlich! Vorausgesetzt, man wählt das Freizeitvergnügen mit Bedacht. Andernfalls kann es passieren, dass harmloses Musizieren die nationale Terrorabwehr auf den Plan ruft. Und dass man unversehens auf der Intensivstation landet.

Wenn Gärtnern ins Auge geht

Beim Gedanken an riskante Tätigkeiten in freier Natur kommt einem normalerweise nicht das Gärtnern in den Sinn. So kann man sich täuschen.

Etwas vom Harmloseren war noch der massive Sonnenbrand, den ein 16-Jähriger bekam – 36 Stunden nach dem Mähen einer Wiese. Noch Wochen später hatte er unregelmäßig gebräunte Haut. Der Grund dafür war der Bärenklau, der auf der Wiese zuhauf spross. Er enthält Furocumarine, die bei UV-Bestrahlung durch die Sonne eine sogenannte phototoxische Reaktion in der Haut auslösen. Beim Mähen mit dem Rasentrimmer wurde der Saft des Bärenklaus fein auf die Haut des Teenagers gesprüht, die Sonne tat ein Übriges.

Hornhautverletzungen am Auge mit nachfolgenden Pilzinfektionen und teilweisem Sehverlust sind ein ernstes Problem, das mit den beliebten Rasentrimmern einhergeht. Vier Millimeter große Steinchen oder andere Fremdkörper, die beim Trimmen ins Auge geschleudert werden, die Netzhaut zerreißen und zur Erblindung führen, sind ein anderes. Der Schweizerischen Unfallversicherungsanstalt Suva zufolge gehen 13 Prozent der Verletzungen beim Mähen ins Auge. Gemäß einer Umfrage unter den Patienten einer Augenklinik hielten es Ende der 1990er Jahre jedoch 96 Prozent der Befragten für unnötig, beim Rasentrimmen die Augen zu schützen.

Noch häufiger als die Augen werden die Extremitäten verletzt. Rasenmäher stehen den Trimmern übrigens in nichts nach: Auf eine Verletzung mit einem Trimmer kommen etwa drei mit einem herkömmlichen Rasenmäher, mit oder ohne Motor. Abschüssige Hänge, nasse Wiesen, ein unachtsamer Tritt – den Rest kann man sich ausmalen. Die Klingen der motorisierten Mäher drehen mit Geschwindigkeiten von mehreren hundert Kilometern pro Stunde. »Bleibende Schäden solcher Verletzungen sind Gleichgewichtsstörungen, Hinken und wegen der Schmerzen beim Gehen verminderte Gehstrecken«, fasste eine medizinische Abhandlung zusammen. Ein Tipp war auch, Kinder und Tiere beim Mähen fernzuhalten. Man ahnt, weshalb.

Einen 35-jährigen Gärtner in England erwischte es besonders schlimm: Er amputierte sich nicht nur vier Zehen, sondern zog sich zudem noch den Wundstarrkrampf zu. Dreieinhalb Wochen wurde er künstlich beatmet und mithilfe von Medikamenten absichtlich gelähmt, um ihm weitere Muskelkrämpfe zu ersparen. Er war nie gegen Tetanus geimpft worden.

Verbrennungen an heißen Rasenmäher-Motoren oder, bei

einem 77-Jährigen, sogar ein elektrischer Schock durch den eingepflanzten Defibrillator, ausgelöst durch elektromagnetische Interferenz mit dem Rasenmäher, sind weitere Risiken des als beschaulich geltenden Gärtnerns.

Im Garten lauern aber noch mehr Gefahren. Dornverletzungen an den Rosen zum Beispiel, die bei einem 30-Jährigen zu einem riesigen Abszess am Finger führten. Oder eine Hakenwurminfektion der Haut, aufgelesen beim Hantieren mit Kompost durch eine leidenschaftliche Gärtnerin. Ausgefallenste Erreger befallen die Gärtner zuweilen: Wer etwa kennt schon *Onychocola canadiensis*, einen Schimmelpilz aus dem Erdreich, der auch vor den Fußnägeln einer 61-jährigen Gärtnerin nicht haltmachte? Oder *Pestalotiopsis clavispora*, einen Erdpilz, dem ein 73-Jähriger den fast totalen Sehverlust auf seinem rechten Auge verdankte. Den Anfang nahm alles, als er an einem windigen Tag Blätter zusammenkehrte.

Und natürlich sind auch die ungezählten Allergien ein Thema beim Gärtnern: gegen Efeu, gegen Ruprechtskraut, gegen Meerlavendel, gegen alles Mögliche an Pflanzen. Ungewöhnlich heftig war der Fall eines professionellen Gärtners, der beim Stutzen von kalifornischem Lorbeer den Duft des Baums einatmete und von allerschlimmsten Kopfschmerzen übermannt wurde – der Baum ist auch als »Kopfweh-Baum« bekannt.

Die Erdbeerpflücker-Lähmung

Obst ist gesund, heißt es. Und wenn man es sich auf dem Erdbeerfeld selbst »erarbeitet«, tut man noch mehr für die Gesundheit – könnte man meinen. Denkste.

Es war Juli, sie hatten Erdbeeren gepflückt – und die Probleme begannen. Als sich die beiden jungen Menschen fünf Tage später im Spital von Nottingham vorstellten, ging es ihnen im wahrsten Sinn nicht mehr gut: Die 21-jährige Frau konnte einen ihrer Vorderfüße nicht mehr anheben; bei jedem Schritt kippte die Fußspitze nach unten. Ihr Begleiter hatte sogar mit beiden Füßen Probleme. Weder konnte der 29-Jährige seine Zehen richtig hochziehen noch seine Fußspitzen. Das Gangbild der beiden war auffallend. »Steppergang« heißt diese Art der Fortbewegung, bei der der Patient seine Füße deutlich höher heben muss als sonst, will er beim Gehen nicht über die eigenen, schlapp herabhängenden Fußspitzen stolpern.

Bereits zwei Jahre zuvor hatten finnische Ärzte diese Erkrankung erstmals gesehen. Dort waren zehn Mädchen erkrankt, alle mit ähnlichen Symptomen, ebenfalls nach dem Erdbeerpflücken. Einer der Teenager beispielsweise hatte beidseits leichte Fußlähmungen, zudem spürte das Mädchen in einem Bereich am linken Unterschenkel keine Berührungen mehr. Schuld an den Beschwerden waren lädierte Nerven an den Beinen.

Diese Erdbeerpflücker-Lähmung befiel jedoch nicht nur Erntehelferinnen, sondern auch Hobbygärtner, wie ein Nervenarzt aus London bezeugte. Er hatte einen Nachmittag im Garten damit zugebracht, Setzlinge zu pflanzen – und spürte anderntags prompt seine schmerzenden Unterschenkelmuskeln, verhärtet und steif. Außerdem machte es ihm Mühe, den linken Fuß vorne hochzuheben.

Was aber hatten die Erdbeeren und Setzlinge damit zu tun? Es waren nicht die Pflanzen oder etwaige Spritzmittel, die den Nerven zusetzten, sondern die hockende Haltung der Patienten. Über Stunden hatten sie mit angewinkelten Knien auf dem Boden gekauert – und dabei die Wadenbeinnerven an ihren Beinen malträtiert.

Der Wadenbeinnerv ist fürs Heben des Fußes zuständig sowie fürs Gespür an der Außenseite des Unterschenkels und am Fußrücken. Er verläuft nahe des Kniegelenks um das Wadenbeinköpfchen herum (das außen am Bein knapp unterhalb des Knies zu tasten ist). Wegen dieser exponierten Lage ist dieser Nerv besonders verletzungsanfällig. Bricht zum Beispiel das Wadenbeinköpfchen bei einem Unfall oder drückt ein schlecht angelegter Unterschenkelgips darauf, kann der Nerv in Mitleidenschaft gezogen werden. Die Folge: Der Fuß hängt leicht einwärts gedreht in Spitzfußstellung nach unten. 30 Minuten in der Hocke können genügen – und der Wadenbeinnerv nimmt Schaden.

Das passiert jedoch nicht bloß beim Beerenpflücken. Nur schon das lässige Übereinanderschlagen der Beine für 90 Minuten kann für einen solchen Nervenschaden reichen. Modische Hosen tun ein Übriges, wie eine hilfsbereite Frau im australischen Adelaide erfuhr.

Sie hatte einem Familienmitglied beim Umzug geholfen und stundenlang in der Hocke Schränke ausgeräumt – in hautengen Jeans. Auf dem abendlichen Heimweg machten dann ihre Füße schlapp: Die 35-Jährige spürte sie nicht mehr und konnte sie auch nicht mehr richtig bewegen. Sie stolperte und stürzte. Mehrere Stunden lag sie so nachts gelähmt in einem Park, bis es ihr gelang, an eine Straße zu robben und ein Taxi herbeizuwinken, das sie ins Krankenhaus brachte.

Die Jeans hatten nicht nur beidseits ihre Wadenbeinnerven gequetscht; sie hatten auch verhindert, dass die beim Hocken und Kauern komprimierten Unterschenkelmuskeln zur Seite ausweichen konnten. Die Folgen: Sauerstoffmangel im Gewebe, Schwellung, Muskelzelluntergang und zusätzliche Schädigung der Schienbeinnerven im Innern der Unterschenkel.

Glücklicherweise war die Frau nach vier Tagen wieder auf den Beinen. Auch die Erdbeerpflücker-Lähmung geht meist gut aus: Binnen sechs Wochen erholt sich der Nerv bei der Mehrzahl der Patienten wieder.

Schwerwiegende Schäden

Wer heute etwas auf sich hält, verbringt einen Teil seiner Freizeit im Fitnessstudio und quält sich dort für sein »Sixpack«. Manche bekommen vom Training mit Hanteln und Gewichten aber – leider – noch ganz andere Dinge.

Seit drei Stunden schon verspürte der 26-Jährige diesen nie gekannten, unerträglichen, beängstigenden Schmerz hinter dem Brustbein, der in den rechten Arm ausstrahlte. Nie zuvor war er ernsthaft krank gewesen. Bis vor 14 Tagen hatte der junge Mann noch im Militär gedient und dort intensiv körperlich trainiert. Auch in seiner Familie gab es keine schweren Erkrankungen. Ihm schwante Übles.

Die Ärzte im Evaggelismos Hospital in Athen hatten zunächst keine Erklärung. Alle Blutwerte waren normal, die Herzstromkurve war unauffällig, der Blutdruck in Ordnung, ebenso das Röntgenbild des Brustkorbs. Aber bei der Ultraschalluntersuchung des Herzens fiel den Spezialisten etwas auf: Die Aorta, in der das Blut vom Herzen weg in den Körper fließt, schien etwas breiter zu sein als sonst üblich.

Das Computertomogramm lieferte schließlich die Gewissheit: Die Hauptschlagader war gerissen. Nicht komplett, zum Glück, sonst wäre der Patient bereits binnen Minuten innerlich verblutet. Gerissen war »nur« die innere Schicht der Aorta genannten Arterie.

Die Wand dieses im Durchmesser etwa drei Zentimeter messenden Blutgefäßes besteht aus drei Schichten. Reißt die innerste ein, kann das Blut zwischen die Wandschichten gelangen, wodurch die innere Wandschicht immer weiter abgehoben und quasi unterhöhlt wird – ein Notfall. Denn je nachdem, wohin sich dieser immer größer werdende Bluterguss in der Aortenwand ausbreitet und worauf er drückt, drosselt er zum Beispiel die Blutversorgung zum Hirn, zu den Nieren oder zum Herz. Es kann zum Versagen der Aortenklappe am Herz kommen, zur plötzlichen Lähmung, zum Nierenversagen, zur Blutung in den Herzbeutel, zum Schlaganfall oder zum Herzinfarkt. Unbehandelt stirbt etwa die Hälfte der Patienten binnen 48 Stunden, nur zehn Prozent leben nach drei Monaten noch.

Deshalb kam der 26-Jährige sofort in den Operationssaal. Dort entfernten die Chirurgen den defekten Teil seiner Hauptschlagader und ersetzten ihn durch eine Gefäßprothese. Der Patient überlebte.

Typischerweise tritt eine solche Aortendissektion bei älteren Personen auf, bei Menschen mit einer besonderen Form der Bindegewebsschwäche (Marfan-Syndrom) oder bei lange bestehendem Bluthochdruck. Nichts davon traf aber auf den 26-Jährigen zu. Warum hatte er sich diese bei jungen Menschen sehr seltene Erkrankung zugezogen?

Vermutlich aus dem gleichen Grund, der einen 37-Jährigen fast bewusstlos werden ließ, sobald er den Kopf nach links drehte. Beide Männer hatten exzessiv Gewichtheben trainiert. Die wiederholte, abrupte Kraftanstrengung verursachte vermutlich den Riss in der Wand der Aorta des 26-Jährigen. Sein Leidensgenosse bekam vom Trainieren derart starke Nackenmuskeln, dass diese beim Kopfdrehen den Blutzufluss zum Hirn teilweise abklemmten.

Das sind nicht die einzigen Nebenwirkungen dieses Hobbys: Einem Teenager wuchsen zwei große Beulen auf dem Rücken. Genau dort, wo er die Gewichte auf dem Rücken hochgestemmt hatte, bildeten sich harte, drei Zentimeter große Bindegewebsknoten – Folge der wiederholten stumpfen Traumen durch den

Druck. Bei einem 17-Jährigen wiederum verursachte vermutlich das Gewichtheben einen plötzlichen Sehverlust auf dem linken Auge. Schuld daran war wohl der plötzliche Druckanstieg im Körper, der beim Luftanhalten und Hochstemmen auftritt. Auch die Muskeln halten diesem Sport nicht immer stand: Ein 31-Jähriger etwa zog sich einen Riss des großen linken Brustmuskels zu, bei einem anderen rissen an beiden Armen die Bizepsmuskeln.

Zur Beruhigung für alle, die sich jetzt nicht mehr ins Fitnessstudio getrauen: Solche Schäden sind recht selten.

Der Pfützenkeim

Sex im Auto ist nach dem oben Beschriebenen nicht ohne Risiko, aber auch Sex im Bett birgt Gefahren. Weshalb also nicht ins wohlig warme Wasser ausweichen? Deshalb:

Ein Whirlpool! Das Ehepaar hatte ihn neu erstanden und in der ersten Woche gleich dreimal zusammen eingeweiht. Das Ergebnis des gemeinsamen Vergnügens: Einige Tage später suchte der Ehemann die Notfallambulanz auf. Fieber, Schüttelfrost und Schmerzen über dem Schambein – diese Beschwerden schilderte der 38-Jährige im US-Bundesstaat New York den Ärzten. Beim Wasserlassen hatte er das Gefühl, als entleerte sich seine Harnblase nicht komplett. Das Ganze hatte zehn Stunden zuvor begonnen. Seine Ehefrau war gesund.

Die Ärzte brachten den Kranken sofort auf die Intensivstation. Denn dieser Patient hatte eine Blutvergiftung. Sein Herz schlug zu schnell, sein Blutdruck war zu tief – der obere Wert betrug maximal 90 mm Hg. Es brauchte sechs Liter Infusionen, um seinen Kreislauf zu stabilisieren. Auch die Zahl seiner weißen Blutkörperchen (sie dienen unter anderem der Abwehr von

Infektionen) war deutlich erhöht. Der trübe Urin wies auf eine Unterleibsinfektion hin. Die Diagnose: Die Prostata des Mannes war entzündet, die Infektionen hatte auch die Harnblase erfasst und bereits in den ganzen Körper gestreut.

Am zweiten Tag im Krankenhaus lag das Resultat der mikrobiologischen Untersuchung des Bluts vor. Darin tummelte sich *Pseudomonas aeruginosa*.

Diese Bakterienart lebt gern dort, wo es feucht ist. Deshalb wird sie auch als »Pfützenkeim« bezeichnet. Auf dem Menschen ist sie in den Achseln, um den After und in der Genitalregion zu finden, ansonsten sind Orte wie Duschen, Abläufe oder Schwimmbäder ihre bevorzugten Lebensräume. Da diese »Pseudomonaden« genügsam und anpassungsfähig sind, können sie unter verschiedensten Bedingungen überleben. Sie halten sogar bis zu 42 Grad Celsius aus. Sehr beliebt bei ihnen sind die schleimigen Biofilme, die sich oft dort bilden, wo es permanent feucht ist.

Ihre typischen Opfer sind durch Krankheiten geschwächte Menschen oder Patienten auf Intensivstationen. Sie können den Bakterien oft wenig entgegensetzen, weshalb es zum Beispiel zu schweren Lungenentzündungen kommen kann, mit einer Sterblichkeitsrate von über 30 Prozent.

Bei gesunden Menschen dagegen verursacht *Pseudomonas aeruginosa* – wenn überhaupt – am ehesten Entzündungen des Gehörgangs oder Hautinfektionen. Dass Gesunde aus heiterem Himmel derart heftig erkranken wie dieser 38-Jährige, ist die Ausnahme – die sich in einem österreichischen Wellness-Hotel allerdings tragisch wiederholte.

Dort gönnte sich eine 49-jährige Deutsche Anfang Februar 2010 eine Auszeit. Sechs Tage lang genoss sie neben anderen Annehmlichkeiten die 35 Grad Celsius warme Warmsprudelwanne, dazu gab es eine Sauna im Haus, einen Schwimmteich im Freien und den Badezuber aus Kiefernholz.

Zwei Tage nach ihrer Rückkehr kam sie in die Notfallambulanz eines Krankenhauses. Sie hatte massive Brustschmerzen, Husten mit Auswurf, aber kein Fieber. 20 Atemzüge pro Minute zählten die Ärzte. Das Röntgenbild ihrer Lungen sah auch nicht gut aus. Fast die gesamte linke Lunge war entzündet. Ihr Blutdruck betrug nur noch 60/40, ihr Herz schlug 120-mal pro Minute.

Normalerweise herrscht in der Lunge ein reger Austausch: Die roten Blutkörperchen geben dort Kohlendioxid ab und nehmen Sauerstoffmoleküle auf. Bei dieser Frau aber stieg der Gehalt an Kohlendioxid im Blut unaufhörlich. Die Kranke bekam sofort drei Antibiotika, aber sie halfen nicht. Wenige Stunden später wurde sie deshalb in die Universitätsklinik Regensburg verlegt. Dort war es möglich, ihr Blut maschinell vom Kohlendioxid zu befreien und mit dem lebenswichtigen Sauerstoff zu beladen.

Abgesehen vom Rauchen – seit mindestens 25 Jahren täglich eine Packung Zigaretten – hatte die Frau keinerlei Risikofaktoren, die sie anfällig gemacht hätten für *Pseudomonas aeruginosa*. Trotzdem fanden die Mikrobiologen mehrfach diesen Keim in ihrem Blut. Andere mögliche Erreger wie Grippe- oder Herpesviren waren hingegen nicht nachweisbar.

Trotz der Antibiotika, die den Pseudomonaden eigentlich hätten den Garaus machen sollen, ging es mit der Frau weiter bergab. Am 22. Februar, rund drei Wochen nach Beginn ihres Wellness-Urlaubs, kam es zum Multiorganversagen. Auch in ihrer Lunge fanden die Pathologen posthum *P. aeruginosa*.

Vier Tage später rückten Ermittler in Österreich aus. Sie mussten auf Geheiß eines deutschen Gerichts untersuchen, ob den Hotelbetreiber eine Schuld traf. In der Dusche, aus dem Wasserablauf, in einem Saunabecken und an sechs weiteren Stellen im Hotel entnahmen sie bakteriologische Proben.

Danach analysierte ein Speziallabor in Bochum die Pseudomonaden aus der Lunge der Verstorbenen und in den neun Proben aufs Genaueste. Die Erreger in zwei Proben aus der Whirlwanne glichen denen in der Lunge der Patientin fast exakt. Höchstwahrscheinlich hatte sich die Frau also dort angesteckt, beim letzten Wellness-Urlaub ihres Lebens.

Dasselbe kann sogar im Krankenhaus passieren. An der Universitätsklinik von Iowa beispielsweise hatten zunächst drei Patienten eine Infektion mit Pseudomonaden, die gegen mehrere Antibiotika resistent waren. Weil die Fälle im Abstand von fünf Monaten auftraten, schöpfte zuerst niemand Verdacht. Erst als binnen 30 Tagen drei weitere Patienten an genau demselben Bakterientyp mit denselben Antibiotika-Resistenzen erkrankten, wurden die Krankenhaus-Epidemiologen hellhörig. Insgesamt sieben Leukämie-Patienten infizierten sich irgendwie mit diesem Keim.

Die Fachleute nahmen alles unter die Lupe: Handlotionen, Seifenspender, Wasserabläufe, die Eismaschine, den Analbereich der Erkrankten und weitere Orte. Sie befragten die Pflegefachkräfte und durchforsteten alle Krankenakten auf der Suche nach Gemeinsamkeiten bei diesen sieben Patienten.

Am Ende stand fest: Nur im Whirlpool fanden sich dieselben multiresistenten Pseudomonaden wie bei den Patienten. Die Erreger hatten dort eine herrliche Nische gefunden. Zwischen der Abdeckung des Ablaufs und dem Verschluss des Ablaufs waren rund 2,5 Zentimeter Platz. In dieser permanent feuchten Vertiefung gediehen die Bakterien, nach oben geschützt durch ein fest montiertes Abflusssieb und so unerreichbar für die Reinigungsbürsten. Diese 2,54 Zentimeter trugen zum Tod von vier Patienten bei.

Und das Ende dieser tragischen Geschichten? Das Krankenhaus in Iowa rangierte die Whirlpools aus und kaufte ein anderes Modell. Der Hotelbetreiber in Österreich wurde in dem Gerichtsprozess später freigesprochen. Und der Patient in

New York konnte das Spital nach zehn Tagen wieder verlassen. Er hatte den Pool zwar korrekt gereinigt, aber nicht mit Trinkwasser, sondern mit Wasser aus einem Bach gefüllt. Seine Ärzte warnten die Fachwelt später in einem Fachartikel: »Sexuelle Aktivität in Whirlpools und die Exposition der Genitalien an den Wasserdüsen könnten das Risiko einer Infektion der Harnwege erhöhen.«

Wenn Musik ins Blut geht

Kann es sein, dass ein Erreger Tausende von Kilometern zurücklegt, sich jahrelang still verhält und auf einmal losschlägt, im wahrsten Sinn des Wortes? Sie kennen die Antwort bereits. Im Folgenden die ausführlichere Schilderung des unglaublichen Hergangs:

Bis zum 5. Dezember 2009 ging es der 24-jährigen Veganerin in den USA gut. Dann setzte das Fieber ein, sie schwitzte, und ihre Muskeln schmerzten. Doch das war nur der Anfang. Am Ende sorgten sich mehrere Behörden um ihre Erkrankung, das amerikanische FBI schaltete sich ein, 187 Personen wurden befragt, und ein Gemeinschaftszentrum blieb monatelang geschlossen.

Zunächst bekam die Kranke zunehmend Kopfweh, Nacken- und Rückenschmerzen. Übelkeit, Bauchkrämpfe, Erbrechen und etwas Husten gesellten sich dazu. Mitte Dezember kam sie in die Notfallstation. In ihrem Körper tobte eine Entzündung, wie das Blutbild zeigte. Auf den CT-Bildern sahen die Ärzte eine massive Flüssigkeitsansammlung und viele geschwollene Lymphknoten im Bauch sowie zwei geschwollene, seltsam veränderte Stellen am Dünndarm.

Um der Sache auf den Grund zu gehen, schauten die Chirurgen direkt nach und entfernten einen Teil des Darms. Die

Würmer, die sich darin tummelten, waren der kleinste Teil des Problems. Wie groß die Bescherung war, offenbarte sich erst an Weihnachten, als das Ergebnis der Blutuntersuchung vorlag: Darmmilzbrand, verursacht durch das Bakterium *Bacillus anthracis* – ein seltener, schwerer Befund. Dabei kann es zum Darmdurchbruch kommen, zur Blutvergiftung und zum Tod durch Bakteriengifte.

Nun setzte eine fieberhafte Suche ein. Denn Anthrax ist auch deshalb gefürchtet, weil diese Erreger schon bei Terroranschlägen zum Einsatz gekommen sind. Vergleichsweise wenige Bakteriensporen können genügen, um Menschen zu infizieren. Zudem sind diese Sporen sehr widerstandsfähig; sie überleben unter Umständen jahrzehntelang in der Umwelt.

Typischerweise erkranken an Milzbrand Tiere. Stecken sich Menschen an, kommt es meist zum Hautmilzbrand, wenn die Erreger über (kleinste) Wunden in die Haut eindringen. Oder zum Lungenmilzbrand, wenn man sie einatmet. Wohl am ungewöhnlichsten aber war der Weg, den die Bazillen bei dieser Patientin nahmen: Infiziertes, ungenügend gekochtes Fleisch schied bei der Veganerin als Infektionsquelle aus. Des Rätsels Lösung: Musik!

Am Tag bevor sie erkrankte, hatte die junge Frau zusammen mit anderen gemeinschaftlich getrommelt. Manche Instrumente waren mit Tierhäuten bespannt. Auf zweien davon fanden die Ermittler Anthrax. Mindestens eine dieser Trommeln stammte aus Afrika, wo *Bacillus anthracis* bei Tieren häufiger vorkommt. Irgendwie schafften es diese Erreger dann in die Gedärme der Frau aus New Hampshire. Ihr ging es inzwischen so schlecht, dass sie künstlich beatmet werden musste.

Die Gesundheitsbehörden befragten daraufhin alle, die an dem Trommelkreis teilgenommen hatten: 84 Personen schienen gefährdet, 37 entschlossen sich, vorbeugend ein Antibiotikum einzunehmen. Sie wollten lieber kein Risiko eingehen, obschon es klein war – immerhin war eine der besagten Trommeln bereits jahrelang regelmäßig im Gebrauch, ohne dass jemand erkrankt war.

Das Gemeinschaftszentrum wurde desinfiziert, die verseuchten Trommeln vernichtet.

Bekannt wurde die »Bongotrommel-Krankheit« erstmals 1974, als eine Frau in Haiti mit Ziegenfell bespannte Bongos kaufte – und Milzbrand am Auge bekam. Es können aber auch andere Trommeltypen sein: 2007 beispielsweise erkrankten ein Trommelbauer in den USA und eines seiner Kinder an Hautmilzbrand. Er hatte mit Anthrax verseuchte Ziegenfelle aus Afrika bearbeitet. In Schottland starb 2006 ein 50-Jähriger an Lungenmilzbrand, nachdem er an einem Trommelkreis teilgenommen hatte.

Für die besagte 24-Jährige ging es glimpflicher aus: Sie konnte das Spital nach fast zwei Monaten wieder gesund verlassen.

Pechvögel

Viele in diesem Buch beschriebene Patienten haben Furchtbares durchgemacht. Manche hatten Glück im Unglück, und es wurde doch noch gut. Etliche aber hatten Pech. In diesem Kapitel finden sich einige besonders tragische Schicksale. Manchmal fängt es mit einer einfachen Erkältung an …

Fatale Kettenreaktion

Alles hatte mit einer Bronchitis begonnen. Dagegen bekam der 91-jährige Bauer für eine Woche ein Antibiotikum – und damit nahm das Schicksal seinen fatalen Lauf.

In den nächsten vier Tagen verspürte der Senior Fersenschmerzen. Als er am siebten Tag von seinem Traktor absteigen wollte, schoss ihm ein Schmerz in die Fersen, und der alte Herr, der sich bis dahin selbst versorgt und seinen Hof bewirtschaftet hatte, konnte nicht mehr richtig gehen. Insbesondere das Auf-den-Zehenspitzen-Stehen war praktisch unmöglich – ein klassisches Symptom bei der ärztlichen Untersuchung. Seine Fersen waren geschwollen. Außerdem entdeckten die Mediziner dort kleine Blutungen in der Haut. Und beim Abtasten zwei Dellen über den Fersenbeinen, an dem die Achillessehnen ansetzen. Um sich überhaupt noch fortbewegen zu können, behalf sich der Landwirt – mehr schlecht als recht – mit einem Gehstock.

Schuld an seinen Gehproblemen waren beidseits gerissene Achillessehnen, und die Ursache dafür war das Antibiotikum, stellten die Ärzte fest.

Der Levofloxacin genannte Wirkstoff gehört zur Gruppe der Fluorochinolone. Dies sind wirksame Antibiotika, die leider unangenehme Nebenwirkungen haben können. Dazu zählen Entzündungen der Achillessehne bis hin zum Riss. Letzteres passiert statistisch schätzungsweise höchstens bei einer bis zwei von 10.000 Personen, die ein solches Antibiotikum bekommen.

Die US-Arzneimittelbehörde FDA gewichtet das Risiko dennoch so hoch, dass sie 2016 davor warnte, diese Antibiotika-Klasse bei Bronchitis, Nasennebenhöhlenentzündungen oder Harnwegsinfekten einzusetzen, wenn andere Möglichkeiten bestünden. Das deutsche Bundesinstitut für Arzneimittel und Medizinprodukte doppelte 2017 nach und stieß ein Risikobewertungsverfahren auf europäischer Ebene an.

Wie diese Nebenwirkung zustande kommt, ist noch immer schleierhaft. Möglicherweise sind die Fluorochinolone giftig für die Sehnenzellen, oder sie führen zu ihrer Minderdurchblutung. Auf jeden Fall stören sie die Vermehrung und die Funktion der Sehnenzellen. Da die Achillessehnen die kräftigsten Sehnen im Körper sind, die auch die meiste Spannung aushalten (müssen), zeigen sich diese unerwünschten Wirkungen der Fluorochinolone meist hier.

Sie können innerhalb von 48 Stunden nach Behandlungsbeginn auftreten, eventuell aber sogar noch Monate nach dem Ende der Einnahme. Im Schnitt dauert es etwa 13 Tage, bis sich Symptome an den Sehnen zeigen. Die Probleme sind umso wahrscheinlicher, je höher die Dosis ist, je älter der Patient, je schlechter seine Nieren den Wirkstoff ausscheiden und je belasteter seine Sehnen sind, zum Beispiel durch Badminton oder andere anspruchsvolle Sportarten. Zudem sind offenbar nicht alle Fluorochinolone gleich giftig für die Sehnen.

Entzündet sich die Sehne, helfen nur sofortiges Absetzen des Medikaments und Ruhigstellen der betroffenen Gliedmaßen. Doch das hatte der Patient offenkundig nicht gewusst.

Damit seine gerissenen Sehnen heilen konnten, verpassten ihm die Ärzte für fünf Wochen links und rechts einen speziellen Gips. Dabei werden die Füße so ruhiggestellt, dass die Zehenspitzen leicht nach unten zeigen, weil dies die Achillessehnen entlastet. Anschließend musste der 91-jährige Landwirt mehrere Wochen lang spezielle Schuhe tragen.

Hatte der Patient anfangs noch fröhlich und zufrieden gewirkt, verdüsterte sich seine Stimmung zusehends. Seine längst vergessen geglaubte Depression hatte ihn wieder eingeholt. Als er die Klinik zehn Wochen später erneut aufsuchte, war er abgemagert, teilnahmslos und schwermütig. Rund zehn Kilo hatte er in der kurzen Zeit abgenommen. Wie auch hätte er mit den Gipsbeinen, wie gewohnt, sein Essen zubereiten und wie seine sozialen Kontakte pflegen sollen, von den Pflichten auf dem Hof ganz zu schweigen?

Als wäre das nicht schon genug, schnappte er beim Besuch im Spital zudem noch eine Lungenentzündung auf. Es folgten: Nierenversagen, Blutvergiftung, Herzversagen und Herzinfarkt. Elf Wochen nach der Diagnose der Achillessehnenrisse verstarb der 91-Jährige, der bis zu jenem verhängnisvollen Tag, an dem er das Antibiotikum bekam, zufrieden auf seinem Hof gearbeitet hatte.

Grauenvoller Mist

Es schien wieder gut zu werden. Bald schon würde der fünfjährige Junge aus der großen Klinik ins heimische Krankenhaus zurückkehren. Fünf Operationen hatte der kleine Patient in den letzten Tagen über sich ergehen lassen müssen. Der Unglücksrabe war in einen Mistzetter gefallen und hinten durch das Streuwerk hinausgeschleudert worden. Seine Verletzungen waren grässlich: diverse Wunden im Gesicht, Unterkieferbruch, eine Verletzung am Brustkorb, dazu eine Bauchverletzung, die zur Folge hatte, dass ein Teil seines Darms herausquoll, plus eine große Schnittwunde vom Gesäß bis zum Oberschenkel und ein Oberschenkelbruch. Nach der Erstversorgung im Spital vor Ort war er in die größere Kinderklinik verlegt worden. Dort reinigten die Ärzte die Wunden, die mit Pferdemist verdreckt waren, und versorgten seine Brüche. Nun, am 12. Tag nach dem schweren Unfall, ging es dem Kind den Umständen entsprechend ausgezeichnet. Doch dieser Kleine war ein Riesenpechvogel.

Denn trotz eines vorbeugend gegebenen hochdosierten Antibiotikums bekam er plötzlich Fieber. Die Ärzte gaben ihm zusätzlich zwei weitere Antibiotika. Sie fanden zwar keine Erreger in seinem Blut, nahmen aber dennoch an, dass er eine Infektion hatte. Nur wo? Seine vielen Wunden waren sauber und sahen – in den Augen der Ärzte – »schön« aus.

Die antibiotische Behandlung schlug nicht an. 18 Tage nach dem Mistzetter-Unfall wurde das Kind stumpf und teilnahmslos. Weil sie eine Infektion des Gehirns vermuteten, untersuchten die Ärzte seine Hirnflüssigkeit. Tatsächlich fanden sie darin viele Abwehrzellen – aber wiederum keine Erreger.

Dem Kind ging es immer schlechter. 24 Tage nach seinem schweren Unfall verstarb der Fünfjährige.

Er hatte sich etwas eingefangen, das ebenso unaussprechlich wie selten ist. Bis zum Jahr 2018 sind weltweit nur zehn solche Erkrankungen bei Menschen bekannt geworden. Dieser Junge war Mitte der 1970er Jahre der erste Betroffene.

Der jüngste bekannt gewordene Fall betraf einen 49-jährigen Arbeiter in einer Papierfabrik. Bis zu dem Moment, als er geistig verwirrt und mit 40 Grad Fieber ins Krankenhaus kam, war der Mann gesund gewesen. Auch bei ihm fanden die Ärzte viele Abwehrzellen in der Hirnflüssigkeit – aber keine Erreger. Und auch bei ihm schlugen keine Antibiotika an. Er verstarb nach zwölf Tagen. Als die Pathologen bei der Autopsie sein Gehirn mikroskopisch untersuchten, sahen sie im Gewebe viele kleine Entzündungsherde. Und mitten drin: Würmer. Dieselbe Spezies, die posthum auch im Hirn des kleinen Knaben entdeckt worden war.

Die Parasiten mit dem Namen *Halicephalobus gingivalis* sind nur etwa 150 bis 450 Mikrometer lang und ca. 15 Mikrometer schmal. Sie leben im Kompost, im Humus oder im Pferdemist. Wie sie ins Hirn gelangen, weiß niemand. Spekuliert wird, dass sie über Wunden in der Haut oder in der Mundschleimhaut Eingang finden. Bei dem Knaben könnte der Mist in den Wunden diese Parasiten enthalten haben, vermuteten seine Ärzte. Als sie Monate und Jahre später jedoch Mist- und Bodenproben auf dem Hof nahmen, wo das Unglück passiert war, fanden sie keinen *H. gingivalis*.

Der Arbeiter in der Papierfabrik hatte sich vielleicht über Holz angesteckt, das bei der Papierherstellung verwendet wurde, oder über kontaminiertes Recycling-Papier.

Sogar bei Organspenden wurden diese Parasiten schon übertragen: 2014 starben in Großbritannien zwei Nierenkranke an einer Hirninfektion mit *H. gingivalis*. Diese beiden Pechvögel hatten jeder eine Niere bekommen – leider von einem Spender, der mit den Fadenwürmern infiziert war.

Auf diese Diagnose zu kommen ist wie die Suche nach der sprichwörtlichen Nadel im Heuhaufen: Erstens sind Hirninfektionen durch Parasiten selten, und noch viel seltener sind solche durch *H. gingivalis*. Kaum ein Arzt kennt diese Würmer überhaupt. Zweitens ist es schwierig, sie im lebenden Patienten nachzuweisen. Und ob ein Doktor überhaupt helfen könnte, ist fraglich: *H. gingivalis* ist relativ immun gegen Wurmmittel; außerdem gelangen diese Medikamente kaum ins Hirn.

Nebst Menschen haben sich – soweit die Fachwelt davon weiß – auch schon ein Zebra, Rinder, ein Esel und rund 30 Pferde mit diesen Würmern infiziert. Typischerweise nisten sich *H. gingivalis*-Weibchen im Hirn ein und vermehren sich dort. Das können sie parthenogenetisch, also ohne dass sie dazu Fadenwurm-Männchen brauchen. Die erkrankten Tiere zeigen meist schwerste Nervenstörungen: Sie verlieren zum Beispiel das Gleichgewicht, stürzen, laufen wie verrückt im Kreis oder erblinden. Nur vier Pferde haben die Infektion bisher überstanden. Von den betroffenen Menschen überlebte keiner.

Eine fatale Verwechslung

Fehler sind unvermeidlich, leider auch in der Medizin. Die Rede ist hier nicht von grober Unkenntnis (die zum Glück sehr selten vorkommt). Dazu zählen etwa Fälle wie jener, bei dem ein Oberarzt bei der Schilddrüsen-Operation einer 48-jährigen Frau gleich noch »ein strangförmiges Gebilde« herausschnitt, das im Hals Richtung Brustkorb in die Tiefe zog – der Patientin fehlte nachher ein Stück ihrer Speiseröhre.

Angst und bang wird einem auch, wenn man von dem Senior mit Darmkrebs erfährt, bei dem der Operateur während des Eingriffs einen »apfelgroßen Tumor« sichtete. Dabei handelte es sich um die Prostata, die er versehentlich samt einem Teil der Harnblasenwand und der Beckenbodenmuskeln entfernte. Einer 36-Jährigen, die sich sterilisieren lassen wollte, wurde unwissentlich eine große Schlagader im Becken durchtrennt, bei einer 20-Jährigen starb die linke Hirnhälfte ab, weil zwei Fachärzte die Halsschlagader nicht erkannten und einen Teil davon herausschnitten.

Für die Patienten endeten diese Eingriffe allesamt tödlich.

Sie wurden zu Opfern mangelnder anatomischer Kenntnisse ihrer Ärzte. Darum soll es hier nun aber nicht gehen. Sondern um einen Fehler, der wohl jedem hätte passieren können.

Der Kleine kam zu früh. Am 28. Februar 1962 erblickte er das Licht der Welt. Acht Tage später erfolgte die Beschneidung im Binghamton General Hospital, New York. Etwa 24 Stunden später atmete das Baby nur noch schwach, wurde blau, seine Augen zuckten, seine Arme und Beine waren kraftlos. Das Kind starb unter Krämpfen. Es war der 9. März 1962, 4:40 Uhr. Der Beginn der schwärzesten Tage in der Geschichte des Binghamton General Hospitals.

Der nächste Todesfall ereignete sich um 7:30 Uhr. Der Patient, ein 22 Tage altes Kind, hatte am Vortag Fieber bekommen und erbrechen müssen. Er war neun Tage zuvor wegen eines Tumors operiert worden.

Um 11:30 Uhr starb das nächste Neugeborene, ein dreieinhalb Tage altes Mädchen. Zuerst setzten bei ihm Durchfälle ein, dann Atemprobleme und Krämpfe.

Und die Todesserie schien kein Ende zu nehmen. In der folgenden Nacht um ein Uhr starb ein weiteres Mädchen, zur Welt gekommen am 3. März 1962 im Binghamton General Hospital, nach Hause entlassen – und kurz darauf zurückgebracht, weil es ihm schlechtging. Es hatte daheim das Fläschchen nicht trinken wollen und Durst gezeigt. Auf dem Röntgenbild seiner Lungen war eine Lungenentzündung zu sehen. Die Behandlung mit Sauerstoff zum Einatmen hatte nicht angeschlagen.

Um 6:30 Uhr dann der nächste Todesfall: ein acht Monate altes Mädchen mit einer angeborenen Lungenerkrankung.

Die Symptome, die die Kinder zeigten, ähnelten sich: Sie übergaben sich. Sie hatten wahnsinnigen Durst. Sie bekamen schwere epileptische Krämpfe oder Muskelzuckungen, zum Beispiel im Gesicht. Manche der Kinder fieberten auch.

Beim sechsten Erkrankungsfall kamen die Ärzte dem Grund auf die Spur. Für das Kind war es trotzdem zu spät. Trotz sofort eingeleiteter fünfmaliger Blutwäsche starb auch dieses neugeborene Mädchen im Alter von nur viereinhalb Tagen.

Der Natriumgehalt in seinem Blut betrug zu Lebzeiten mindestens 244. Normal sind Werte von 135 bis 145 (Millimol pro Liter Blutserum). Immerhin wussten die Ärzte bei dieser Patientin, was das Problem war: die sogenannte Hypernatriämie, auf Deutsch: »zu viel Natrium im Blut«. Das nächste betroffene Kind, ein am 5. März geborener Knabe, hatte ebenfalls eine Hypernatriämie. Er konnte mithilfe der Blutwäsche gerettet werden.

Vom ersten Lebensmoment an bemüht sich der Körper, den Natriumspiegel möglichst gleichmäßig zu halten, denn das ist lebenswichtig. Zu tiefe oder zu hohe Natriumwerte schaden unter anderem dem Gehirn (→ Tödliches Spiel II).

Die Befunde an den Gehirnen der verstorbenen Babys ähnelten sich frappant: Blutungen, Venenverschlüsse und weitreichende Schäden an den Blutgefäßen.

Schuld daran war eine Eigenschaft des Natriums, die jeder kennt, der schon einmal Natriumchlorid, also Salz, an der Luft beobachtet hat. Es zieht Feuchtigkeit an. Das Gleiche macht es auch im Körper, was dazu führt, dass den Zellen Wasser entzogen wird und sie schrumpfen. Dies wiederum verursacht die Probleme im Gehirn.

Die Frage, die inzwischen auch die Polizei beschäftigte, war folgende: Wie kam es zu dieser Hypernatriämie? Insgesamt 14 Kinder, die zwischen dem 7. und dem 11. März am Binghamton General Hospital hospitalisiert waren, erkrankten daran. Vier davon wurden dialysiert, um das überschüssige Natrium aus ihrem Blut zu entfernen. Bei dreien kam diese Therapie noch rechtzeitig.

Am glimpflichsten kamen zwei neugeborene Mädchen davon, die größtenteils gestillt wurden. Auch ein kleiner Knirps mit dem furchteinflößenden Natriumwert von 274 überlebte die epileptischen Anfälle und das Koma vermutlich, weil er gestillt worden war. Woher aber stammte das Natrium im Blut dieser Kinder?

Etwa die Hälfte der 29 Neugeborenen auf der Station hatten die ganzen letzten Tage herumgemäkelt, wenn sie mit dem Fläschchen gefüttert wurden. Manche wollten nicht schlucken, andere kotzten die Babymilch anschließend wieder aus. Niemand aber hatte Verdacht geschöpft.

Dabei war der Grund für die Salzvergiftung der Kinder die im Krankenhaus zubereitete Babymilch. Nach der Kette von Todesfällen und dem Bekanntwerden der hohen Natriumwerte bemerkten schließlich Krankenschwestern, dass die spitaleigene Babymilch nicht gut schmeckte.

Normalerweise wurde sie von der Pflegekraft hergestellt, die für die »Milchküche« der Station zuständig war. Das Rezept lautete damals, Anfang der 1960er Jahre: Milchpulver oder Kuhmilch, Wasser und Rohrzucker. Doch die verantwortliche Krankenschwester war zwei Tage nicht am Arbeitsplatz gewesen.

Deshalb sprang eine Kollegin für sie ein, und sie füllte auch gleich noch den Kanister mit Zucker in der Spitalküche auf – dachte sie jedenfalls. Tatsächlich aber hatte sie nach dem Salz gegriffen.

Am Sonntag, den 11. März 1962 um 10:30 Uhr wurde das Personal der Kinderabteilung zusammengetrommelt und informiert: Seit Mittwoch, den 7. März gegen zwei Uhr nachts hatten die Babys etwa alle vier Stunden Salz anstelle von Zucker im Milchfläschchen zu trinken bekommen. Das erklärte auch, weshalb manche der Kleinen so durstig waren und gierig an allem sogen, was ihnen zu trinken angeboten wurde – und sich dabei noch mehr von dem Salz einverleibten. Der Knabe mit dem horrend hohen Natriumwert hatte die »Babymilch« – zum Glück für ihn – nur als Beikost neben der Muttermilch erhalten.

Laut der Zeitung »Press« in Binghamton verständigten die Verantwortlichen noch am Nachmittag des 11. März 1962 die Polizei und schickten übrig gebliebene Babymilch zur Analyse ins Polizeilabor.

Von den 14 betroffenen Babys erholten sich acht wieder. Am 4. Mai 1964 schloss der oberste Gerichtshof den Fall ab. Die Eltern der sechs verstorbenen Kinder erhielten je 7000 Dollar Entschädigung.

Hiobsbotschaften

Kaum ein Kranker konsultiert nach einer Diagnose heutzutage *nicht* »Dr. Google« oder andere Quellen im Internet. Dieses moderne Kommunikationsmittel ist aus der Medizin nicht mehr wegzudenken. Es eröffnet den Patienten völlig neue Möglichkeiten. Manche davon sind wirklich schockierend.

Die alleinerziehende Mutter machte sich Sorgen. Ihre Bauchschmerzen verunsicherten sie. Um sich Rat zu holen, schloss sie sich im Internet einem Forum an, in dem – zumeist – Krebskranke ihre Erfahrungen austauschten. Dort legte die 40-Jährige offen, was sie beschäftigte: ob ihre Beschwerden womöglich auf Eierstockkrebs zurückzuführen seien?

Kurz darauf wurde ihre Befürchtung zur Gewissheit: Eierstockkrebs, bereits in fortgeschrittenem Stadium, lautete die Diagnose. Aufgrund ihrer Ausbildung in Krankenpflege konnte sie abschätzen, was auf sie zukam.

Über die nächsten Wochen loggte sie sich oft in das Forum ein, in dem sich Kranke gegenseitig informierten und unterstützten. Die Mitglieder nahmen Anteil an ihrem Schicksal.

Rasch entstanden so sehr vertraute und bedeutsame Beziehungen über das Internet.

Doch sie sollten nicht lange dauern.

Bald nämlich mussten die Forumsteilnehmer über die 17-jährige Tochter der Frau erfahren, dass die Krankheit rapide fortschreite. Die Ärzte seien mit ihren Mitteln am Ende. Sie könnten der Mutter nicht mehr helfen.

Dann kam der Tag, als die Tochter dem Forum mitteilte, dass ihre Mutter gestorben sei. Inzwischen hatte sie über diese Internet-Plattform enge Bindungen zu verschiedenen Teilnehmern, sie tauschten sich mit der Tochter nun gleichfalls über E-Mails, SMS und gelegentliche Telefonate aus.

Einige Wochen später erschütterte die nächste Hiobsbotschaft das Forum. Nun hatte sich der Freund der Tochter eingeloggt. Er teilte mit, dass auch bei seiner Partnerin Eierstockkrebs entdeckt worden sei.

Diese Familie schien wirklich vom Pech verfolgt. Die Forumsteilnehmer reagierten zutiefst betroffen.

Hilflos mussten sie nun über die Posts des Freundes miterleben, wie schnell die Krebserkrankung auch die junge Frau zerstörte, wie sie dagegen ankämpfte und schließlich doch verlor.

Kurz vor ihrem Tod bat ihr Freund sie noch um ihre Hand.

Nachdem die Tochter das gleiche Schicksal ereilt hatte wie zuvor ihre Mutter, blieb ihr Freund dem Forum treu – und begann schließlich, einer anderen Teilnehmerin Avancen zu machen.

Und an diesem Punkt wurde jemand aus dem Forum misstrauisch.

Das Resultat der Nachforschungen war für die Gruppe wohl ebenso erschütternd wie all die furchtbaren Nachrichten zuvor: Die Leidensgeschichten der beiden Frauen waren frei erfunden. Nichts davon war wahr. Die 40-Jährige hatte keinen Eierstockkrebs, alle Posts der Tochter und von deren Freund stammten in Wahrheit von ihr selbst …

»Munchausen by proxy by Internet« nennen Fachleute dieses krankhafte Phänomen. Es ist nach Hieronymus Carl Friedrich Freiherr von Münchhausen benannt, der durch seine fantastischen erfundenen Geschichten bekannt wurde (→ Tödliches Spiel II).

Eigentlich hätte diese Geschichte hier aufhören können. Die Forumsteilnehmer reagierten enttäuscht und zornig, sie fühlten sich betrogen. Die Schuldige gab alles zu und verließ die Gruppe – um ihr gemeines Spiel kurz darauf aber in einem Forum von Menschen mit Autoimmunerkrankungen fortzusetzen. Und danach wieder in dem ursprünglichen Internetforum, diesmal allerdings unter Verwendung anderer Charaktere.

An dieser Stelle könnte diese Geschichte zum zweiten Mal enden. Doch dann wiederholte sich im wirklichen Leben ein Teil dessen, was zuvor nur fiktiv war: Die real existierende Tochter der Frau (die von den Internet-Machenschaften ihrer Mutter nichts gewusst hatte) erkrankte offenbar wirklich an Leukämie. Und ihre Mutter trat einem sozialen Netzwerk im Internet bei, um Neuigkeiten über den Gesundheitszustand ihrer Tochter zu posten …

Überdosis Medizin

Sie sind mit dem Buch nun fast am Ende – und wissen noch immer nicht, was es mit dem Titel auf sich hat.

Die Lösung finden Sie im folgenden Kapitel, das einem hochaktuellen Thema gewidmet ist: dem Überflüssigen.

Jedes fünfte vom Arzt verschriebene Medikament ist unnötig, jede vierte Untersuchung und jeder zehnte Eingriff sind es ebenso. Das sagen nicht etwa Medizinkritiker, sondern die Ärzte selbst, wenn sie befragt werden.

Im Pflegeheim nehmen vier von zehn Senioren mindestens ein Medikament, das zwar nicht gratis, aber umsonst ist und das sie laut einer niederländischen Studie problemlos absetzen können. Jede zehnte Herzkatheter-Untersuchung, die nicht im Akutfall gemacht wird, ist einer US-Studie zufolge unnütz …

Es gibt Dutzende von Beispielen für sogenannte Überdiagnosen und Überbehandlungen, wie das Überflüssige im Fachjargon heißt. Von der Schweizerischen Akademie der Medizinischen Wissenschaften über Fachzeitschriften bis hin zur US-Initiative »Choosing wisely« – »Wähle klug aus« – wird der Überversorgung aber seit einigen Jahren der Kampf angesagt.

Was soll eine überflüssige Untersuchung denn schon anrichten, mag sich mancher nun fragen.

Es kann zum Beispiel so enden wie in der nächsten – wahren – Geschichte.

Eine Untersuchung zu viel

Alles begann damit, dass die 52-Jährige abspecken wollte. Sie war leicht übergewichtig und hatte leichten Bluthochdruck. Eine Diät und ein Trainingsprogramm sollten Abhilfe schaffen.

Nach einigen Wochen des Trainings spürte die Frau einen scharfen Schmerz im Brustkorb. Er verstärkte sich, wenn sie den rechten Arm hob oder tief einatmete. Deshalb konsultierte sie einen Arzt. Als er ihren Brustkorb abtastete, tat es weh. Der Doktor vermutete ein Problem am Bewegungsapparat.

Nichts deutete zu diesem Zeitpunkt auf ein Problem am Herzen hin: Die Frau war weder kurzatmig, noch verschlimmerten sich ihre Schmerzen bei Anstrengung, sie verspürte keine Übelkeit, und auch das EKG war normal. Um dennoch ganz sicherzugehen, schlug ihr der Arzt vor, ein spezielles Computertomogramm zu machen, das die Herzarterien abbildet. Und damit nahm die Tragödie ihren Lauf.

Auf den Bildern waren vereinzelt kleine Ablagerungen an den Gefäßwänden der Herzarterien zu sehen. Um das Ausmaß dieser »Verkalkungen« besser abschätzen zu können, riet ihr der Arzt nun zu einer Herzkatheter-Untersuchung. Sie bestätigte: Die Ablagerungen waren nur klein, eine Behandlung erübrigte sich. Leider schuf diese Untersuchung ein neues, viel größeres Problem.

Während der Katheter-Untersuchung sackte der Blutdruck der 52-Jährigen plötzlich jäh ab, ihr Herz fing an zu rasen, sie bekam heftigste Brustschmerzen – der Katheter hatte ihre Hauptschlagader verletzt, eine seltene Komplikation bei solchen Eingriffen. Dadurch war nun auch die Blutversorgung ihres Herzens akut gefährdet, denn unmittelbar daneben entsprang eine wichtige Arterie für die Sauerstoffversorgung des Herzmuskels.

In einer Notfalloperation legten die Chirurgen der Frau

einen Herzbypass. Fortan diente ein Stück Vene aus ihrem Oberschenkel als neue »Herzarterie«. Trotzdem blieb ihr Herz schwach.

In den Folgemonaten verspürte die Patientin immer stärkere Brustschmerzen. Der Grund dafür war, dass sich der Bypass stellenweise verengt hatte, sodass ihr Herz zu wenig Blut bekam. Auch diverse Gefäßstützen, sogenannte Stents, konnten ihn nicht dauerhaft offen halten.

Bald danach kam die Frau erneut als Notfall in die Klinik, diesmal im Schockzustand. Diagnose: schwerer Herzinfarkt. Ein Blutgerinnsel hatte den Bypass komplett verstopft, der Herzmuskel bekam zu wenig Sauerstoff. Es gelang den Ärzten zwar, den Bypass mithilfe eines Katheters wieder durchgängig zu machen. Trotzdem blieb die Patientin im Schock. Ihr Herz war bereits zu schwer geschädigt.

So griffen die Herzchirurgen zum letzten Mittel: Die 52-Jährige bekam ein Herz transplantiert. Für den Rest ihres Lebens muss sie nun Medikamente nehmen, um eine Organabstoßung zu verhindern.

Der Fall ist speziell, aber auch exemplarisch für die heutige Medizin in reichen Ländern. Die CT-Untersuchung der Herzarterien bei der Patientin war unnötig gewesen, denn bereits zuvor war klar, dass sie mit hoher Wahrscheinlichkeit kein Problem am Herzen hatte. Doch um auf Nummer sicher zu gehen, werde heute eher zu viel als zu wenig gemacht, kritisieren viele Fachleute – mit der Folge, dass dann zufällig Dinge entdeckt werden, die nie Probleme bereitet hätten. Oder die weiter abgeklärt werden müssen, immer mit dem Risiko, dass der Patient dabei eine seltene Komplikation erleidet.

Die Frau mit den 48 ½ Krankheiten

»Ich will ein MRI!« Mindestens in der Schweiz verlangen immer wieder Patienten nach dieser High-Tech-Untersuchung für sich. Der Nachbar war schon im MRI, praktisch alle im Bekanntenkreis kamen bereits in den »Genuss« – und wofür zahlt man denn schließlich die horrenden Krankenversicherungsprämien!

Aber wissen diese Patienten wirklich, was sie da fordern?

Die 63-Jährige hatte Rückenschmerzen im Lendenbereich, der Schmerz strahlte aus, ins rechte Bein hinab. Den rechten Fuß oder die große Zehe mit der Spitze nach oben zu ziehen, das klappte bei der Untersuchung nicht so gut wie auf der linken Seite. Diese Muskelschwäche zeigte an, dass Nerven in Mitleidenschaft gezogen waren, die unterhalb des fünften Lendenwirbels aus dem Rückenmarkskanal austreten und für einen Teil des Beins zuständig sind. Irgendetwas quetschte vermutlich die Nervenwurzel dort.

Die Patientin begab sich ins MRI. Zwei auf die Wirbelsäule spezialisierte Radiologen besahen sich die Aufnahmen. Jeder von ihnen hatte über 25 Jahre Erfahrung. Und sie waren sich weitgehend einig, was sie auf den Bildern sahen: Insgesamt 25 Auffälligkeiten erkannten die beiden Fachärzte, darunter zum Beispiel einen Wirbelkörperbruch und zwei Engstellen im Rückenmarkskanal.

Innerhalb der nächsten drei Wochen tourte die Frau durch zehn weitere radiologische Zentren. Überall ließ sie ein MRI ihrer Lendenwirbelsäule machen, um schließlich für ein letztes MRI wieder in den allerersten Kernspintomografen zurückzukehren.

Was das alles sollte? Die Frau stand im Dienst der Wissenschaft. Sie war ein Versuchskaninchen, aber das verschwieg sie den verschiedenen Röntgenärzten tunlichst. Mit ihrer Hilfe wollten Forscher herausfinden, wie es um die Qualität von MRI-Befunden bestellt ist. Das erste und das letzte MRI dienten dabei als Maßstab, an dem die anderen Zentren – allesamt akkreditiert – gemessen wurden. Die Ergebnisse waren nicht erbaulich.

Am Ende hatte die Patientin nämlich 49 krankhafte Befunde erhalten. Doch keiner davon wurde in *allen* Arztbriefen erwähnt – weil ein Radiologe eben dieses zu sehen glaubte, ein anderer jenes.

Sieben der zehn Radiologen an den verschiedenen Zentren erkannten beispielsweise einen Bandscheibenvorfall zwischen dem dritten und dem vierten Lendenwirbelkörper. Zwei Fachärzte hingegen sahen ihn unterhalb des fünften Lendenwirbelkörpers. An zwei Zentren wurden gar Bandscheibenvorfälle bei allen Lendenwirbelkörpern diagnostiziert. Und ein Facharzt behauptete, da sei überhaupt nirgends ein Bandscheibenvorfall zu sehen.

Ähnlich diametral lagen auch andere Diagnosen auseinander. Dreimal zum Beispiel wurde der Wirbelkörperbruch verpasst. Und war der Rückenmarkskanal nun krankhaft verengt oder nicht? Bei der Beurteilung dessen stimmten die Fachärzte so wenig überein, dass sie eigentlich genauso gut auch gleich hätten raten können.

In einem Befund waren sich immerhin zehn der insgesamt elf Zentren einig. Hatte die Frau am Ende also nur einen »objektiven« Befund, wie es, so beschönigend, heißt?

Oder waren es 25, wie die Referenzärzte befanden?

Oder 30? Oder gar 49?

Oder doch nur 48 ½?

Wenn die Übereinstimmung so dürftig ist, mag man sich lieber nicht ausmalen, welche Konsequenzen derart unterschiedliche Diagnosen haben können. Eine falsche Behandlung ist nur eine mögliche davon.

In anderen Gebieten der Radiologie sieht es übrigens nicht viel besser aus. Etwa vier Prozent der Röntgenbefunde, so wird geschätzt, sind fehlerhaft. Da werden auf den Röntgenbildern Knochenmetastasen übersehen, oder, wie bei einem Vierjährigen, eine verschluckte Münze, die sogar einem Laien förmlich ins Auge springt.

Bei mehr als 10.000 Untersuchungen, die ein Radiologe pro Jahr durchschnittlich »befundet«, ergibt das jährlich schätzungsweise 400 Patienten, die in der Folge womöglich falsch behandelt werden. Weltweit wären es – bei rund einer Milliarde Röntgenuntersuchungen pro Jahr – mindestens 40 Millionen radiologische Fehler.

Ein anderes Problem sind die Zufallsbefunde bei radiologischen Untersuchungen. Exemplarisch dafür steht ein bis dahin gesunder Mann Mitte 50, der plötzlich Schmerzen im linken Schulterblatt bekam. Dann machte sich ein Taubheitsgefühl in der Schulter und im Oberarm breit. Eine Woche später konnte er seinen linken Arm nicht mehr heben. Der Arzt war beunruhigt, er befürchtete, dass die Armnerven geschädigt sein könnten. Deshalb schickte er den Kranken zum Röntgen. Wenig Flüssigkeit unter dem Rippenfell, lautete der Befund.

Um der Ursache dafür auf den Grund zu gehen, folgte eine Computertomografie (CT). Dort sah der Radiologe drei winzige Rundherde in der Lunge, mindestens zwei Knötchen in der Schilddrüse, eines in der Nebenniere, eine Leberzyste und Gallensteine. Das als Nächstes angefertigte MRI zeigte einen weiteren Zufallsbefund: ein Knoten in einer Speicheldrüse.

Mittlerweile waren die Schmerzen, deretwegen der Patient den Arzt konsultiert hatte, verschwunden. Ein beigezogener Neurologe gab ihm Kortison, das half. Aber die Knoten? Handelte es sich dabei um Krebs, oder waren es harmlose gutartige Tumoren?

Etwa die Hälfte der Bevölkerung beispielsweise hat Knötchen in der Schilddrüse. Bei einem von zehn Untersuchten sind darin Krebszellen. Bei Autopsien wurden Krebszellen in der Schilddrüse sogar bei jedem dritten entdeckt – gestorben waren die Personen aber an etwas ganz anderem. Denn ihre kleinen Schilddrüsentumoren blieben zeitlebens »still«. Rund 85 von 100 kleinen Schilddrüsenkrebsen sind »brav«, fast niemand stirbt daran. Einer von 100 aber ist sehr bösartig. Deshalb untersuchten die Ärzte den Mittfünziger sicherheitshalber weiter.

Zwei weitere CT zeigten, dass die Rundherde in der Lunge nicht wuchsen, also wohl harmlos waren, genau wie der Knoten in der Nebenniere. Drei Ultraschalluntersuchungen der Schilddrüse lieferten ebenfalls keinen Hinweis auf Krebs, ein zweites MRI führte in puncto Speicheldrüse nicht weiter, und die Punktion ergab auch nichts, weil dabei nicht genügend Zellen zum Untersuchen gewonnen wurden.

Der beigezogene Arzt riet dem längst genesenen »Patienten« nun zur Operation, damit geklärt werden könne, was er da an der Speicheldrüse habe. Der Mann aber lehnte dies ab, weil es zur Gesichtslähmung kommen konnte, falls dabei versehentlich ein wichtiger Gesichtsnerv verletzt würde.

Das alles war vor mittlerweile über sechs Jahren, in denen der Mann weiterhin wohlauf blieb. Ein Röntgenbild, drei CT, zwei MRI, dreimal Ultraschall, Biopsie, diverse Labortests und mehrere fachärztliche Konsultationen plus Strahlenbelastung, Kosten, Umstände und Sorgen – hat sich das gelohnt?

Nüchtern bleiben!

Der Krebs hatte Ableger gebildet. Die Ärzte schlugen der älteren Frau darum eine Positronen-Emissions-Tomografie (PET) vor, um zu schauen, wo sich die Metastasen angesiedelt hatten. Bei dieser Untersuchung wird der Energiestoffwechsel verschiedener Gewebe gemessen. Weil Tumoren und Metastasen oft einen anderen Stoffwechsel haben als gesundes Gewebe, geben sie sich auf den PET-Bildern zu erkennen.

Die Seniorin nahm ihre gewohnten Diabetes-Medikamente, spritzte ihr Insulin und hielt sich an die Anweisung des Röntgenpersonals: Vor der Untersuchung nüchtern bleiben!

Die PET fand aber nicht statt. Denn die ältere Dame wurde vorher bewusstlos. Auf der Notfallstation war rasch klar, weshalb: Ihr Blutzucker war viel zu niedrig, ihr Gehirn hatte zu wenig Nahrung bekommen.

Normalerweise beträgt der Blutzuckerwert nüchtern etwa 70 bis 115 (Milligramm pro Deziliter Blutserum, entsprechend 3,9 bis 6,4 mmol/l). Die Patientin aber hatte nur 19 mg/dl Blutzucker im Blut. Die Diabetesmedikamente hatten zur Unterzuckerung geführt, weil die Frau nichts hatte essen dürfen. Nahrung hätte den Blutzuckerwert erhöht.

Außerdem war der Sauerstoffgehalt in ihrem Blut zu tief. Normal ist ein Wert von mindestens 98 Prozent, bei ihr waren es nur 92.

Die Ärzte argwöhnten, dass sich infolge der Krebserkrankung bei ihr zwischen dem Brust- und dem Lungenfell Flüssigkeit angesammelt habe, was die Atmung erschwere. Um diese Verdachtsdiagnose zu sichern, wollten sie die Patientin im Computertomografen untersuchen. Also wieder: nüchtern bleiben!

Wie befürchtet, bestätigte das Computertomogramm (CT) den sogenannten Pleuraerguss. Und vermutlich war er dem Krebs zuzuschreiben. Die Patientin bat um eine Behandlung. Um die richtige Therapie einleiten zu können, mussten die Ärzte aber erst wissen, wie weit sich die Tumoren in ihrem Körper schon ausgedehnt hatten. Dazu benötigten sie ein weiteres CT. Und nochmals: nüchtern bleiben!

Im Verlauf des Tages stürzte die arme Frau im Krankenzimmer. Nun musste noch ein CT vom Kopf gemacht werden, um sicherzugehen, dass der Sturz weder durch eine Hirnblutung noch durch Metastasen verursacht war.

Während ihres Spitalaufenthalts stabilisierte sich der Blutzuckerwert nicht mehr richtig. Die Patientin stürzte noch mehrmals.

Die Ärzte, die diese Krankengeschichte als Mahnung an die Kollegen veröffentlichten, sparen nicht mit Kritik: Die Weisung, nüchtern zu bleiben, habe nicht nur zu einem potenziell vermeidbaren Krankenhausaufenthalt geführt, sondern der schwerkranken Frau auch Zeit geraubt, die sie andernfalls mit ihren Freunden und ihrer Familie hätte verbringen können. Überdies, bemängeln sie, sei oft gar nicht so sicher, ob der Patient wirklich nichts essen dürfe.

An der Mayo Clinic, einem renommierten US-Krankenhaus, überprüften zwei Fachleute bei über 1.000 Patienten im Nachhinein, ob die Weisung »Nüchtern bleiben« wirklich nötig gewesen war beziehungsweise ob die Zeitspanne wenigstens hätte kürzer angesetzt werden können.

Fazit: Jeder fünfte Kranke hätte demnach eigentlich essen dürfen, und 43 Prozent hätten zumindest nicht so lange aufs Essen verzichten müssen wie angeordnet. Fast die Hälfte der deshalb verpassten Mahlzeiten ging also völlig unnötig zurück.

Ein Grund für das »Nüchtern bleiben!« ist, dass Kontrastmittel, die oft bei radiologischen Untersuchungen eingesetzt werden, Übelkeit verursachen können. Die Folgen bei gefülltem Magen in einer engen Röhre können unangenehm sein. Außerdem kann der Speisebrei im Magen und im Darm die Bildqualität beeinträchtigen. Trotzdem täten die Ärzte gut daran, monieren die Kritiker, die eingeschliffene Praxis des »Nüchtern bleiben!« öfter zu hinterfragen.

Die »Schilddrüsenüberfiktion«

Viele Patienten erzählen ihrem Arzt nichts davon, was sie selbst alles unternehmen, um gesund zu bleiben oder zu werden. Wozu auch? Die Mittelchen, die frei verkäuflich sind, gelten als harmlos. Dabei können sie derart in die Irre führen, dass sogar ein Herzinfarkt verpasst wird.

Magenkrebs, lautete die Diagnose. Und das im Alter von 48 Jahren. Die Frau im chinesischen Shanghai ließ sich wie angeraten operieren. Ein Jahr später erschien sie zur Routinekontrolle. Neben anderen Laborwerten bestimmten ihre Ärzte auch verschiedene Tumormarker. Das sind Moleküle, die bei manchen Krebserkrankungen verstärkt gebildet werden. Steigt bei einem Patienten nach der Krebstherapie ein Tumormarker plötzlich an, nachdem er vorher immer im Normbereich war, schöpfen die Ärzte Verdacht, dass der Tumor wieder wächst.

Genau das war bei der Patientin der Fall. Der Tumormarker CA72-4 war stark erhöht. Ein Rückfall?

Um das herauszufinden, begab sich die Patientin zur Magenspiegelung. Zur Darmspiegelung. Zur Ultraschalluntersuchung des Bauches. Und in den Computertomografen. Das erfreuliche Ergebnis: kein Tumor zu sehen.

Weshalb war dann der CA72-4-Wert derart hoch? Das klärte sich, als die Ärzte – allerdings erst nach dem ganzen Untersuchungsmarathon – ausführlich mit der Patientin sprachen.

In der Meinung, sich etwas Gutes zu tun, hatte sie seit gut drei Monaten täglich zweimal je 900 Milligramm *Ganoderma lucidum*-Sporenpulver eingenommen. Dieser Pilz ist nicht nur in China ein beliebtes Naturheilmittel. Der Reishi-Heilpilz, wie *Ganoderma lucidum* bei uns auch genannt wird, soll gesund sein, das Immunsystem stärken und angeblich gegen allerlei Krankheiten helfen, darunter auch Krebs. Offenbar führt die

Einnahme aber auch dazu, dass der CA72-4-Laborwert fälschlicherweise zu hoch ausfällt. Wieso, wissen die Götter.

Als die Frau das Sporenpulver auf den Rat ihrer Ärzte hin absetzte, normalisierte sich dieser Laborwert innerhalb von vier Wochen.

Das Gleiche passierte einer 70-jährigen Patientin mit Lungenkrebs. Inzwischen fragen die Mediziner bei einem erhöhten CA72-4-Wert nun zuerst, ob der Betreffende *Ganoderma lucidum* einnehme, bevor sie ihn zu weiteren Abklärungen schicken.

Bei einer Seniorin in Boston spielten plötzlich die Schilddrüsenwerte verrückt. Sie hatte Multiple Sklerose und eine chronische Schilddrüsenentzündung. Deshalb nahm sie seit 20 Jahren entsprechende Hormone ein. Und nun zeigten die Laborwerte plötzlich eine Schilddrüsenüberfunktion an. Sie stoppte die Einnahme der Schilddrüsenhormone für acht Wochen – doch die Laborwerte blieben wie gehabt: Schilddrüsenüberfunktion.

Als Nächstes untersuchte ein Hormonspezialist die Frau. Der obere Blutdruckwert war zu hoch, aber sonst passte nichts zu einer so starken Schilddrüsenüberfunktion – kein beschleunigter Puls, kein Herzklopfen, keine Temperaturerhöhung, kein Schwitzen, kein Zittern, kein Gewichtsverlust, nichts von all den typischen Symptomen. Aber der nochmalige Labortest bestätigte die hormonelle Entgleisung erneut.

Daraufhin verschrieb der Arzt der Frau einen Blutdrucksenker und schickte sie zur Untersuchung mit radioaktivem Jod. Die Schilddrüse braucht Jod, um ihre Hormone herzustellen. Eine überaktive Schilddrüse nimmt also mehr Jod auf. Ist es radioaktiv, lässt sich anhand der Strahlung bestimmen, ob und an welchen Stellen das Organ besonders viel Jod speichert. Dieser Test zeigte jedoch keine Überfunktion an. Irgendwie passte das alles nicht zusammen.

Schließlich setzte ein weiterer Labortest dem Rätsel ein

Ende. In Wahrheit handelte es sich um eine »Schilddrüsenüberfiktion«: Als die Schilddrüsenhormone mit einer anderen Methode bestimmt wurden als zuvor, waren sie nämlich normal.

Die 74-Jährige hatte also mitnichten eine Schilddrüsenüberfunktion. Sie hatte nur Biotin genommen, in der Annahme, dass dieses Vitamin ihr gegen die Multiple Sklerose helfen könnte.

Biotin (oder Vitamin B7) brauchen die Zellen, um sich zu vermehren. Es ist zum Beispiel im Eigelb enthalten, in Sojabohnen, Fisch, Fleisch und Brokkoli. Auch im Stoffwechsel spielt das Vitamin eine wichtige Rolle, das im Internet für schöne Haare und kräftige Nägel angepriesen wird. Ob es hochdosiert gegen Multiple Sklerose helfen kann, wird noch erforscht. Etwa 35 Mikrogramm davon genügen einem gesunden Erwachsenen pro Tag, eingenommen wird aber oft mehr als das 8.000-Fache.

Was viele Ärzte und Patienten nicht wissen: Verschiedene automatisierte Laboruntersuchungen funktionieren mithilfe von Biotin. Das kleine Molekül kann beim Bestimmen von Hormonwerten, Eiweißstoffen und Vitaminen helfen. Nimmt der Patient jedoch hochdosiertes Biotin ein, funktioniert die Analyse nicht mehr richtig, und die Laborwerte können falsch ausfallen, und zwar zu hoch oder zu tief.

Wer Biotin nimmt und warten kann, der lässt darum am besten 24 Stunden verstreichen, bevor er zum Labortest geht. Bis dahin ist das Vitamin im Körper weitgehend abgebaut.

Manchmal aber bleibt nicht so viel Zeit. Bei einem Mann mit Herzinfarkt zeigte der Schnelltest im Blut keinen Herzschaden an – denn er hatte hochdosiertes Biotin genommen. Und starb.

Eine Untersuchung zu wenig

Nach all dem »Zu viel« noch ein kleiner Hinweis: Selbst eine kleine, einfache Untersuchung kann den Patienten in größte Not bringen – wenn sie denn unterlassen wird.

Alles begann mit einem Versehen: Der Neunjährige aß in der Schule eine Mahlzeit, die Milch enthielt. Er litt an Asthma, und bereits früher hatte er auf Milchprodukte und Nüsse heftig allergisch reagiert. Prompt ging es wieder los: Der Knabe bekam am ganzen Körper einen Hautausschlag, er hatte Mühe mit dem Schnaufen und wurde verwirrt. Ein Lehrer spritzte dem Schüler das Allergie-Notfallmedikament Adrenalin in den Muskel und gab ihm ein bronchienerweiterndes Medikament zum Inhalieren.

Als die Ambulanz eintraf, war der Knabe noch immer benommen, sein Herz schlug wie wild, er bekam nicht genügend Luft, hatte blaue Lippen, sein ganzer Körper war aufgedunsen, sein Puls nicht mehr fühlbar. Die Rettungshelfer spritzten ihm eine zweite Dosis Adrenalin in den Muskel. Leider blieb der erhoffte Erfolg aus.

Die nächste Dosis verabreichten sie in die Vene, damit das Mittel schneller in den Kreislauf gelangte. Nach 20 Minuten: keine deutliche Besserung. Nun versuchten sie es mit einer Adrenalin-Infusion.

Als der kleine Patient endlich im Spital eintraf, schlug sein Herz 160 Mal pro Minute. Er war extrem unruhig und übergab sich mehrfach. Sein Blutdruck: 207 mmHg betrug der obere Wert, 187 der untere – viel zu hoch!

Jetzt wurden die Ärzte stutzig: Normal wäre bei einem Neunjährigen ein Blutdruck von etwa 115/75 gewesen. Dieser hohe Blutdruck passte nicht zum allergischen Schock. Denn im Schockzustand sackt der Blutdruck ab. Dass es dem Kind so schlechtging, lag also nicht mehr an der allergischen Reaktion, wie die Rettungshelfer vermuteten. Sondern am Adrenalin. Dieses Stresshormon treibt den Blutdruck in die Höhe. Der Schüler hatte eine Überdosis bekommen, weil die Retter in der Aufregung eine einfache, aber wichtige Untersuchung unterlassen haben: die Blutdruckmessung.

Sofort stoppten die Klinikärzte die Adrenalin-Infusion. Daraufhin normalisierte sich innerhalb von 30 Minuten der Blutdruck. Der kleine Patient bekam Medikamente gegen sein Asthma und konnte tags darauf nach Hause.

Er hatte Glück, andere Patienten nicht. Ein Baby in Großbritannien – mit einer leichten allergischen Reaktion – starb, weil die »Retter« ihm immer wieder Adrenalin spritzten. Sie dachten, die Hautblässe des Kindes sei durch die allergische Reaktion verursacht. Tatsächlich aber war sie dem Adrenalin zuzuschreiben. Es bewirkt, dass sich die kleinen Blutgefäße in der Haut zusammenziehen, sodass weniger Blut dorthin fließt und die Haut weniger rosig ist.

Andere – erwachsene – Patienten erlitten Herzinfarkte, weil ihr Herz der Wirkung dieses Notfallmedikaments nicht standhielt. Auch Schlaganfälle und Herzrhythmusstörungen kann es verursachen – vor allem bei Überdosierung. Und das kommt bei diesem stark wirksamen Medikament immer wieder vor. Einer 13-Jährigen beispielsweise wurde es in viel zu hoher Dosis gespritzt. Sie entwickelte ein tödliches Lungenödem.

Ein Grund für diese schrecklichen Fehler ist mangelnde Übung. Adrenalin wird nur selten gebraucht. Entsprechend kennen nur 5 bis 20 Prozent der Ärzte auf Anhieb die richtige Dosierung und wie es korrekt verabreicht wird. Verkompliziert wird alles, weil es verschiedene Adrenalin-Ampullen gibt, die unterschiedliche Konzentrationen enthalten. Manche müssen vor dem Spritzen verdünnt werden. Ausgerechnet in Situationen, in denen das Leben des Patienten am seidenen Faden hängt und es um Minuten geht, muss der Arzt dann also auch noch gut rechnen können. Eine 23-Jährige etwa erhielt eine massive Überdosis, weil der behandelnde Mediziner dachte, das Adrenalin sei im Verhältnis 1:200.000 verdünnt, tatsächlich war es aber nur 1:1.000 verdünnt. Ihr Blutdruck stieg auf über 300, ihr Pulsschlag war nicht mehr zählbar, und sie hatte tagelang kalte, weiße Haut – aber sie überlebte glücklicherweise ohne bleibende Schäden.

Quiz

Wenn Sie das Buch bis hierher gelesen haben, wissen Sie nun in vielen Belangen mehr als Ihr Arzt. Sie kennen die Gefahren, die im Whirlpool lauern, wissen um die Risiken modischer Kleidung und auch *Halicephalobus gingivalis* und *Pestalotiopsis clavispora* sind Ihnen längst keine Fremdwörter mehr.

In diesem Kapitel können Sie jetzt Ihr Wissen und Ihre Kombinationsgabe testen. Viel Erfolg!

Schmetterlinge im Bauch

Die Menopause setzte ihr zu, chinesische Kräuter sollten Abhilfe schaffen. Drei Wochen lang hatte die Frau den Tee aus dem Kräutergranulat »Schlaf« problemlos vertragen. Doch kaum begann die 55-Jährige mit einer neuen Packung, ging es los: Zehn Minuten nachdem sie den Tee getrunken hatte, juckten Mund und Rachen, ihre Hände, Füße, der Bauch und der Genitalbereich. Ihre Lippen schwollen an, sie konnte nicht mehr richtig schlucken und bekam Atemnot.

Dass sie allergisch reagierte, war offensichtlich. Mithilfe von entsprechenden Medikamenten klangen die Symptome wieder ab. Sodann versuchten Allergologen herauszufinden, wogegen genau die Patientin allergisch war.

Abgesehen von einer allergischen Reaktion auf eine Seidendecke vor 20 Jahren – damals begann ihre Nase zu laufen und ihre Augen juckten – hatte die Patientin keine Allergien. Ein Labortest bestätigte, dass sie Antikörper gegen Roh- und Wildseide im Blut hatte. Doch hier ging es nicht um eine Seidendecke, sondern um einen traditionellen chinesischen Tee.

Die Allergiespezialisten verdünnten den Tee immer stärker und führten damit Hauttests durch. Selbst bei einer Verdünnung von 1:100 reagierte die Haut der Frau jedoch noch mit juckenden Quaddeln. Der Test fiel also positiv aus.

Den gleichen Test machten die Ärzte auch mit allen elf Bestandteilen des Tees. Doch: Auf keinen davon reagierte die Patientin allergisch. Sie war also gegen den Tee allergisch, nicht aber gegen seine Einzelbestandteile.

Wie passte das zusammen?

Verräterische Pupillen

Der 44-Jährige hatte seinen Hausarzt wegen scharfer Schmerzen aufgesucht, die vom rechten Ellbogen zur Hand ausstrahlten. Auch im Bereich des Oberbauchs und des Brustkorbs kamen und gingen immer wieder heftige Schmerzen.

Der Arzt vermutete eine Sehnenentzündung am Unterarm, verursacht durch die Arbeit als Metzger. Aber damit lag er falsch.

Drei Monate später hatten sich zu den Schmerzen Gefühlsstörungen im Mittel- und Ringfinger hinzugesellt. Der Mann konnte mit seiner rechten Hand nun auch nicht mehr kräftig zupacken.

Weitere drei Monate später betrafen die Gefühlsstörungen bereits die ganze Hand. Der Patient konsultierte einen Rheumatologen, einen Neurologen, einen zweiten Hausarzt, einen Handchirurgen. Trotz der Operation wegen des mittlerweile diagnostizierten Karpaltunnel-Syndroms besserten sich die Beschwerden nicht – was rückblickend betrachtet nicht verwundert …

Inzwischen war der Mann arbeitsunfähig.

Vier Jahre nachdem er zum ersten Mal seinen ersten Hausarzt wegen der Beschwerden aufgesucht hatte, konsultierte er ihn erneut. Als dieser dem Patienten in die Augen sah, schöpfte er Verdacht.

Die Pupillen des Mannes reagierten kaum, wenn der Doktor sie mit einer Lampe beleuchtete. Normalerweise werden sie bei diesem Test kleiner, ein unwillkürlicher Reflex, um das Auge vor zu viel Lichteinfall zu schützen. Was bei diesem Patienten hingegen funktionierte, war das Verengen der Pupillen, wenn er Dinge betrachtete, die sich direkt vor seiner Nase befanden. Dieses Zeichen – fehlender Lichtreflex, aber erhaltende Pupillenreaktion beim Fixieren naher Objekte – nennen die Mediziner »Argyll-Robertson-Phänomen«, benannt nach dem schottischen Augenarzt Douglas Argyll Robertson. Es ist eines der Zeichen, die auf eine Erkrankung hinweisen, an der weltweit jedes Jahr schätzungsweise fünf Millionen Menschen erkranken, darunter auch Babys. Der erste dokumentierte, prominente Kranke in Europa war Martin Alonzo Pinzon, Kommandant auf einem der Schiffe, mit denen Christoph Kolumbus nach Amerika und wieder zurück segelte.

An welcher Krankheit litt der Patient?

Der Gummibärchen-Test

Diese Versuchsanordnung war speziell. Zuerst durfte der 58 Jahre alte Jäger 250 Gramm seiner Lieblingssüßigkeit essen: »Haribo« Goldbären. Eine Stunde später musste er auf dem Fahrrad-Ergometer strampeln. Zwanzig Minuten lang strengte sich der Patient an. Dann warteten alle gespannt, ob etwas passieren würde.

Es passierte etwas. Rund neun Stunden später bekam er Blähungen und Bauchkrämpfe, sein Herz begann schneller zu schlagen, und etwa eineinhalb Stunden danach folgte der Durchfall.

Worum ging es bei diesem Test?

Späte Diagnose

Ab ihrem 36. Lebensjahr bekam die Frau immer wieder Muskelkrämpfe. Sie waren vermutlich einem Kalziummangel geschuldet, denn der Kalziumwert in ihrem Blut war zu tief. Weshalb, wurde damals nicht untersucht.

Im Alter von 43 Jahren stoppte bei der Frau die Menstruationsblutung. Vier Jahre später verlor sie innerhalb von fünf Monaten 14 Kilo Gewicht. Sie musste oft erbrechen und hatte Durchfälle.

»Zöliakie!«, werden Sie nun vielleicht denken. Richtig – aber das war nicht der Grund für ihre Nervenschäden.

Nach weiteren zehn Monaten konnte sie nicht mehr so gut laufen, bekam Gleichgewichtsstörungen und Mühe mit dem Sprechen.

Wegen der Durchfälle hatte die Frau eine leichte Blutarmut, einen Mangel an Eiweiß, Vitamin K und Folsäure, und überdies waren der Natrium- und der Kaliumwert erniedrigt. Das alles, inklusive der Verdauungsprobleme, normalisierte sich, als sie glutenfrei zu essen begann. Die Nervenstörungen aber verschlimmerten sich trotzdem.

Im Alter von 48 Jahren konnte sie ihre Arm- und Beinbewegungen nur noch schwer koordinieren. Beim Gehen benötigte sie Hilfe. Sie sprach auch undeutlich, langsam und abgehackt, weil ihr Kleinhirn geschädigt war, wie die MRI-Bilder zeigten.

Was war der Grund für das Leiden dieser Frau?

Eine teuflische Krankheit

Am Morgen des 28. September 2004 wirkte der sonst fröhliche und lebhafte Mikal ungewöhnlich ruhig. Kurz nachdem er in der Kindertagesstätte angekommen war, legte sich der Dreijährige zum Schlafen hin, erwachte aber alle paar Minuten und klagte, dass ihm sein Bauch und der Kopf wehtäten. Auch seine sonst so gesprächige sechsjährige Schwester Kheematah fiel im Kindergarten durch ihre Benommenheit auf. Beide seien erkrankt, nachdem sie etwas zu essen von einem Straßenverkäufer erhalten hätten, erklärte die Mutter und brachte sie zur Kinderärztin. Die hielt das Ganze für eine Virus-Darmgrippe.

Drei Tage später ging es beiden so miserabel, dass sie auf die Notfallstation des Kinderspitals gebracht wurden. Sie bekamen Infusionen. Weil ihre Laborwerte aber nicht beunruhigend waren, gaben die Ärzte der Mutter Tipps und entließen die Kinder nach Hause.

Am 4. Oktober brachte sie ihre schwerkranken Sprösslinge erneut. Nun wurden beide hospitalisiert. Sie fieberten bis zu 40 Grad, übergaben sich unablässig und litten an massivem Durchfall. Die Ärzte zogen zwei Infektionsspezialisten zu Rate, um herauszufinden, womit die Kinder sich angesteckt haben könnten.

Erschwerend kam bei dem Knaben hinzu, dass bei ihm immer wieder die Infusionsleitung verstopfte oder herausrutschte. Am 8. Oktober wurde er sehr schläfrig. Diverse Labortests erbrachten noch immer keine Diagnose. Und das Computertomogramm seines Gehirns zeigte auch nichts Anormales. Dann stellte sich heraus, dass der Infusionskatheter in einer großen Vene, die zum Herz führte, verstopft war. Die Ärzte verabreichten Mikal etwas, um das Gerinnsel aufzulösen, machten den Katheter wieder durchgängig, legten dem Kind eine weitere Infusonsleitung und infundierten ihm Flüssigkeit. Wenig später besserte sich sein Zustand, und er wurde wieder wach.

Die Mutter wich kaum von der Seite ihrer Kinder. Sie kümmerte sich, wo sie konnte, und unterstützte auch die Pflegekräfte: wechselte die Windeln, die Bettwäsche, bot an, das Bad zu putzen.

Dann, in der Nacht auf den 9. Oktober, schlugen um etwa ein Uhr morgens die Geräte Alarm. Der Sauerstoffgehalt im Blut ihres Sohns war zu tief, sein Herz schlug ungewöhnlich rasch, und er atmete schnell. Mikal bekam zu wenig Luft. Auf dem Röntgenbild der Lungen war jedoch nichts Krankhaftes zu sehen. Um halb fünf Uhr morgens, als der Arzt ihn mit dem Stethoskop abhörte, tönte alles normal. Aber dem Kind stand die Angst im Gesicht. Innerhalb von zwei Minuten wurde es bewusstlos und hörte auf zu atmen. Alle Versuche, es wiederzubeleben, scheiterten. Mikal starb einen Tag nach seinem vierten Geburtstag.

Im Verlauf des Tages wurde auch Kheematah apathisch und atmete komisch. Die Ärzte verlegten sie auf die Intensivstation, beatmeten sie – und rätselten, woran sie litt. Sie zogen verschiedene Fachleute bei, unter anderem einem Toxikologen. Trotzdem fanden sie nicht heraus, welche Krankheit das Mädchen hatte.

Immerhin schien Kheematahs Krise nach drei Tagen überwunden. Doch bereits am Folgetag lag sie erneut teilnahmslos da und bekam wieder Fieber.

Was war bei diesen beiden Kindern los?

Lösungen zum Quiz

Schmetterlinge im Bauch

Kam das Blutserum der Patientin zuerst mit dem TCM-Tee in Kontakt und anschließend mit den allergieauslösenden Eiweißstoffen in Wildseide, fiel die Reaktion nur noch schwach positiv aus. Daraus folgerten die Ärzte, dass die Antikörper gegen Wildseide bereits mit dem Tee reagiert hatten. Vermutlich war der Tee, der in einer spezialisierten Apotheke zusammengestellt worden war, mit Motten verunreinigt. Die Larven dieser Motten bildeten Puppenkokons mit Seidenproteinen – auf welche die Patientin allergisch war.

Verräterische Pupillen

Der 44-Jährige litt an Syphilis im Spätstadium. Bei ihm hatte die Infektion das Gehirn in Mitleidenschaft gezogen. Von der Neurosyphilis gibt es mehrere Formen, eine davon, die tabische Neurosyphilis, geht typischerweise mit scharf einschießenden Schmerzen einher. Charakteristisch ist auch die Pupillenstarre bei Lichteinfall. Der Patient erhielt Penicillin gegen die Infektion. Seine Erkrankung kam daraufhin zum Stillstand.

Der Gummibärchen-Test

Bestimmte Umstände können eine allergische Reaktion provozieren. Zu diesen Kofaktoren gehören zum Beispiel Alkohol, gebräuchliche Schmerzmittel, aber auch körperliche Anstrengung – deshalb der Test auf dem Fahrrad-Ergometer. Er bewies, dass der Mann nicht einmal die rund 30 Gramm Gelatine vertrug, die in den Gummibärchen enthalten war. Diese Gelatine wird aus Schweinen gewonnen. Weil der Jäger allergisch auf rotes Fleisch war, genau genommen auf das α-Gal darin, reagierte er auch auf seine geliebten Süßigkeiten mit einer Allergie. Jäger und Förster reagieren – wegen der häufigen Zeckenbisse – öfter allergisch auf Fleisch als andere Berufsgruppen.

Späte Diagnose

Bei dieser Patientin stellte sich schließlich heraus, dass ihr Vitamin-E-Spiegel unmessbar tief war. Dieser Vitaminmangel, verursacht durch die Zöliakie, war schuld an ihren Symptomen. Als sie Vitamin E verordnet bekam, besserten sich die Beschwerden. Endlich.

Drei Monate später kam sie bei alltäglichen Verrichtungen wieder ohne fremde Hilfe zurecht, konnte mit einer Gehhilfe alleine laufen und besser sprechen. Die erstaunliche Besserung hatte sie der Behandlung zu verdanken.

Vermutlich markierte bereits der tiefe Kalziumwert ab dem 36. Lebensjahr den Anfang dieser Leidensgeschichte, deren Grund erst zwölf Jahre später gefunden wurde. Diese langen Zeiträume sind bei der Zöliakie indes keine Seltenheit.

Bei einer anderen Patientin – übrigens ohne Verdauungsbeschwerden – hatte die Zöliakie zu Kupfermangel und dieser wiederum zu Gangstörungen und Muskelschwäche geführt.

Wegen der Durchfälle konnten beide Frauen über lange Zeit nicht genügend Vitamin E beziehungsweise Kupfer aufnehmen.

Eine teuflische Krankheit

Die Pflegekräfte überwachten Kheematah nun rund um die Uhr mit Argusaugen. Dabei registrierte eine Pflegeassistentin, wie die Mutter ihrer Tochter etwas zu trinken gab. Kheematah protestierte und fand, das Getränk schmecke scheußlich. Misstrauisch geworden, schnappten sich die Pflegekräfte anschließend die Trinktasse und schickten die restlichen Tropfen und das weiße Sediment darin zur Analyse. Der Befund: Clonidin.

In aufbewahrten Blutproben des Mädchens fanden die Toxikologen ebenfalls diesen Blutdrucksenker. Auch im Blut ihres verstorbenen Bruders war Clonidin, 70 Mal mehr, als bei Kleinkindern als giftig gilt.

Beide hatten unspezifische Symptome, die nicht typisch für eine Clonidin-Vergiftung sind. Dazu zählen Erbrechen, Durchfall und Fieber. Typisch dagegen sind bei Überdosierungen von Clonidin Benommenheit – wie sie die Kinder immer wieder zeigten –, tiefer Blutdruck und langsamer Herzschlag.

Die Mutter hatte ihren Kindern das Medikament eingeflößt oder heimlich in die Infusion gespritzt. Die Lungengefäße des kleinen Jungen waren von zermörserten Tabletten verstopft worden. Über 800 Dosen Clonidin, das ihr selbst verschrieben worden war, hatte die Mutter in den letzten sechs Monaten bezogen, ergaben die Nachforschungen.

Nun ergaben viele Details plötzlich ein stimmiges Bild: Da war zum Beispiel der Verwandte der Geschwister, der beobachtet hatte, dass die Mutter einen entsorgten Infusionsschlauch aus dem Abfalleimer geholt und in ihrer Tasche verstaut hatte. Der Schlauch enthielt eine weiße Substanz.

Da war auch die Krankenschwester, die im Dunkeln etwas Braunes im Infusionsschlauch zu sehen glaubte. Da die Infusion neu war, sollte damit alles in Ordnung sein, nahm sie an und vermutete, »das Dunkle« sei wohl nur ein Schattenwurf gewesen. Als sie später nachschauen ging, fand sie nichts Ungewöhnliches an der Infusion. Und da war zum Beispiel auch der Sozialarbeiter, dem im Gespräch auffiel, wie emotionslos die Mutter über den Tod ihres Sohns sprach.

Die erschütternde Diagnose am Ende: Munchausen by proxy (MBP).

Der Zustand Kheematahs besserte sich rasch, als ihre Mutter ein Besuchsverbot erhielt.

Die Mutter wurde 2009 wegen Mordes und Kindesmissbrauchs zu zweimal lebenslänglich plus 157 Jahren im Gefängnis verurteilt. Ihren Einspruch wies das Gericht 2011 ab. Die Beurteilung des Falls beginnt mit den Worten: »Den Gerichten sind Tragödien nicht fremd. Aber in diesem Fall müssen wir Verbrechen nachzeichnen, die fast unvorstellbar sind …«

Quellen

»Geschockte« Patienten

Ein Schuss, der nach hinten losging

Evans CC, Ridyard JB. Christmas cracker or duogastrone symptoms. Br Med J. 1969 Jan 11; 1 (5636): 120–1

John B. Ridyard, persönliche Mitteilung, November und Dezember 2015

Christopher Logue. True Stories. Private Eye Magazine, 1969: 115

Sally Moore. Like Mrs Bang Bang, they're all going pop. Daily Mirror, 1969 Jan 11: 2

The woman who goes bang in the night. Daily Mail, 1969 Jan 10: 3

Pills make Mrs A go off bang. Liverpool Daily, 1969 Jan 10

Bang! It's the amazing exploding lady. Sun, 1969 Jan 10: 3

Mrs A, the exploding patient, astonishes a hospital. Daily Mirror, 1969 Jan 10: 3

Explosion im OP

Adiyat KT et al. Laparoscopic Repair of a Rare Case of Bladder Rupture Due To Intravesical Explosion during Transurethral Resection of the Prostate. Urol J. 2014 Jul 8; 11 (3): 1692–4

ASGE Standards of Practice Committee, Fisher DA et al. Complications of colonoscopy. Gastrointest Endosc. 2011 Oct; 74 (4): 745–52

Avgerinos A et al. Bowel preparation and the risk of explosion during colonoscopic polypectomy. Gut. 1984 Apr; 25 (4): 361–4

Bigard MA et al. Fatal Colonic Explosion During Colonoscopic Polypectomy. Gastroenterology. 1979 Dec; 77 (6): 1307–10

Bond JH Jr., Levitt MD. Factors affecting the Concentration of Combustible

Gases in the Colon during Colonoscopy. Gastroenterology. 1975 Jun; 68 (6): 1445–8
Carter HG. Explosion in the Colon during Electrodesiccaton of Polyps. Am J Surg. 1952 Nov; 84 (5): 514–7
Dhebri AR, Afify SE. Free gas in the peritoneal cavity: the final hazard of diathermy. Postgrad Med J. 2002 Aug; 78 (922): 496–7
Greilich PE et al. Intraabdominal fire during laparoscopic cholecystectomy. Anesthesiology. 1995 Oct; 83 (4): 871–4
Hofstad B. Explosion in the rectum. Tidsskr Nor Legeforen 2007; 127: 1789–91
Ladas SD et al. Colonic gas explosion during therapeutic colonoscopy with electrocautery. World J Gastroenterol. 2007 Oct 28; 13 (40): 5295–8
Macdonald AG. A brief historical review of non-anaesthetic causes of fires and explosions in the operating room. Br J Anaesth. 1994 Dec; 73 (6): 847–56
Manner H et al. Colon explosion during argon plasma coagulation. Gastrointest Endosc. 2008 Jun; 67 (7): 1123–7
Mansfield SK, Borrowdale R. Intraperitoneal explosion following gastric perforation. Asian J Surg. 2014 Apr; 37 (2): 110–3
Monahan DW et al. Combustible colonic gas levels during flexible sigmoidoscopy and colonoscopy. Gastrointest Endosc. 1992 Jan–Feb; 38 (1): 40–3
Nürnberg D. et al. Gas explosion caused by argon plasma coagulation of colonic angiodysplasias. Endoscopy. 2007 Feb; 39 Suppl 1: E182
Strocchi A et al. Colonic concentrations of hydrogen and methane following colonoscopic preparation with an oral lavage solution. Gastrointest Endosc. 1990 Nov–Dec; 36 (6): 580–2
Wrenn K. The Hazards of Defibrillation Through Nitroglycerin Patches. Ann Emerg Med. 1990 Nov; 19 (11): 1327–8

Schwacher Strom – starker Schock

Akhtar M et al. Electromagnetic interference with implantable cardioverter defibrillators causing inadvertent shock: case report and review of current literature. Clin Med Insights Cardiol. 2014 Jul 24; 8: 63–6
Al Khadra AS et al. Detection of refrigerator-associated 60 Hz alternating current as ventricular fibrillation by an implantable defibrillator. Europace. 2006 Mar; 8 (3): 175–7
Anderson DR et al. Lightning induced inappropriate ICD shock: an unusual case of electromagnetic interference. Pacing Clin Electrophysiol. 2012 Jun; 35 (6): e159–62
Beinart R et al. Intermittent, erratic behaviour of an implantable cardioverter

defibrillator secondary to a hidden magnetic source of interference. Europace. 2011 Oct; 13 (10): 1508–9

Calcagnini G et al. Electromagnetic immunity of infusion pumps to GSM mobile phones: a systematic review. Ann Ist Super Sanita. 2007; 43 (3): 225–8

Chan NY, Wai-Ling Ho L. Inappropriate implantable cardioverter-defibrillator shock due to external alternating current leak: report of two cases. Europace. 2005 Mar; 7 (2): 193–6

Chongtham DS et al. Inappropriate shock delivery by implantable cardioverter defibrillator due to electrical interference with washing machine. Int J Cardiol. 2007 May 31; 118 (2): e44–5

Gopinathannair R, Olshansky B. An unusual ICD shock: What is the mechanism? HeartRhythm Case Rep. 2015 Sep 26; 1 (6): 498–502

Iskandar S et al. Electromagnetic Interference in a Private Swimming Pool: Case report. Indian Pacing Electrophysiol J. 2016 Feb 12; 15 (6): 293–5

Knight HM et al. Sleeping with the fishes: electromagnetic interference causing an inappropriate implantable cardioverter defibrillator shock. BMJ Case Rep. 2014 May 30; 2014

Kolb C et al. Inappropriate shock delivery due to interference between a washing machine and an implantable cardioverter defibrillator. J Interv Card Electrophysiol. 2002 Dec; 7 (3): 255–6

Makaryus JN. Inappropriate implantable cardioverter-defibrillator shocks attributed to alternating-current leak in a swimming pool. Tex Heart Inst J. 2014 Feb; 41 (1): 61–3

Paul N et al. A review of the security of insulin pump infusion systems. J Diabetes Sci Technol. 2011 Nov 1; 5 (6): 1557–62

Santoro F. et al. A cold shower: electrical magnetic interference caused by water heater current leakage through shower water pipe inducing ICD shock. Int J Cardiol. 2015 Mar 1; 182: 279–80

Suva, Abteilung Arbeitsmedizin / Abteilung Gesundheitsschutz am Arbeitsplatz, Bereich Physik. Factsheet Elektromagnetische Verträglichkeit von Herzschrittmachern und implantierten Defibrillatoren im Umfeld von elektronischen Sicherheitssystemen. Version Juli 2008

Walter V et al. Inappropriate ICD discharge induced by electrical belt stimulation for muscle-building. Cardiovasc Med. 2014;17 (6): 186–188

Die Rakete im Mund
Atreya A et al. Cell phone explosion. Med Leg J. 2016 Mar; 84 (1): 18–21
Corey CG et al. Electronic nicotine delivery system (ENDS) battery-related burns presenting to US emergency departments, 2016. Inj Epidemiol. 2018 Mar 5; 5 (1): 4. doi: 10.1186/s40621-018-0135-1
Kumetz EA et al. Electronic cigarette explosion injuries. Am J Emerg Med. 2016 Nov; 34 (11): 2252.e1–2252.e3
Nicoll KJ et al. Thigh burns from exploding e-cigarette lithium ion batteries: First case series. Burns. 2016 Jun; 42 (4): e42-6
Norii T, Plate A. Electronic Cigarette Explosion Resulting in a C1 and C2 Fracture: A Case Report. J Emerg Med. 2017 Jan; 52 (1): 86–88
Potokar T et al. Mobile phones – a potential fire hazard? Burns. 2003 Aug; 29 (5): 493–4
Rogér JM et al. Oral Trauma and Tooth Avulsion Following Explosion of E-Cigarette. J Oral Maxillofac Surg. 2016 Jun; 74 (6): 1181–5

Auf verschlungenen Pfaden

Ein steiniger Weg
Anrique D. et al. Blueberry sign: spilled gallstones after cholecystectomy as an uncommon finding. J Minim Invasive Gynecol. 2013 May–Jun; 20 (3): 329
Bedell SL, Kho KA. Spilled gallstones after laparoscopic cholecystectomy associated with pelvic pain. Am J Obstet Gynecol. 2015 Sep; 213 (3): 432.e1–2
Brockmann JG et al. Complications due to gallstones lost during laparoscopic cholecystectomy. Surg Endosc. 2002 Aug;16 (8): 1226–32
Chin PT et al. Gallstone hip and other sequelae of retained gallstones. HPB Surg. 1997;10 (3): 165–8
Chopra P et al. Cholelithoptysis and pleural empyema. Ann Thorac Surg. 1999 Jul; 68 (1): 254–5
De U et al. Unusual complications of laparoscopic cholecystectomy: A case series. IJCRI 2012; 3 (4): 5–9
Demirbas BT et al. Retained abdominal gallstones after laparoscopic cholecystectomy: a systematic review. Surg Laparosc Endosc Percutan Tech. 2015 Apr; 25 (2): 97–9
Downie GH et al. Cholelithoptysis. A complication following laparoscopic cholecystectomy. Chest. 1993 Feb; 103 (2): 616–7
Hanna SJ. Cholelithoptysis: an unusual delayed complication of laparoscopic cholecystectomy. J Hepatobiliary Pancreat Surg. 2004; 11 (3): 190–2
Kim BS et al. Spilled gallstones mimicking a retroperitoneal sarcoma fol-

lowing laparoscopic cholecystectomy. World J Gastroenterol. 2016 May 7; 22 (17): 4421–6
Loffeld RJ. The consequences of lost gallstones during laparoscopic cholecystectomy. Neth J Med. 2006 Nov; 64 (10): 364–6
Memon MA et al. Spontaneous erosion of a lost intra-abdominal gallstone through the back eight months following laparoscopic cholecystectomy. JSLS. 1997 Apr–Jun; 1 (2): 153–7
Patterson EJ, Nagy AG. Don't cry over spilled stones? Complications of gallstones spilled during laparoscopic cholecystectomy: case report and literature review. Can J Surg. 1997 Aug; 40 (4): 300–4
Dr. med. Christophe Rouden, Leiter Gefäßchirurgie, Klinik für Allgemein-, Viszeral- und Gefäßchirurgie, Kantonsspital Baden AG, Schweiz, persönliche Auskunft am 14.1.2018
Thompson J et al. Cholelithoptysis: an unusual complication of laparoscopic cholecystectomy. Clin Imaging. 1995 Apr–Jun; 19 (2): 118–21
Willekes CL, Widmann WD. Empyema from lost gallstones: a thoracic complication of laparoscopic cholecystectomy. J Laparoendosc Surg. 1996 Apr; 6 (2): 123–6

Baden gegangen

AGES – Österreichische Agentur für Gesundheit und Ernährungssicherheit GmbH (Hrsg.). Nicht-Cholera-Vibrionen. Juni 2016
Baker-Austin C. et al. Heat Wave-Associated Vibriosis, Sweden and Finland, 2014. Emerg Infect Dis. 2016 Jul; 22 (7): 1216–2
Beyermann H., Pohl M. Fallbericht: Nachweis von Vibrio cholerae non-O1, non-O139 bei einer immunsupprimierten Patientin nach Baden in Binnengewässern. In: Robert Koch Institut (Hrsg.). Epidemiologisches Bulletin vom 25.8.2006 / Nr. 34
Breidenbach J., Frank C. Informationsbroschüre zu Nicht-Cholera-Vibrionen in Deutschland. Robert Koch-Institut (Hrsg.), 2012
Bundesamt für Gesundheit, Bern, Auskunft am 11.7.2017, Adrien Kay, Mediensprecher
Centers for Disease Control and Prevention (CDC). Vibrio illnesses after Hurricane Katrina – multiple states, August–September 2005. MMWR Morb Mortal Wkly Rep. 2005 Sep 23; 54 (37): 928–31
European Centre for Disease Prevention and Control (Hrsg.). Necrotising fasciitis due to Vibrio cholerae non-O1/non- O139 after exposure to Austrian bathing sites. 18.3.2016 unter https://ecdc.europa.eu/en/news-events/necrotising-fasciitis-due-vibrio-cholerae-non-o1non-o139-after-exposure-austrian (eingesehen am 10.7.2017)

European Environment and Epidemiology Network, E3 Geoportal, Vibrio Map Viewer unter https://e3geoportal.ecdc.europa.eu/SitePages/Vibrio%20Map%20Viewer.aspx

Hirk S. et al. Necrotizing fasciitis due to Vibrio cholerae non-O1/non-O139 after exposure to Austrian bathing sites. Wien Klin Wochenschr. 2016 Feb; 128 (3–4): 141–5

Dr. Steliana Huhulescu, Leitung der Abteilung für Medizinische Mikrobiologie, AGES –Österreichische Agentur für Gesundheit und Ernährungssicherheit GmbH, persönliche Mitteilung am 11.7.2017

Assoc. Prof. Dr. Alexander Kirschner, Institut für Hygiene und Angewandte Immunologie, MedUni Wien, persönliche Auskunft am 11.7.2017

Klontz KC et al. Syndromes of Vibrio vulnificus infections. Clinical and epidemiologic features in Florida cases, 1981–1987. Ann Intern Med. 1988 Aug 15; 109 (4): 318–23

Landesamt für Gesundheit und Soziales Mecklenburg-Vorpommern, Abteilung Gesundheit
Dezernat Umwelthygiene / Umweltmedizin (Hrsg.). Vibrionen – Krankheitserreger in der Ostsee. August 2014

Majere RA, Cortina S. Necrotizing wound infection from a tilapia fish injury. CMAJ. 2017 Apr 10; 189 (14): E539–E541

Niedersächsisches Landesgesundheitsamt (Hrsg.). Merkblatt Vibrio vulnificus. 2. Auflage September 2012

Österreichische Zentralanstalt für Meteorologie und Geodynamik, https://www.zamg.ac.at/cms/de/klima/informationsportal-klimawandel/klimaforschung/klimamessung/messnetze-oesterreich (eingesehen am 11.7.2017)

Robert Koch Institut (Hrsg.). Hinweis auf mögliche Wundinfektionen durch Vibrio vulnificus bei Kontakt mit warmem Meerwasser. In: Epidemiologisches Bulletin vom 11.8.2006 / Nr. 32

Vezzulli L. et al. Climate influence on Vibrio and associated human diseases during the past half-century in the coastal North Atlantic. Proc Natl Acad Sci U S A. 2016 Aug 23; 113 (34): E5062–71

Das Jucken unter dem Gips

Keh B et al. Cheyletiella blakei, an ectoparasite of cats, as cause of cryptic arthropod infestations affecting humans. West J Med. 1987 Feb; 146 (2): 192–4

Khawcharoenporn T et al. Control of Cat Flea Infestation in Neonatal and Pediatric Intensive Care Units. Poster Abstracts, OFID 2017: 4 (Suppl 1): 176

Lüthgen Werner. Milben plagen die Hühner bis aufs Blut. Tierwelt, 5.9.2013, unter http://m.tierwelt.ch/?rub=4491&id=36979 (eingesehen am 2.11.2017)

Qadripur SA, Kant U. Cheyletiellose. Dt Ärztebl 1996; 93: A-829–830 [Heft 13]

Sexton DJ, Haynes B. Bird-mite infestation in a university hospital. Lancet. 1975 Feb 22; 1 (7904): 445

Shelley ED et al. The diagnostic challenge of nonburrowing mite bites. Cheyletiella yasguri. JAMA. 1984 May 25; 251 (20): 2690–1

Falsch gedreht

Adeniyi AE et al. Appendicitis and situs inversus viscerum in a 32-year-old female nigerian: a case report. Ann Ib Postgrad Med. 2008 Jun; 6 (1): 84–6

Chuang TJ et al. Acute Appendicitis Presenting as Unusual Left Upper Quadrant Pain. Iranian Journal of Radiology 2013; 10 (3):156–159

Görler Nicola. Die diagnostische Richtigkeit von CT und MRT bei V.a. akute Appendizitis – eine Metanalyse. Inaugural-Disseration, Marburg 2009 unter http://archiv.ub.uni-marburg.de/diss/z2009/0420/pdf/dng.pdf (eingesehen am 9.2.2015)

Professor Dr. med. Heymut Omran, Universität Münster, persönliche Auskunft 2014

Strohhalme im Mund: Neuer Weltrekord? rosenheim24.de unter https://www.rosenheim24.de/leben/kurios/strohhalme-mund-neuer-weltrekord-ro24-450398.html (eingesehen am 9.6.2018)

Ting JY, Farley R. Subhepatically located appendicitis due to adhesions: a case report. J Med Case Rep. 2008 Oct 31; 2: 339

Yabanoglu H et al. Unusual findings in appendectomy specimens of adults: retrospective analyses of 1466 patients and a review of literature. Iran Red Crescent Med J. 2014 Feb; 16 (2): e12931

Zement im Herzen

Braiteh F, Row M. Right ventricular acrylic cement embolism: late complication of percutaneous vertebroplasty. Heart. 2009 Feb; 95 (4): 275

Chang CY, Huang SF. Asymptomatic pulmonary cement embolism. CMAJ. 2017 Apr 10; 189 (14): E543

Chung SE et al. Renal cement embolism during percutaneous vertebroplasty. Eur Spine J. 2006 Oct; 15 Suppl 5: 590–4

Kim SY et al. Cardiac perforation caused by acrylic cement: a rare complication of percutaneous vertebroplasty. AJR Am J Roentgenol. 2005 Nov; 185 (5): 1245–7

Krueger A et al. Management of pulmonary cement embolism after percutaneous vertebroplasty and kyphoplasty: a systematic review of the literature. Eur Spine J. 2009 Sep; 18 (9): 1257–65
Lee JS et al. Intracardiac bone cement embolism. Heart. 2010 Mar; 96 (5): 387
Shridhar P et al. A Review of PMMA Bone Cement and Intra-Cardiac Embolism. Materials (Basel). 2016 Oct 6; 9 (10). pii: E821
Stricker K et al. Severe hypercapnia due to pulmonary embolism of polymethylmethacrylate during vertebroplasty. Anesth Analg. 2004 Apr; 98 (4): 1184–6
Wang LJ et al. Pulmonary cement embolism associated with percutaneous vertebroplasty or kyphoplasty: a systematic review. Orthop Surg. 2012 Aug; 4 (3): 182–9

Lange vergessen, längst verdrängt

Das Löwengesicht

Bundesgesundheitsblatt. Mycobacterium leprae – der Erreger von Lepra. Stellungnahmen des Arbeitskreises Blut des Bundesministeriums für Gesundheit. Bundesgesundheitsbl 2016; 59: 1508–1521
Ezzedine K et al. Autochthonous leprosy in metropolitan France presenting with a diffuse infiltration of the face and febrile illness. Int J Dermatol. 2009 Jan; 48 (1): 69–72
Meredith A et al. Leprosy in red squirrels in Scotland. Vet Rec. 2014 Sep 20; 175 (11): 285–6
Neonakis IK et al. Report of 2 indigenous cases of leprosy from a European country: use of polymerase chain reaction-restriction fragment length polymorphism analysis of hsp65 gene for identification of Mycobacterium leprae directly from a clinical sample. Diagn Microbiol Infect Dis. 2009 Jul; 64 (3): 331–3
Qureshi H et al. What is your diagnosis? Hansen disease (leprosy). Cutis. 2013 Oct; 92 (4): 168, 187–9
Rongioletti F et al. Leprosy: a diagnostic trap for dermatopathologists in nonendemic area. Am J Dermatopathol. 2009 Aug; 31 (6): 607–10
Sharma R et al. Zoonotic Leprosy in the Southeastern United States. Emerg Infect Dis. 2015 Dec; 21 (12): 2127–34
Schwienhorst-Stich EM et al. Weltlepratag 2018: Es tut sich viel – doch es ändert sich zu wenig. Epid Bull 2018; 4: 49–53
Scollard D, Stryjewska B. Treatment and prevention of leprosy. Wolters Kluwer. Unter www.uptodate.com (eingesehen am 5.2.2018)

Scollard D, Stryjewska B. Epidemiology, microbiology, clinical manifestations, and diagnosis of leprosy. Wolters Kluwer. Unter www.uptodate.com (eingesehen am 5.2.2018)

Serrano-Pozo A et al. Sensory polyneuropathy as initial manifestation of endemic leprosy in Spain. Eur Neurol. 2004; 52 (4): 256–8

von Gierke U et al. A rare cause of carpal tunnel syndrome: leprosy. Latency period of decades is possible. MMW Fortschr Med. 2000 Mar 9; 142 (10): 39–40

World Health Organization, Global leprosy update, 2015: time for action, accountability and inclusion. 2016 Sep 2; No 35: 405–420

Ein schrecklicher Spu(c)k

American Society for Microbiology. First case of rabies in over a decade: Lessons for healthcare personnel, 2015 Apr 22. Unter https://www.asm.org/index.php/press-releases/93471-first-case-of-rabies-in-over-a-decade-lessons-for-healthcare-personnel

Bundesamt für Gesundheit, Abteilung Übertragbare Krankheiten. Tollwutfall im Kanton Neuenburg: Durch Fledermausbiss infizierte Person. Mitteilung vom 8.8.2017

Bundesamt für Gesundheit, Abteilung Übertragbare Krankheiten. Tollwut. Unter https://www.bag.admin.ch/bag/de/home/themen/mensch-gesundheit/uebertragbare-krankheiten/infektionskrankheiten-a-z/tollwut.html

Centers for Disease Control and Prevention. Recovery of a patient from clinical rabies – California, 2011. MMWR Morb Mortal Wkly Rep. 2012 Feb 3; 61 (4): 61–5, Bericht dazu in JAMA, 2012 Apr 4; 307 (13): 1364–1367

Contou D et al. Severe ketoalkalosis as initial presentation of imported human rabies in France. J Clin Microbiol. 2015 Jun; 53 (6): 1979–82

Deubelbeiss AN et al. Imported human rabies in Switzerland, 2012: a diagnostic conundrum. J Clin Virol. 2013 Jun; 57 (2): 178–81

Hampson K et al. Estimating the Global Burden of Endemic Canine Rabies. PLoS Negl Trop Dis. 2015 Apr 16; 9 (4): e0003709

Paoli Julia. Is Rabies Really 100% Fatal?, 2013 Aug 21, Nature Education. Unter https://www.nature.com/scitable/blog/viruses101/is_rabies_really_100_fatal (eingesehen am 13.5.2018)

ProMED-mail: Rabies – France ex Mali. 4.4.2014, Archive Number: 20140404.2381608

ProMED-mai: Rabies – France ex Mali. 25.4.2015, Archive Number: 20150425.3322855

Schöne Lajos. Tollwut-Fledermäuse – die Gefahr aus der Luft. Welt Digital Zeitung, 8.6.2012, Axel Springer SE, unter http://www.welt.de/wissen-

schaft/umwelt/article106436201/Tollwut-Fledermaeuse-die-Gefahr-aus-der-Luft.html
srf.ch. Undank ist der Welten Lohn. Tollwütige Fledermaus beißt Helfer, 7.8.2017
Tages-Anzeiger (mw/sda). Erster Tollwut-Todesfall seit 35 Jahren, 3.9.2012. Unter http://www.tagesanzeiger.ch/wissen/medizin-und-psychologie/Erster-TollwutTodesfall-seit-35-Jahren/story/11502072 (eingesehen am 13.5.2018)

Der Test, an den niemand dachte

Gaeta TJ et al. AIDS in the Elderly: New York City Vital Statistics. J Emerg Med. 1996 Jan–Feb; 14 (1): 19–23.
Parsonage MJ et al. Lesson of the week: a new cause of treatable dementia. Age Ageing. 2004 May; 33 (3): 315–6
Tavoschi L. et al. New HIV diagnoses among adults aged 50 years or older in 31 European countries, 2004–15: an analysis of surveillance data. Lancet HIV 2017, Lancet HIV. 2017 Nov; 4 (11): e514–e521
Valcour V, Paul R. HIV infection and dementia in older adults. Clin Infect Dis. 2006 May 15; 42 (10): 1449–54
Yoshimatsu K, Bostwick JM. A horse in zebra stripes: a peculiar case of undetected end-stage AIDS. Gen Hosp Psychiatry. 2015 Nov–Dec; 37 (6): 620.e3–4

Die Rückkehr des Würgeengels

AGES – Österreichische Agentur für Gesundheit und Ernährungssicherheit (Hrsg.), Institut für medizinische Mikrobiologie und Hygiene, Nationale Referenzzentrale für Diphtherie. Jahresbericht 2010. Unter http://www.bmgf.gv.at/cms/home/attachments/9/1/1/CH1305/CMS1299588106946/jb_diphtherie_2010.pdf (eingesehen am 27.3.2016)
Univ.Prof. Dr. Franz Allerberger, Nationale Referenzzentrale für Diphtherie, Österreichische Agentur für Gesundheit und Ernährungssicherheit (AGES), persönliche Mitteilung vom 17.3.2016
Bertisch B et al. Infektionserkrankungen bei Migranten in der Schweiz. Schweiz Med Forum 2012; 12 (33): 628–635
Dr. med. Katia Boggian, Leitende Ärztin Infektiologie/Spitalhygiene, Kantonsspital St. Gallen, persönliche Mitteilung am 8.3.2016
Both L et al. Access to diphtheria antitoxin for therapy and diagnostics. Euro Surveill. 2014 Jun 19; 19 (24)
Bowler IC et al. Diphtheria – the continuing hazard. Arch Dis Child. 1988 Feb; 63 (2): 194–5

Bundesamt für Gesundheit, Abteilung Übertragbare Krankheiten. Diphtherie. Unter http://www.bag.admin.ch/themen/medizin/00682/00684/01067/index.html?lang=de (eingesehen am 27.3.2016)

Bundesamt für Gesundheit, Eidgenössische Kommission für Impffragen. Optimierung der Auffrischimpfungen gegen Diphtherie, Tetanus und Pertussis (dT/dTpa) bei Erwachsenen. Bulletin 51, 19.12.2011

Cassir N et al. Cutaneous diphtheria: easy to be overlooked. Int J Infect Dis. 2015 Apr; 33: 104–5

De Benoist A-C et al. Imported Cutaneous Diphtheria, United Kingdom. Emerging Infectious Diseases. 2004; 10 (3): 511–513

Edmunds WJ et al. The sero-epidemiology of diphtheria in Western Europe. ESEN Project. European Sero-Epidemiology Network. Epidemiol Infect. 2000 Aug; 125 (1): 113–25

European Centre for Disease Prevention and Control. Immunity to tetanus and diphtheria in the UK in 2009. 2012 Dec 12. Unter https://ecdc.europa.eu/en/news-events/immunity-tetanus-and-diphtheria-uk-2009

European Centre for Disease Prevention and Control. Rapid Risk Assessment: Cutaneous diphtheria among recently arrived refugees and asylum-seekers in the EU. 2015 Jul 20. Unter https://ecdc.europa.eu/sites/portal/files/media/en/publications/Publications/Diphtheria-cutaneous-EU-July-2015.pdf

European Centre for Disease Prevention and Control. Rapid Risk Assessment. A case of diphtheria in Spain. 2015. Jun 15. Unter https://ecdc.europa.eu/sites/portal/files/media/en/publications/Publications/diphtheria-spain-rapid-risk-assessment-june-2015.pdf (eingesehen am 27.3. 2016)

European Centre for Disease Prevention and Control. Rapid Risk Assessment: A fatal case of diphtheria in Belgium. 2016 Mar 24. Unter https://ecdc.europa.eu/sites/portal/files/media/en/publications/Publications/RRA-Diphtheria-Belgium.pdf (eingesehen am 27.3.2016)

European Centre for Disease Prevention and Control. ECDC survey shows gaps in diphtheria diagnostic capacity across Europe. 2017 Jul 24. Unter https://ecdc.europa.eu/en/news-events/ecdc-survey-shows-gaps-diphtheria-diagnostic-capacity-across-europe

Greenberg Alissa. »First Case of Diphtheria in Spain Since 1986 After Parents Shun Vaccination«, 2015 Jun 4, Time online unter http://time.com/3908566/spain-diphtheria-infection-disease-disease-vaccination-infection-anti-vaxxer/ (eingesehen am 27.3.2016)

European Centre for Disease Prevention and Control. Gap analysis on securing diphtheria diagnostic capacity and diphtheria antitoxin availability in the EU/EEA. Stockholm: ECDC; 2017

Hasselhorn HM et al. Factors influencing immunity against diphtheria in adults. Vaccine. 1998 Jan; 16 (1): 70–5
Huhulescu S et al. Letter to the editor: cutaneous diphtheria in a migrant from an endemic country in east Africa, Austria May 2014. Euro Surveill. 2014 Jul 3; 19 (26)
Dr. Steliana Huhulescu, Leitung der Abteilung für Medizinische Mikrobiologie, AGES – Österreichische Agentur für Gesundheit und Ernährungssicherheit GmbH, persönliche Mitteilung am 11.3.2016
Impfschaden Info, Diphtherie, zuletzt aktualisiert 13.3.2014 unter https://www.impfschaden.info/diphtherie.html (eingesehen am 27.3.2016)
Koopman JS, Campbell J. The role of cutaneous diphtheria infections in a diphtheria epidemic. J Infect Dis. 1975 Mar; 131 (3): 239–44
Leitz N et al. Unwanted baggage. BMJ Case Rep. 2013 May 8
Lindhusen Lindhé E et al. Imported laryngeal and cutaneous diphtheria in tourists returning from western Africa to Sweden, March 2012. Euro Surveill. 2012 Jun 7; 17 (23)
Luntz Stephen. Spanish Boy Dies Of Diphtheria Thanks To Anti-Vaxxers, IFL Science, 2015 Jun 29. Unter http://www.iflscience.com/health-and-medicine/spanish-boy-diphtheria-dies/ (eingesehen am 27.3.2016)
Suini Karin, Mediensprecherin, Eidgenössisches Departement für Verteidigung, Bevölkerungsschutz und Sport, Auskunft am 10.3.2016 und 11.3.2016
Mossong J et al. Seroepidemiology of diphtheria and pertussis in Luxembourg in 2000. Epidemiol Infect. 2006 Jun; 134 (3): 573–8
Orouji A et al. Cutaneous diphtheria in a German man with travel history. Acta Derm Venereol. 2012 Mar; 92 (2): 179–80
Prasad KC et al. Upper respiratory tract and cutaneous diphtheria. Indian J Otolaryngol Head Neck Surg. 2005 Jul; 57 (3): 250–2
Robert Koch Institut (Hrsg.). RKI-Ratgeber für Ärzte: Diphtherie. Epid Bull 2018; 10: 97–105
Sears A et al. Cases of cutaneous diphtheria in New Zealand: implications for surveillance and management. N Z Med J. 2012 Feb 24; 125 (1350): 64–71
Sing A, Heesemann J. Imported cutaneous diphtheria, Germany, 1997–2003. Emerg Infect Dis. 2005 Feb; 11 (2): 343–4
Jean-Luc Sion, Policy Officer, European Commission DG Santé, persönliche Mitteilung am 15.3.2016
Stähelin C. Infektiologische Herausforderungen durch die aktuelle Migration. Vortrag am Kantonsspital Aarau, Februar 2017

Torfs Michaël. Toddler dies of diphtheria in Antwerp. Flanders News online, 2016 Mar 18, unter http://deredactie.be/cm/vrtnieuws.english/News/1.2604359 (eingesehen am 27.3.2016)

Vorträge am Symposium Migration & Medizin am Kantonsspital Baden vom 25.2.2016, unter http://www.kantonsspitalbaden.ch/Fachbereiche/Infektiologie-Spitalhygiene/ (eingesehen am 27.3.2016)

Warner Mallory. How horses helped cure diphtheria. Smithsonian Instiution, 2013 Aug 15, unter http://americanhistory.si.edu/blog/2013/08/how-horses-helped-cure-diphtheria.html (eingesehen am 27.3.2016)

WHO. Diphtheria anti-toxin (DAT) supply issues: brief review and proposition. Unter http://www.who.int/immunization/sage/meetings/2017/april/3_Diphtheria_anti_toxin.pdf (eingesehen am 24.2.2018)

Blinde Passagiere

Ein Baby und zwei blinde Passagiere

Abdulraheem NT et al. Oral fetus-in-fetu: A case report. J Ped Surg Case Reports 3 (2015): 171–173

Escobar Ma et al. Fetus-in-fetu: report of a case and a review of the literature. J Pediatr Surg. 2008 May; 43 (5): 943–6

Gan Y et al. Abdominal fetus-in-fetu in a two-year-old boy. JRSM Short Rep. 2012 Jul; 3 (7): 50

Gerber RE et al. Fetus in fetu: 11 fetoid forms in a single fetus: review of the literature and imaging. J Ultrasound Med. 2008 Sep; 27 (9): 1381–7

Hoeffel CC et al. Fetus in fetu: a case report and literature review. Pediatrics. 2000 Jun; 105 (6): 1335–44

Ji Y et al. Fetus in fetu: two case reports and literature review. BMC Pediatr. 2014 Apr 2; 14: 88

Kumar AN et al. Fetus-in-fetu: a case report with molecular analysis. J Pediatr Surg. 1999 Apr; 34 (4): 641–4

Magnus KG et al. Intrahepatic fetus-in-fetu: a case report and review of the literature. J Pediatr Surg. 1999 Dec; 34 (12): 1861–4

Maryńczak L et al. Fetus in fetu: a medical curiosity – considerations based upon an intracranially located case. Childs Nerv Syst. 2014 Feb; 30 (2): 357–60

Narayanasamy JN et al. Fetus-in-fetu: a pediatric rarity. J Surg Case Rep. 2014 Feb 18; 2014 (2)

Pang KK et al. From observation to aetiology: a case report of a twin fetus-in-

fetu and a revisit of the known rarity. Hong Kong Med J. 2015 Feb; 21 (1): 80–3
Parashari UC et al. Diagnostic dilemma in a neglected case of fetus-in-fetu solved with Magnetic Resonance Imaging and MDCT – a case report and review of literature. J Radiol Case Rep. 2011; 5 (10): 29–37
Prescher LM et al. Fetus in fetu: Review of the literature over the past 15 years. J Ped Surg Case Reports 3 (2015): 554–562
Rai R et al. Double fetus in fetu. Indian Pediatr. 2011 Nov 11; 48 (11): 904–6
Rahman GA, Abdulkadir AY. Fetus in Fetu: A Rare presentation in an Adult female. Oman Med J. 2011 Jan; 26 (1): 66
Thakral CL et al. Fetus-in-fetu: a case report and review of the literature. J Pediatr Surg. 1998 Jan; 33 (1): 153

Von einem Darm zum anderen

Bajolet O et al. Gastroscopy-associated transmission of extended-spectrum beta-lactamase-producing Pseudomonas aeruginosa. J Hosp Infect. 2013 Apr; 83 (4): 341–3
Beecham HJ 3rd et al. Salmonella typhimurium. Transmission by fiberoptic upper gastrointestinal endoscopy. JAMA. 1979 Mar 9; 241 (10): 1013–5
Benjamin SB, Bond JH. Transmission of infection by endoscopy. Ann Intern Med. 1993 Sep 1; 119 (5): 440–441
Benjamin WH et al. Identification of a contaminating Mycobacterium tuberculosis strain with a transposition of an IS6110 insertion element resulting in an altered spoligotype. J Clin Microbiol. 2001 Mar; 39 (3): 1092–6
Bronowicki JP et al. Patient-to-patient transmission of hepatitis C virus during colonoscopy. N Engl J Med. 1997 Jul 24; 337 (4): 237–40
Centers for Disease Control and Prevention, Antibiotic resistance threats in the United States, 2013. Unter https://www.cdc.gov/drugresistance/threat-report-2013/index.html (eingesehen am 3.9.2017)
Centers for Disease Control and Prevention. Notes from the Field: New Delhi metallo-β-lactamase-producing Escherichia coli associated with endoscopic retrograde cholangiopancreatography – Illinois, 2013. MMWR Morb Mortal Wkly Rep. 2014 Jan 3; 62 (51–52): 1051
Centers for Disease Control and Prevention. Interim Protocol for Healthcare Facilities Regarding Surveillance for Bacterial Contamination of Duodenoscopes after Reprocessing. Vs 3.11.2015
Chapman CG et al. Risk of infection transmission in curvilinear array echoendoscopes: results of a prospective reprocessing and culture registry. Gastrointest Endosc. 2017 Feb; 85 (2): 390–397.e1

Epstein L et al. New Delhi metallo-β-lactamase-producing carbapenem-resistant Escherichia coli associated with exposure to duodenoscopes. JAMA. 2014 Oct 8; 312 (14): 1447–55
European Centre for Disease Prevention and Control. Systematic review of the effectiveness of infection control measures to prevent the transmission of carbapenemase-producing Enterobacteriaceae through cross-border transfer of patients. Stockholm: ECDC; 2014
FDA Document Suggests Higher Number of Duodenoscope Incidents Than Previously Reported. Unter https://lieu.house.gov/sites/lieu.house.gov/files/OGR%20Briefing%20Memos.pdf (eingesehen am 3.9.2017)
Hardick M et al. Transmission of infection by endoscopy. Ann Intern Med. 1993 Sep 1; 119 (5): 440
Healthmark Industries Co. Gram Negative Bacteria Outbreaks. Unter http://www.healthmark.info/CleaningVerification/NowTest/Gram_Negative_Bacteria_Outbreaks_Mar._2018.pdf (eingesehen am 3.9.2017)
Johnstone J et al. An emerging multidrug-resistant bacteria. CMAJ 2017 Sept 5; 189: E1115
Kim S, Muthusamy VR. Current Practice of Duodenoscope Reprocessing. Curr Gastroenterol Rep. 2016 Oct; 18 (10): 54
Kovaleva J et al. Is bacteriologic surveillance in endoscope reprocessing stringent enough? Endoscopy. 2009 Oct; 41 (10): 913–6
Kovaleva J. et al. Transmission of infection by flexible gastrointestinal endoscopy and bronchoscopy. Clin Microbiol Rev. 2013 Apr; 26 (2): 231–54
Kovaleva J. Infectious complications in gastrointestinal endoscopy and their prevention. Best Pract Res Clin Gastroenterol. 2016 Oct; 30 (5): 689–704
Jung M, Beilenhoff U. Hygiene: The Looming Achilles Heel in Endoscopy. Visc Med. 2016 Feb; 32 (1): 21–8
Larson JL et al. Potential nosocomial exposure to Mycobacterium tuberculosis from a bronchoscope. Infect Control Hosp Epidemiol. 2003 Nov; 24 (11): 825–30
Leers WD. Disinfecting endoscopes: how not to transmit Mycobacterium tuberculosis by bronchoscopy. Can Med Assoc J. 1980 Aug 23; 123 (4): 275–80, 283
Levy L et al. Cluster of Fusarium solani isolations in a Bronchoscopy Unit.. doi: 10.1016/j.cmi.2015.09.017. Epub 2015 Sep 28.
Lo Passo C et al. Transmission of Trichosporon asahii oesophagitis by a contaminated endoscope. Mycoses. 2001; 44 (1–2): 13–21
Lyon Jeff. Maker of Duodonoscopes Under Scrutiny Again. JAMA 2017 May 9, 317 (18): 1826

Markovitz A. Inoculation by bronchoscopy. West J Med. 1979 Dec; 131 (6): 550
Markovitz A. Transmission of infection by endoscopy. Ann Intern Med. 1993 Sep 1; 119 (5): 440
Mattke S. Sterilization of endoscopic instruments – reply. JAMA. 2015 Feb 3; 313 (5): 524
Meyer GW. Endoscope desinfection. Wolters Kluwer. Unter www.uptodate.com (eingesehen am 3.9.2017)
Michele TM et al. Transmission of Mycobacterium tuberculosis by a fiberoptic bronchoscope. Identification by DNA fingerprinting. JAMA. 1997 Oct 1; 278 (13): 1093–5
Paula H et al. Prospective microbiologic evaluation of the forceps elevator in closed-channel duodenoscopes after reprocessing. Am J Infect Control. 2017 Feb 1; 45 (2): 121–125
Robertson P et al. Transmission of Salmonella enteritidis after endoscopic retrograde cholangiopancreatography because of inadequate endoscope decontamination. Am J Infect Control. 2017 Apr 1; 45 (4): 440–442
Ruef C et al. Sterilisation mit Ethylenoxid: Anwendungen und Grenzen. Swiss-NOSO Bulletin März 1997, Bd 4, Nr. 1: 3–6
Rutala WA, Weber DJ. Gastrointestinal endoscopes: a need to shift from disinfection to sterilization? JAMA. 2014 Oct 8; 312 (14): 1405–6
Rutala WA, Weber DJ. Sterilization of endoscopic instruments—reply. JAMA. 2015 Feb 3; 313 (5): 524
Shellnut C. Advances in Endoscope Reprocessing Technology and Its Impact on Pathogen Transmission. Gastroenterol Nurs. 2016 Nov/Dec; 39 (6): 457–465
Smith ZL et al. A Novel Protocol Obviates Endoscope Sampling for Carbapenem-Resistant Enterobacteriaceae: Experience of a Center with a Prior Outbreak. Dig Dis Sci. 2017 Nov; 62 (11): 3100–3109
Spach DH et al. Transmission of infection by gastrointestinal endoscopy and bronchoscopy. Ann Intern Med. 1993 Jan 15; 118 (2): 117–28
Spach DH et al. Transmission of infection by endoscopy. Ann Intern Med. 1993 Sep 1; 119 (5): 441
Tschudin-Sutter S et al. Emergence of glutaraldehyde-resistant Pseudomonas aeruginosa. Infect Control Hosp Epidemiol. 2011 Dec; 32 (12): 1173–8
United States Senate, Health, Education, Labor and Pensions Committee. Preventable Tragedies: Superbugs and How Ineffective Monitoring of Medical Device Safety Fails Patients. Minority Staff Report, 2016 Jan 13. Unter https://www.help.senate.gov/imo/media/doc/Duodenoscope%20Investigation%20FINAL%20Report.pdf (eingesehen am 9.6.2018)

US Food & Drug Administration. Infections Associated with Reprocessed Duodenoscopes. Unter https://www.fda.gov/MedicalDevices/ProductsandMedicalProcedures/ReprocessingofReusableMedicalDevices/ucm454630.htm (eingesehen am 3.9.2017)

Durchfall im 18. Arrondissement

Bundesamt für Gesundheit (Hrsg.). Cholera. Unter https://www.bag.admin.ch/bag/de/home/themen/mensch-gesundheit/uebertragbare-krankheiten/infektionskrankheiten-a-z/cholera.html (eingesehen am 26.4.2018)

Infuso A et al. Cholera in a Paris resident with no history of travel. A case report. Presse Med. 1998 Feb 7; 27 (5): 202–4

World Health Organization (Hrsg.). Cholera, 2015. Weekly epidemiological record. 23 Sept 2016, 91th Year, No 38, 2016, 91: 433–440

World Health Organization. Cholera cases reported to WHO by year and by continent 1989–2016. Unter http://www.who.int/gho/epidemic_diseases/cholera/Cholera_005.jpg?ua=1 (eingesehen am 13.5.2018)

Giftige Bewohner

Bundesamt für Bevölkerungsschutz BABS, Labor Spiez. Staphylokokken Enterotoxine. Unter https://www.labor-spiez.ch/pdf/en/dok/fas/fact_Sheet_SEB_e.pdf (eingesehen am 24.11.2016)

Centers for Disease Control. Historical Perspectives Reduced Incidence of Menstrual Toxic-Shock Syndrome – United States, 1980–1990. MMWR 1990 June 29; 39 (25): 421–423

Eidgenössisches Departement für Verteidigung, Bevölkerungsschutz und Sport VBS

Bundesamt für Bevölkerungsschutz BABS, Labor Spiez. Fact Sheet Staphylococcus Entrotoxin B (SEB), 5.10.2005

Herzer CM. Toxic shock syndrome: broadening the differential diagnosis. J Am Board Fam Pract. 2001 Mar–Apr; 14 (2): 131–6

Kaneita Y et al. Streptococcal toxic shock syndrome: report of two cases. Intern Med. 1995 Jul; 34 (7): 643–5.

Landsdell LW et al. Recovery of Staphylococcus aureus from multiple body sites in menstruating women. J Clin Microbiol. 1984 Sep; 20 (3): 307–10

McDermott C, Sheridan M. Staphylococcal toxic shock syndrome caused by tampon use. Case Rep Crit Care. 2015; 2015: 640373

Parsonnet J e al. Effect of tampon composition on production of toxic shock syndrome toxin-1 by Staphylococcus aureus in vitro. J Infect Dis. 1996 Jan; 173 (1): 98–103

Reiser RF et al. Production of toxic shock syndrome toxin 1 by Staphylococcus aureus restricted to endogenous air in tampons. J Clin Microbiol. 1987 Aug; 25 (8): 1450–2
Schlievert PM et al. Staphylococcus aureus exotoxins are present in vivo in tampons. Clin Vaccine Immunol. 2010 May;17 (5): 722–7
Smit MA et al. Infectious shock and toxic shock syndrome diagnoses in hospitals, Colorado, USA. Emerg Infect Dis. 2013 Nov; 19 (11): 1855–8
Tang YW et al. Characterization of three Staphylococcus aureus isolates from a 17-year-old female who died of tampon-related toxic shock syndrome. J Clin Microbiol. 2010 May; 48 (5): 1974–7
Todd JK. Toxic shock syndrome. Clin Microbiol Rev. 1988 Oct; 1 (4): 432–46
Toxic shock and tampons. (Ohne Autorenangabe). Br Med J. 1980 Nov 22; 281 (6252): 1426
TSSIS. Toxic Shock Syndrome. A Health Professional's Guide. Unter http://www.toxicshock.com/cms/mediafiles/F5EB5CEA_9108_55E5_FBA-D43E8B80A6FF9.pdf (eingesehen am 22.11.2016)
Vostral SL. Rely and Toxic Shock Syndrome: A Technological Health Crisis. Yale Journal of Biology and Medicine 2011; 84: 447–459

Eine »putzige« Diagnose

Adisa CA, Mbanaso A. Furuncular myiasis of the breast caused by the larvae of the Tumbu fly (Cordylobia anthropophaga). BMC Surg. 2004 Feb 29; 4: 5
Dybbro E et al. Hydraulic expulsion of tumbu fly larvae. JAMA Dermatol. 2014 Jul; 150 (7): 791–2
James AS, Stevenson J. Cutaneous myiasis due to Tumbu fly. Arch Emerg Med. 1992 Mar; 9 (1): 58–61
Mitchell R. Tumbu fly. Br Med J. 1972 May 6; 2 (5809): 351
Obasa TO, Sowunmi FO. Myasis occuring in a neonate. Pediatr Rep. 2012 Dec 6; 4 (4): e34
Palmieri JR et al. Furuncular myiasis of the foot caused by the tumbu fly, Cordylobia anthropophaga: report in a medical student returning from a medical mission trip to Tanzania. Int Med Case Rep J. 2013 Jun 24; 6: 25–8
Parkhouse D. Cutaneous myiasis due to the Tumbu fly during Operation Keeling. J R Army Med Corps. 2004 Mar; 150 (1): 24–6

Auf den Hund gekommen

Das neue Auto

Amend A. From dandruff to deep-sea vents: Malassezia-like fungi are ecologically hyper-diverse. PLoS Pathog. 2014 Aug 21; 10 (8): e1004277

Jacobs AH et al. Tinea facei due to Microsporum canis in an eight-day-old infant. JAMA. 1972 Mar 13; 219 (11): 1476

Kotton CN. Zoonoses from cats. Wolters Kluwer. Unter www.uptodate.com (eingesehen am 21.1.2018)

Mercantini R et al. Isolation of keratinophilic fungi from the dust of ferry boats and trains in Italy. Mycoses. 1989 Nov; 32 (11): 590–4

Morris DO. Malassezia pachydermatis carriage in dog owners. Emerg Infect Dis. 2005 Jan; 11 (1): 83–8.

Thomas P et al. Microsporum canis infection in a 5-year-old boy: transmission from the interior of a second-hand car. Mycoses. 1994 Mar–Apr; 37 (3–4): 141–2

Die feste Verbindung

Blevins RO, A case of severe anal injury in an adolescent male due to bestial sexual experimentation. J Forensic Leg Med 2009 Oct; 16 (7): 403–6

Roger O. Blevins, CPNP, persönliche Auskunft am 15.1.2018 sowie 8.5.2018

Dr. iur. Gieri Bolliger, Geschäftsleiter der Stiftung für das Tier im Recht, persönliche Auskunft am 12.2.2018

Bolliger Gieri: Sexualität mit Tieren (Zoophilie) – eine rechtliche Betrachtung (Schriften zum Tier im Recht, Band 8), Schulthess Juristische Medien AG 2011

Bolliger Gieri. Zoophilie. In: Ferrari Arianna, Petrus Klaus. Lexikon der Mensch-Tier-Beziehungen, transcript Verlag Bielefeld 2015: 443–446

http://www.fifine.org/zoofaq/biologie.htm (eingesehen am 15.1.2018)

Holoyda B. Bestiality in Forensically Committed Sexual Offenders: A Case Series. J Forensic Sci. 2017 Mar; 62 (2): 541–544

Holoyda B, Newman W. Zoophilia and the law: legal responses to a rare paraphilia. J Am Acad Psychiatry Law. 2014; 42 (4): 412–20

Kirov GK et al. Zoophilia: a rare cause of traumatic injury to the rectum. Injury 2002 May; 33 (4): 367–8

Richard Nickel, August Schummer, Eugen Seiferle. Lehrbuch der Anatomie der Haustiere Band II Eingeweide, 9. Auflage. Herausgegeben von Josef Frewein, Hagen Gasse, Rudolf Leiser, Heide Roos, Harald Thomé, Bernd Vollmerhaus, Helmt Waibl. Parey Verlag Stuttgart 2004: 363 ff. Eingesehen über Google books unter https://books.google.ch/books? id=L3HhP

G8eqS4C&pg=PA360&lpg=PA360&dq=penis+schwein+hund+anatomie&source=bl&ots=vL5jqvNDUs&sig=zsvMP8KNExf8FGgExAn3VDmz5II&hl=en&sa=X&ved=0ahUKEwikqeyb2drYAhUCuxQKHXh4B_0Q6AEIJzAA#v=onepage&q=penis%20schwein%20hund%20anatomie&f=false (eingesehen am 15.1.2018)

Detektivarbeit auf der Intensivstation

Al-Sweih N et al. Malassezia pachydermatis fungemia in a preterm neonate resistant to fluconazole and flucytosine. Med Mycol Case Rep. 2014 May 10; 5: 9–11

Amend A. From dandruff to deep-sea vents: Malassezia-like fungi are ecologically hyper-diverse. PLoS Pathog. 2014 Aug 21; 10 (8): e1004277

Chang HJ et al. An epidemic of Malassezia pachydermatis in an intensive care nursery associated with colonization of health care workers' pet dogs. N Engl J Med. 1998 Mar 12; 338 (11): 706–11; diverse Leserbriefe dazu und Antwort der Autoren in N Engl J Med. 1998 Jul 23; 339 (4): 270–271

Chinn R et al. A Cluster of Fluconazole-Resistant Malassezia pachydermatis in a Neonatal Intensive Care Unit – California, 2015–2016. Poster Abstracts, OFID 2017; 4 (Suppl 1): 176

Marcus LC, Marcus E. Nosocomial zoonoses. N Engl J Med. 1998 Mar 12; 338 (11): 757–9

Pedrosa AF et al. Malassezia infections: a medical conundrum. J Am Acad Dermatol. 2014 Jul; 71 (1): 170–6

Roman J et al. Malassezia pachydermatis fungemia in an adult with multibacillary leprosy. Med Mycol Case Rep. 2016 Jun 2; 12: 1–3

Spelman D. Invasive Malassezia Infections. Wolters Kluwer. Unter www.uptodate.com (eingesehen am 14.1.2018)

Waschen, bürsten, husten

Bläuliche Flamme. Der Spiegel 44/1994: 271–274

Informationen zu Pyrethrinen unter www.clinipharm.ch (eingesehen am 11.8.2017); http://www.vetpharm.uzh.ch/perldocs/wirksto.htm

Pu CY et al. Pet Groomer's Lung: A Novel Occupation Related Hypersensitivity Pneumonitis Related to Pyrethrin Exposure in a Pet Groomer. Am. J. Ind. Med. 2017, 60: 141–145

Pubchem Open Chemistry Database. »Pyrethrin I« und Pyrethrin II unter https://pubchem.ncbi.nlm.nih.gov/compound/5281045#section=Health-Hazard sowie https://pubchem.ncbi.nlm.nih.gov/compound/5281555#section=Substances (eingesehen am 11.8.2017)

Wagner SL. Fatal Asthma in a Child After Use of an Animal Shampoo Containing Pyrethrin. Western Journal of Medicine. Aug. 2000, Vol 173: 86–87
https://www.ncbi.nlm.nih.gov/pmc/articles/PMC1071005/pdf/wjm17300086.pdf
Wikipedia. Pyrethrin. Unter https://en.wikipedia.org/wiki/Pyrethrin#cite_note-24 (eingesehen am 11.8.2017)
Witcombe B, Meyer D. Sword swallowing and its side effects. BMJ. 2006 Dec 23; 333 (7582): 1285–7

Tierisch schwierige Diagnosen

Das Geschenk der Großmutter

Adam JK et al. Notes from the field: fatal rat-bite fever in a child – San Diego County, California, 2013. MMWR Morb Mortal Wkly Rep. 2014 Dec 19; 63 (50): 1210–1
http://www.bbc.co.uk/bbcthree/item/95e0929f-e1b5-4764-8d37-2c5554a41a56 (eingesehen am 9.1.2018)
Bregman B, Slavinski S. Using emergency department data to conduct dog and animal bite surveillance in New York City, 2003–2006. Public Health Rep. 2012 Mar–Apr; 127 (2): 195–201
Centers for Disease Control and Prevention (CDC). Rat-bite fever in a college student – California. MMWR Morb Mortal Wkly Rep. 1984 Jun 8; 33 (22): 318–20
Centers for Disease Control and Prevention (CDC). Fatal rat-bite fever – Florida and Washington, 2003. MMWR Morb Mortal Wkly Rep. 2005 Jan 7; 53 (51): 1198–202
Clausen C. Septic Arthritis due to Streptobacillus moniliformis. Clinical Microbiology Newsletter 1987; 9:15: 123–124
PD Dr. med. vet. Tobias Eisenberg Tobias, Fachtierarzt für Mikrobiologie, Landesbetrieb Hessisches Landeslabor, Gießen, persönliche Auskunft am 17.1.2018 und 18.1.2018
Eisenberg T, Poignant S, Jouan Y, et al. Acute Tetraplegia Caused by Rat Bite Fever in Snake Keeper and Transmission of Streptobacillus moniliformis. Emerg Infect Dis. 2017; 23 (4): 719–721
Etscorn F, Blodgett DD. Rat-bite fever in the animal laboratory: A precautionary note. Psychobiology 1987, 15 (4): 345–346
http://www.france24.com/en/20161219-rats-paris-france-invasion-war-city-hall-exploding-rodent-population (eingesehen am 9.1.2018)

Gaastra W, Boot R, Ho HT, Lipman LJ. Rat bite fever. Vet Microbiol. 2009 Jan 13; 133 (3): 211–28
Guillon Antoine, MD PhD, Associate Professor, Critical Care Section of Tours University, France, Research Center for Respiratory Diseases INSERM UMR 1100, France. Persönliche Auskunft am 8. und 9.1.2018
Haney Stephanie. Family LOSES lawsuit against Petco after their ten-year-old son died when he was bitten by a rat bought from the store. Daily Mail, 2017 Apr 20. Unter http://www.dailymail.co.uk/news/article-4430078/Jury-sides-Petco-death-boy-rat-bite-fever.html (eingesehen am 17.1.2018)
Hayakawa Y et al. A Case Study of Rat Bite Fever Caused by Streptobacillus moniliformis. Jpn J Infect Dis. 2017 May 24; 70 (3): 323–325
Irvine LE, Wills TS. Streptobacillus moniliformis: a Mouse Trying to Become a Rat. Clinical Microbiology Newsletter 2006; 28:15: 118–120
Littlefield Dana. Petco not liable in fatal »rat bite fever« case, jury says. The San Diego Union-Tribune, 2017 Apr 20. Unter http://www.sandiegouniontribune.com/news/courts/sd-me-rat-verdict-20170420-story.html (eingesehen am 17.1.2018)
Shanson DC et al. Streptobacillus moniliformis isolated from blood in four cases of Haverhill fever. Lancet. 1983 Jul 9; 2 (8341): 92–4.
Wilkins EG et al. Rat-bite fever in a gerbil breeder. J Infect. 1988 Mar; 16 (2): 177–80
Wouters EG et al. Dogs as vectors of Streptobacillus moniliformis infection? Vet Microbiol. 2008 Apr 30; 128 (3–4): 419–22

Menschenleid und Katzenjammer

Aldhous Peter. Spongiform encephalopathy found in a cat. Nature 1999, Vol. 345: 194
Bradshaw JM et al. A retrospective study of 286 cases of neurological disorders of the cat. J Comp Pathol. 2004 Aug–Oct; 131 (2–3): 112–20
Cat encephalopthy. News in Brief, The Veterinary Record, 1990 Jun 30: 634
Collee JG. Bovine spongiform encephalopathy. Lancet. 1990 Nov 24; 336 (8726): 1300–3
Hilbe MM et al. Immunohistochemical study of PrP(Sc) distribution in neural and extraneural tissues of two cats with feline spongiform encephalopathy. BMC Vet Res. 2009 Mar 31; 5: 11
Dr. med. vet. Monika Hilbe, Wissenschatfliche Abteilungsleiterin, Institut für Veterinärpathologie Universität Zürich, persönliche Auskunft 2015
Leggett MM et al. A spongiform encephalopathy in a cat. Vet Rec. 1990 Dec 15; 127 (24): 586–8

Iulini B et al. Neuropathology of italian cats in feline spongiform encephalopathy surveillance. Vet Pathol. 2008 Sep; 45 (5): 626–33
Mathiason CK et al. Susceptibility of domestic cats to chronic wasting disease. J Virol. 2013 Feb; 87 (4): 1947–56
Pattison J. The emergence of bovine spongiform encephalopathy and related diseases. Emerg Infect Dis. 1998 Jul–Sep; 4 (3): 390–4
Pearson RG et al. Feline spongiform encephalopathy: fibril and PrP studies. Vet Rec. 1992 Oct 3; 131 (14): 307–10
Pearson RG et al. Feline spongiform encephalopathy: a review. Veterinary Annual, 1993, 33: 1–10
Ryder SJ et al. Inconsistent detection of PrP in extraneural tissues of cats with feline spongiform encephalopathy. Vet Rec. 2001 Apr 7; 148 (14): 437–41
Wyatt JM et al. Spongiform encephalopathy in a cat. Veterinary Record, 1990, 126 (20): 513
Wyatt JM et al. Naturally occurring scrapie-like spongiform encephalopathy in five domestic cats. Vet Rec. 1991 Sep 14; 129 (11): 233–6
Zanusso G et al. Simultaneous occurrence of spongiform encephalopathy in a man and his cat in Italy. Lancet. 1998 Oct 3; 352 (9134): 1116–7

Die Igelmutter

Centers for Disease Control and Prevention. African pygmy hedgehog-associated salmonellosis –Washington, 1994. MMWR Morb Mortal Wkly Rep. 1995 Jun 23; 44 (24): 462–3
Coldiron BM et al. Cutaneous phaeohyphomycosis caused by a rare fungal pathogen, Hormonema dematioides: successful treatment with ketoconazole. J Am Acad Dermatol. 1990 Aug; 23 (2 Pt 2): 363–7
Donelly TM et al. Ringworm in small exotic pets. Semin Avian Exot Pet 2000 Apr; 9 (2): 82–93
Fumeaux J et al. First report of Arthroderma benhamiae in Switzerland. Dermatology. 2004; 208 (3): 244–50
Grunewald S et al. Scarring tinea profunda in the pubic area due to Trichophyton verrucosum. Hautarzt. 2006 Sep; 57 (9): 811–3
Kent D et al. Fungemia due to Hormonema dematioides following intense avian exposure. Clin Infect Dis. 1998 Mar; 26 (3): 759–60
Kotton CN. Zoonoses from cats. Wolters Kluwer. Unter www.uptodate.com (eingesehen am 21.1.2018)
Morris DO. Malassezia pachydermatis carriage in dog owners. Emerg Infect Dis. 2005 Jan; 11 (1): 83–8.
Nenoff P et al. Dermatomycoses due to pets and farm animals: neglected infections? Hautarzt. 2012 Nov; 63 (11): 848–58

Overgaauw PAM et al. Prevalence and zoonotic risks of Trichophyton mentagrophytes and Cheyletiella spp. in guinea pigs and rabbits in Dutch pet shops. Vet Microbiol. 2017 Jun; 205: 106–109
Poblete-Gutiérrez P et al. Onychomycosis in a diabetic patient due to Trichophyton gallinae. Mycoses. 2006 May; 49 (3): 254–7
Riley PY, Chomel BB. Hedgehog zoonoses. Emerg Infect Dis. 2005 Jan; 11 (1): 1–5
Schauder S et al. From hedgehogs to men. Zoophilic dermatophytosis caused by Trichophyton erinacei in eight patients. Hautarzt. 2007 Jan; 58 (1): 62–7
Silver S et al. The man who got too close to his cows. Diagn Microbiol Infect Dis. 2008 Apr; 60 (4): 419–20
Veraldi S et al. Tinea corporis caused by Trichophyton equinum in a rider and review of the literature. Infection. 2018 Feb; 46 (1): 135–137

Die Rache der Hasen

Kohlmann R et al. Pleuropulmonary tularemia in a 63-year-old hunter in Germany. Dtsch Med Wochenschr. 2014 Mar; 139 (11): 534–7
Robert Koch Institut (Hrsg.). Tularämie: Ausbruch unter Teilnehmern einer Hasen-Treibjagd im Landkreis Darmstadt-Dieburg. Epidemiologisches Bulletin, 16.12.2005, Nr. 50: 465–466

Rätselhafte Allergien

Eine einfache Diagnose

Ervenich David. Schwerpunkt Anamnese. Deutsches Ärzteblatt, 7.2.2014: A230
Holden TE, Sherline DM. Bestiality, with sensitization and anaphylactic reaction. Obstet Gynecol. 1973 Jul; 42 (1): 138–40

Der Zeckenkrimi

Arnold DF, Misbah SA. Cetuximab-induced anaphylaxis and IgE specific for galactose-alpha-1,3-galactose. N Engl J Med. 2008 Jun 19; 358 (25): 2735
Arslan Lied G. Red meat allergy induced by tick bites: A Norwegian case report. Eur Ann Allergy Clin Immunol. 2017 Jul; 49 (4): 186–188
Berg EA et al. Drug allergens and food – the cetuximab and galactose-α-1,3-galactose story. Ann Allergy Asthma Immunol. 2014 Feb; 112 (2): 97–101
Univ.-Prof. Dr. med. Tilo Biedermann, Klinikdirektor, Klinik und Poliklinik für Dermatologie und Allergologie der Technischen Universität München, persönliche Mitteilung am 27.2.2018

Blick.ch (voi). Erster offizieller Fall in der Schweiz. Fleischallergie wegen US-Zecke. 7.7.2017

Calamari AM et al. Alpha-gal anaphylaxis: the first case report in Italy. Eur Ann Allergy Clin Immunol. 2015 Sep; 47 (5): 161–2

Carrapatoso I et al. Allergy to red meat in adulthood. J Investig Allergol Clin Immunol. 2014; 24 (3): 206–8

Chung CH et al. Cetuximab-induced anaphylaxis and IgE specific for galactose-alpha-1,3-galactose. N Engl J Med. 2008 Mar 13; 358 (11): 1109–17

Commins SP, Platts-Mills TA. Tick bites and red meat allergy. Curr Opin Allergy Clin Immunol. 2013 Aug; 13 (4): 354–9

Commins SP et al. Delayed anaphylaxis to alpha-gal, an oligosaccharide in mammalian meat. Allergol Int. 2016 Jan; 65 (1): 16–20

Dupont B et al. Case Report About Fatal or Near-Fatal Hypersensitivity Reactions to Cetuximab: Anticetuximab IgE as a Valuable Screening Test. Clin Med Insights Oncol. 2014 Jul 6; 8: 91–4

Füssler Claudia. Das letzte Steak ist das schlimmste. Frankfurter Allgemeine Sonntagszeitung, 3.3.2013: 61

Füssler Claudia. Ach, wenn ich doch nur dürfte. Berner Zeitung, 25.3.2013: 27

Gray CL et al. »Midnight Anaphylaxis« to red meat in patients with alpha-gal sensitization: A recent discovery in the food allergy world an a case report from South Africa. Current Allergy & Clinical Immunology, June 2016; 29 (2): 102–104

Guilllier A et al. Allergic hypersensitivity to red meat induced by tick bites: a French case report. Eur J Dermatol. 2015 May–Jun; 25 (3): 277

Prof. Dr. med. Helbling Arthur, Leiter Allergologisch-Immunologische Poliklinik

INSELSPITAL, Universitätsspital Bern, persönliche Mitteilung am 23.2.2018

Höflinger Laura, Das letzte Abendmahl. Der Spiegel 49/2012: 138

Kuehn BM, Tick Bite Linked to Red Meat Allergy. JAMA. 2018 Jan 23; 319 (4): 332

Michiels Renaud. Une Toque le prive de viande. Le Matin, 7.7.2017

Muglia C et al. Anaphylaxis to medications containing meat byproducts in an alpha-gal sensitized individual. J Allergy Clin Immunol Pract. 2015 Sep–Oct; 3 (5): 796–7

Platts-Mills Thomas AE. Emerging and Novel Topics: Alpha Gal and the Role of Carbohydrate Antigens in Delayed Anaphylaxis. PPP unter http://www.aaifnc.org/Documents/symposium_2015/Dr.%20Thomas%20AE%20Platts-Mills.pdf (eingesehen am 10.2.2018)

Platts-Mills TA et al. Anaphylaxis to the carbohydrate side chain alpha-gal. Immunol Allergy Clin North Am. 2015 May; 35 (2): 247–60
Sandra V., persönliche Mitteilungen am 12.2.2018 ff.
Smith Peter Andrew. Can ticks make you allergic to red meat? The New Yorker, 2014 Mar 6. Unter https://www.newyorker.com/tech/elements/can-ticks-make-you-allergic-to-red-meat (eingesehen am 12.2.2018)
Steinke JW et al. The alpha-gal story: lessons learned from connecting the dots. J Allergy Clin Immunol. 2015 Mar; 135 (3): 589–96
Stewart PH et al. Delayed red meat allergy: clinical ramifications of galactose-α-1,3-galactose sensitization. Ann Allergy Asthma Immunol. 2015 Oct; 115 (4): 260–4
Stone CA et al. Anaphylaxis after zoster vaccine: Implicating alpha-gal allergy as a possible mechanism. J Allergy Clin Immunol. 2017 May; 139 (5): 1710–1713.e2
Tripathi A et al. Delayed anaphylaxis to red meat masquerading as idiopathic anaphylaxis. J Allergy Clin Immunol Pract. 2014 May–Jun; 2 (3): 259–65
Uyttebroek A et al. Anaphylaxis to succinylated gelatin in a patient with a meat allergy: galactose-α(1, 3)-galactose (α-gal) as antigenic determinant. J Clin Anesth. 2014 Nov; 26 (7): 574–6
Witte Felicitas. Nach dem Steak der Schock. NZZ am Sonntag, 25.8.2013

Sechs Leidensjahre

Adomaitis Elisabeth, Marketing & Sales, Sicherheitsbeauftragte für Medizinprodukte EurimPharm Arzneimittel GmbH, persönliche Mitteilung am 21.3.2018
Dean G, Goldberg AB. Intrauterine conception: Devices, candidates, and selection. Last updated Nov 29, 2017. Wolters Kluwer. Unter www.uptodate.com (eingesehen am 16.3.2018)
Pieters Liliane, Senior Manager Communication & Advocacy, Bayer (Schweiz) AG, persönliche Mitteilung am 22.3.2018
Purello D'Ambrosio F et al. Systemic contact dermatitis to copper-containing IUD. Allergy. 1996 Sep; 51 (9): 658–9
Vranić E, Delić T. Intrauterine devices – past, present and future perspectives. Farmacevtski vestnik, Letn. 57, št. 1 (Apr. 2006): 14–23
Wen L. Boils? Or coils? Lancet. 2008 Aug 9; 372 (9637): 506

Harmlose Tröpfchen

Abeysekera RA et al. Star fruit toxicity: a cause of both acute kidney injury and chronic kidney disease: a report of two cases. BMC Res Notes. 2015 Dec 17; 8: 796

Bernardino M, Parmar MS: Oxalate nephropathy from cashew nut intake. CMAJ. 2017 Mar 13; 189 (10): E405–E408

Breyre A, Green-McKenzie J. Case of acute lead toxicity associated with Ayurvedic supplements. BMJ Case Rep. 2016 Jun 30; 2016. pii: bcr2016215041

Deutsches Ärzteblatt. Gynäkomastie durch Lavendel und Teebaumöl in Pflegemittel, 1.2.2007. Unter https://www.aerzteblatt.de/nachrichten/27359/Gynaekomastie-durch-Lavendel-und-Teebaumoel-in-Pflegemittel (eingesehen am 20.3.2018)

Deutsches Ärzteblatt. Präpubertäre Gynäkomastie: Endokrine Disruptoren in Lavendel- und Teebaumöl, 20.3.2018. Unter https://www.aerzteblatt.de/nachrichten/91922/Praepubertaere-Gynaekomastie-Endokrine-Disruptoren-in-Lavendel-und-Teebaumoel (eingesehen am 20.3.2018)

Tyler Ramsey J et al. Steroid Receptor Hormonal Actions of Lavender and Tea Tree Oil Components. 2018 Mar 19. ENDO 2018, Session OR22-6 unter http://www.abstractsonline.com/pp8/#!/4482/presentation/8700 (eingesehen am 20.3.2018)

Endocrine Society (Hrsg.). ENDO 2018: Chemicals in Lavender and Tea Tree Oil Appear to Be Hormone Disruptors. Endocrine News, Mar 2018. Unter https://endocrinenews.endocrine.org/endo-2018-chemicals-in-lavender-and-tea-tree-oil-appear-to-be-hormone-disruptors/ (eingesehen am 20.3.2018)

Henley DV et al. Prepubertal gynecomastia linked to lavender and tea tree oils. N Engl J Med. 2007 Feb 1; 356 (5): 479–85

Malinauskiene L et al. Systemic contact dermatitis in a gold-allergic patient after treatment with an oral homeopathic drug. J Am Acad Dermatol. 2013 Feb; 68 (2): e58

Mayr A et al. Nosocomial outbreak of extensively drug-resistant Pseudomonas aeruginosa associated with aromatherapy. Am J Infect Control. 2017 Apr 1; 45 (4): 453–455

Nair S et al. Acute Oxalate Nephropathy following Ingestion of Averrhoa bilimbi Juice. Case Rep Nephrol. 2014; 2014: 240936

Poulin LD et al. Acute oxalate nephropathy induced by oral high-dose vitamin C alternative treatment. Clin Kidney J. 2014 Apr; 7 (2): 218

Schweizerische Gesellschaft für Ernährung (Hrsg.). Ernährung und Nierensteine. Bern, 2008

Takeshita S, Takeshita J. A case of hyponatremia due to self-treatment of anxiety with a beverage containing valerian root. Prim Care Companion CNS Disord. 2013; 15 (1). pii: PCC.12l01482. Unter http://www.psychiatrist.com/_layouts/PPP.Psych.Controls/ArticleVi…CC/article/Pages/2013/v15n01/12l01482.aspx&Abstract=0&EditMode=0 (eingesehen am 1.11.2017)

Toovey OT et al. Acute severe hyponatraemia secondary to polydipsia and associated herbal remedy use. BMJ Case Rep. 2016 Sep 28; 2016

Weiss Claudia. Oxalsäure. Ernährungsumschau 11/2009: 636–639

Der Heuhüpfer schlägt zurück

Broekman H. Majority of shrimp-allergic patients are allergic to mealworm. J Allergy Clin Immunol. 2016 Apr; 137 (4): 1261–1263

Broekman H. Shrimp allergic patients are at risk when eating mealworm proteins. Clinical and Translational Allergy 2015 5 (Suppl 3): P77

Buisseret P. Seasonal asthma in an angler. Lancet. 1978 Mar 25; 1 (8065): 668

Bundesamt für Lebensmittelsicherheit und Veterinärwesen BLV, Informationsschreiben 2017/1: Produktion und Verarbeitung von Insekten zur Verwendung als Lebensmittel. 6.4.2017. Unter https://www.blv.admin.ch/dam/blv/de/dokumente/lebensmittel-und-ernaehrung/rechts-und-vollzugsgrundlagen/hilfsmittel-vollzugsgrundlagen/informationsschreiben-neu/lme-informationsschreiben-2017-1.pdf.download.pdf/Informationsschreiben_2017_1__Produktion_und_Verarbeitung_von_Insekten_zur_Verwendung_als_Lebensmittel.pdf (eingesehen am 22.3.2018)

Freye HB et al. Anaphylaxis to the ingestion and inhalation of Tenebrio molitor (mealworm) and Zophobas morio (superworm). Allergy Asthma Proc. 1996 Jul–Aug; 17 (4): 215–9

Hustinx-Broekman H. Allergenic risks of mealworm and other insects. An approach to assess the risks of new food proteins in allergic patients. Doktorarbeit an der Universität Utrecht, 2017, ISBN 9789462956087. Unter https://dspace.library.uu.nl/handle/1874/349295 (eingesehen am 17.3.2018)

Jensen-Jarolim E et al. Caution: Reptile pets shuttle grasshopper allergy and asthma into homes. World Allergy Organ J. 2015 Aug 17; 8 (1): 24

Ji KM et al. Anaphylactic shock caused by silkworm pupa consumption in China. Allergy. 2008 Oct; 63 (10): 1407–8

Ji K et al. Anaphylactic shock and lethal anaphylaxis caused by food consumption in china. Trends in Food Science & Technology 20 (2009) 227e231

Jost Niels. Heuschrecken und Mehlwürmer: Urs Fanger züchtet die Mahlzeit der Zunkunft. Luzerner Zeitung, 3.2.2017. Unter http://www.luzerner-zeitung.ch/nachrichten/zentralschweiz/luzern/…uechtet-die-Mahlzeit-der-Zukunft;art9647,957466,PRINT?_FRAME=33# (eingesehen am 17.3.2018)

Sheldon JM, Johnston JH. Hypersensitivity to beetles (Coleoptera). Journal of Allergy, 1941; 12 (5): 493–494

Siracusa A et al. Asthma caused by live fish bait. J Allergy Clin Immunol. 1994 Feb; 93 (2): 424–30

Veterinärmedizinische Universität Wien. Reptilien als Haustiere: Futterinsekten bringen Allergene in Haushalte. Pressinformation vom 30.10.2015. Unter https://www.vetmeduni.ac.at/de/infoservice/presseinformationen/presseinfo2015/heuschrecken-allergie/ (eingesehen am 10.2.2018)

Essen & Trinken

Verrückter Honig

BMJ, Honey poisoning. BMJ 1899; ii: 674

Chen SP et al. Mad honey poisoning mimicking acute myocardial infarction. Hong Kong Med J. 2013 Aug; 19 (4): 354–6

Choo YK et al. Cardiac problems in mad-honey intoxication. Circ J. 2008 Jul; 72 (7): 1210–1

Demir Het al. Mad honey intoxication: a case series of 21 patients. ISRN Toxicol. 2011 Oct 26; 2011: 526426

Dubey L et al. Bradycardia and severe hypotension caused by wild honey poisoning. Hellenic J Cardiol. 2009 Sep–Oct; 50 (5): 426–8

Eller P et al. Sweet heart block. Circulation. 2008 Jul 15; 118 (3): 319

Geroulanos Set al. Honey-induced poisoning. Schweiz Rundsch Med Prax. 1992 Apr 21; 81 (17): 535–40

Gunduz Aet al. Mad honey poisoning-related asystole. Emerg Med J. 2007 Aug; 24 (8): 592–3

Jansen SA et al. Grayanotoxin poisoning: »mad honey disease« and beyond. Cardiovasc Toxicol. 2012 Sep; 12 (3): 208–15

Osken A et al. Slow ventricular response atrial fibrillation related to mad honey poisoning. J Cardiovasc Dis Res. 2012 Jul; 3 (3): 245–7

Özhan H et al. Cardiac emergencies caused by honey ingestion: a single centre experience. Emerg Med J. 2004 Nov; 21 (6): 742–4

Poon WT et al. Grayanotoxin poisoning from Rhododendron simsii in an infant. Hong Kong Med J. 2008 Oct; 14 (5): 405–7

Saritas A et al. Paroxysmal atrial fibrillation and intermittent left bundle

branch block: an unusual electrocardiographic presentation of mad honey poisoning. Clinics (Sao Paulo). 2011; 66 (9): 1651–3
Vickers A, Zollman C. ABC of complementary medicine. Unconventional approaches to nutritional medicine. BMJ. 1999 Nov 27; 319 (7222): 1419–22
Yaylacı S et al. Electrocardiographic ST segment changes due to the mad honey intoxication. Indian J Crit Care Med. 2013 May; 17 (3): 192–3
Yarlioglues M, Akpek M, Ardic I, Elcik D, Sahin O, Kaya MG. Mad-honey sexual activity and acute inferior myocardial infarctions in a married couple. Tex Heart Inst J. 2011; 38 (5): 577–80

Hochfliegender Genuss

Adegoke SA, Alo LA. Datura stramonium poisoning in children. Niger J Clin Pract. 2013 Jan–Mar; 16 (1): 116–8
Centers for Disease Control and Prevention. Jimsonweed poisoning associated with a homemade stew – Maryland, 2008. MMWR Morb Mortal Wkly Rep. 2010 Feb 5; 59 (4): 102–4
Datura Poisoning Italy, ProMED mail vom 28.6.2013, unter www.promedmail.org, Archive Number: 20130628.1796538
Fretz R et al. Food poisoning due to Jimson weed mimicking Bacillus cereus food intoxication in Austria, 2006. Int J Infect Dis. 2007 Nov; 11 (6): 557–8
Oberndorfer S et al. Coma with focal neurological signs caused by Datura stramonium intoxication in a young man. J Neurol Neurosurg Psychiatry. 2002 Oct; 73 (4): 458–9
Perharič L et al. Risk assessment of buckwheat flour contaminated by thornapple (Datura stramonium L.) alkaloids: a case study from Slovenia. Food Addit Contam Part A Chem Anal Control Expo Risk Assess. 2013; 30 (2): 321–30

Sich das Leben versüßen

American Heart Association: Prinzmetal's or Prinzmetal Angina, Variant Angina and Angina Inversa. Unter http://www.heart.org/HEARTORG/Conditions/HeartAttack/SymptomsDiagnosisofHeartAttack/Prinzmetals-or-Prinzmetal-Angina-Variant-Angina-and-Angina-Inversa_UCM_435674_Article.jsp#.VpKQpza-PR3 (eingesehen am 10.1.2016)
Bannister B et al. Cardiac arrest due to liquoriceinduced hypokalaemia. Br Med J. 1977 Sep 17; 2 (6089): 738–9

Chataway SJ et al. Self-induced myopathy. Postgrad Med J. 1997 Sep; 73 (863): 593–4
Kageyama K et al. A case of pseudoaldosteronism induced by a mouth refresher containing licorice. Endocr J. 1997 Aug; 44 (4): 631–2
Kormann R et al. Dying for a cup of tea. BMJ Case Rep. 2012 Oct 19; 2012
Machalke K et al. Prinzmetal angina after licorice consumption. Dtsch Med Wochenschr. 2015 Apr; 140 (8): 590–2
Nightingale S et al. Anorexia nervosa, liquorice and hypokalaemic myopathy. Postgrad Med J. 1981 Sep; 57 (671): 577–9

Massensterben beim Raclette

Dissertation an der Freien Universität Berlin unter http://webcache.googleusercontent.com/search?q=cache:JFxXT3KQrOkJ:www.diss.fu-berlin.de/diss/servlets/MCRFileNodeServlet/FUDISS_derivate_000000002887/04_litue.pdf%3Fhosts%3D+&cd=1&hl=en&ct=clnk&gl=ch&client=safari (eingesehen am 20.2.2015)
Ehrsam H. Tödlich verlaufene Intoxikationen bei kleinen Ziervögeln nach akzidenteller Überhitzung von Pfannen mit Polytetrafluoräthylen-Beschichtung. Sonderabdruck aus dem Schweizer Archiv für Tierheilkunde, Band 111, Heft 4, Jahrgang 1969: 181–186, Verlag Art. Institut Orell Füssli AG, Zürich
Hamaya R et al. Polytetrafluoroethylene fume-induced pulmonary edema: a case report and review of the literature. J Med Case Rep. 2015 May 14; 9: 111
Dr. med. Irma Hotz, Bern, persönliche Mitteilung im Februar 2015
William K. Purves, David Sadava, Gordon H. Orians, H. Craig Heller / Jürgen Markl (Hrsg.). Purves, Biologie. 9. Auflage, Springer Spektrum 2011. Kapitel 48 – Gasaustausch bei Tieren unter https://www.springer.com/springer+spektrum/biowissenschaften/purves?SGWID=0-169203-12-597599-0 (eingesehen am 9.6.2018)
Shuster KA et al. Polytetrafluoroethylene toxicosis in recently hatched chickens (Gallus domesticus). Comp Med. 2012 Feb; 62 (1): 49–52
Dr. med. vet. Christina Sigrist. Massensterben beim Raclette. Tierwelt Nr. 45, 12.11.2010: 25
Zanen AL, Rietveld AP. Inhalation trauma due to overheating in a microwave oven. Thorax. 1993 Mar; 48 (3): 300–2

Penicillin fürs Gedächtnis

Asdaghi N et al. The re-emergence in Canada of meningovascular syphilis: 2 patients with headache and stroke. CMAJ. 2007 Jun 5; 176 (12): 1699–700

AWMF (Hrsg.). S2k-Leitlinie: Diagnostik und Therapie der Syphilis. AWMF-Register Nr. 059/002, Stand 07/2014

Bäuerle J et al. The great imitator – still today! A case of meningovascular syphilis affecting the posterior circulation. J Stroke Cerebrovasc Dis. 2015 Jan; 24 (1): e1–3

Bagatti D et al. A Singular Case of Neurosyphilis Manifesting Through a Meningovascular Chronic Inflammatory Process in Association with the Occurrence of Two Aneurysms Involving the Distal A2 Segment of Both Anterior Cerebral Arteries: A Case Report and Review of the Literature. World Neurosurg. 2016 Mar; 87: 662.e13–8

Compilato D et al. Resurgence of syphilis: a diagnosis based on unusual oral mucosa lesions. Oral Surg Oral Med Oral Pathol Oral Radiol Endod. 2009 Sep; 108 (3): e45–9

Crouzy F et al. Unusual presentations and pitfalls of secondary syphilis: osteitis, pneumonia and malignancy. BMJ Case Rep. 2015 Oct 26; 2015. pii: bcr2015210618

Echols SK et al. Acquired secondary syphilis in a child. J Am Acad Dermatol. 1990 Feb; 22 (2 Pt 1): 313–4

Feng W et al. Meningovascular syphilis with fatal vertebrobasilar occlusion. Am J Med Sci. 2009 Aug; 338 (2): 169–71

F. Friedrich, M. Aigner (2011). Psychiatric Manifestations of Neurosyphilis. In: Dr. Neuza Satomi Sato (Ed.): Syphilis – Recognition, Description and Diagnosis. InTech, DOI: 10.5772/20662. Unter https://www.intechopen.com/books/syphilis-recognition-description-and-diagnosis/psychiatric-manifestations-of-neurosyphilis (eingesehen am 4.1.2018)

Gürses C et al. Neurosyphilis presenting with status epilepticus. Epileptic Disord. 2007 Mar; 9 (1): 51–6

Hofmann-Wellenhof R et al. Mediastinal mass caused by syphilitic aortitis. Thorax. 1993 May; 48 (5): 568–9

Hook EW 3rd. Syphilis. Lancet. 2017 Apr 15; 389 (10078): 1550–1557

Little JW. Syphilis: an update. Oral Surg Oral Med Oral Pathol Oral Radiol Endod. 2005 Jul; 100 (1): 3–9

Prynn J et al. Diagnosing neurosyphilis: a case of confusion. BMJ Case Rep. 2016 Oct 27; 2016. pii: bcr2016216582

Robert Koch Institut (Hrsg.). Syphilis in Deutschland im Jahr 2008. Epidemiologisches Bulletin 7.12.2009, Nr. 49: 503–507

Sammet SC et al. Unusual faces of syphilis. Hautarzt. 2012 May; 63 (5): 415–22

Scott CM, Flint SR. Oral syphilis – re-emergence of an old disease with oral manifestations. Int J Oral Maxillofac Surg. 2005 Jan; 34 (1): 58–63

Stepanova A, Marsch WCh. Plaques opalines: a rare form of secondary syphilis of the oral mucous membrane. Hautarzt. 2006 Jun; 57 (6): 514–7

Strebel, Etienne und Vogel, Susann: Das Comeback der Syphilis. SWI swissinfo.ch. Unter https://www.swissinfo.ch/ger/das-comeback-der-syphilis/28925354 (eingesehen am 5.1.2018)

The Lancet. Syphilis: an ancient disease in a modern era. Lancet. 2017 Apr 15; 389 (10078): 1492

White CG et al. Syphilitic scrotal abscess: the great mimic returns. Int J Clin Pract Suppl. 2005 Apr; (147): 62–3

Wöhrl S, Geusau A. Clinical update: syphilis in adults. Lancet. 2007 Jun 9; 369 (9577): 1912–4

Darm an Hirn

Andrade C et al. Gluten chorea. Clin Neurol Neurosurg. 2015 Nov; 138: 8–9

Bowden Jones H, George S. »You never told me I would turn into a gambler«: a first person account of dopamine agonist – induced gambling addiction in a patient with restless legs syndrome. BMJ Case Reports 2011 doi10.1136/bcr.07.2011.4459

Brown KJ et al. White matter lesions suggestive of amyotrophic lateral sclerosis attributed to celiac disease. AJNR Am J Neuroradiol. 2010 May; 31 (5): 880–1

Bundesamt für Gesundheit (Hrsg.). Zöliakie und Ernährung in der Schweiz – eine Standortbestimmung. Stellungnahme und Empfehlungen der Eidgenössischen Ernährungskommission (EEK) 2010. Ratifiziert von der Eidg. Ernährungskommission am 14.6.2010

Cornelius JR et al. Impulse control disorders with the use of dopaminergic agents in restless legs syndrome: a case-control study. Sleep. 2010 Jan; 33 (1): 81–7

De Santis A et al. Schizophrenic symptoms and SPECT abnormalities in a coeliac patient: regression after a gluten-free diet. J Intern Med. 1997 Nov; 242 (5): 421–3

Finsterer J, Leutmezer F. Celiac disease with cerebral and peripheral nerve involvement mimicking multiple sclerosis. J Med Life. 2014 Sep 15; 7 (3): 440–4

Freeman HJ. Neurological disorders in adult celiac disease. Can J Gastroenterol. 2008 Nov; 22 (11): 909–11
Gesundheit.GV.AT, Öffentliches Gesundheitsportal Österreichs, dort unter https://www.gesundheit.gv.at/labor/laborwerte/neurologie-liquor/oligoklonale-banden (eingesehen am 2.1.2018)
Ghazal FA et al. Gluten ataxia: an important treatable etiology of sporadic ataxia. Int J Neurosci. 2012 Sep; 122 (9): 545–6
Gottlieb K. et al: Development of drugs for celiac disease: review of endpoints for Phase 2 and 3 trials. Gastroenterology Report, 3 (2) 2015: 91–102
Hadjivassiliou M et al. Does cryptic gluten sensitivity play a part in neurological illness? Lancet. 1996 Feb 10; 347 (8998): 369–71
Hadjivassiliou M et al. Gluten ataxia. Cerebellum. 2008; 7 (3): 494–8
Hadjivassiliou M et al. Gluten sensitivity: from gut to brain. Lancet Neurol. 2010 Mar; 9 (3): 318–30
Hermaszewski RA et al. Coeliac disease presenting with cerebellar degeneration. Postgrad Med J. 1991 Nov; 67 (793): 1023–4
Helsing P, Frøen H. Dermatitis herpetiformis presenting as ataxia in a child. Acta Derm Venereol. 2007; 87 (2): 163–5
Jacob S et al. Gluten sensitivity and neuromyelitis optica: two case reports. J Neurol Neurosurg Psychiatry. 2005 Jul; 76 (7): 1028–30
Khwaja GA et al. Gluten Sensitivity – A Potentially Reversible Cause of Progressive Cerebellar Ataxia and Myoclonus – A Case Report. J Clin Diagn Res. 2015 Nov; 9 (11): OD07-8
Johnson AM et al. Coeliac disease, epilepsy, and cerebral calcifications: association with TG6 autoantibodies. Dev Med Child Neurol. 2013 Jan; 55 (1): 90–3
Dr. Alexandra Johnson, persönliche Mitteilung, E-Mail vom 2.1.2018
Luostarinen L et al. Coeliac disease presenting with neurological disorders. Eur Neurol. 1999; 42 (3): 132–5
Matoori S. et al: Celiac Disease: A Challenging Disease for Pharmaceutical Scientists. Pharm Res (2013) 30: 619–626
Morris JS et al. Neurological disorders and adult coeliac disease. Gut. 1970 Jul; 11 (7): 549–54
Pengiran Tengah DS et al. Neurological complications of coeliac disease. Postgrad Med J. 2002 Jul; 78 (921): 393–8
Siqueira Neto JI et al. Neurological Manifestations of celiac disease. Arq Neuropsiquiatr 2004; 62 (4): 969–972
Versino M et al, Hernández-Lahoz C et al. Gluten sensitivity and the CNS: diagnosis and treatment. Lancet Neurol. 2010 Jul; 9 (7): 653; author reply 654–5

Die dicke Frau

Alguire PC, Mathes BM. Pathophysiology of chronic venous disease. Wolters Kluwer. Unter www.uptodate.com (eingesehen am 6.2.2018)

Fobe D et al. Giant ovarian cystadenoma weighing 59 kg. Gynecol Surg (2011) 8: 177–9

Glück M, Hausamman R. Morbide Adipositas – oder doch nicht? Swiss Med For 2017; 17 (45): 991–2

Kuwahara M. A case of abdominoplasty after removal of giant ovarian cyst. Plast Reconstr Surg Glob Open. 2014 Sep 8; 2 (8): e195

Sujatha VV, Babu SC. Giant ovarian serous cystadenoma in a postmenopausal woman: a case report. Cases J. 2009 Jul 23; 2: 7875

Yeika EV et al. Giant ovarian cyst masquerading as a massive ascites: a case report. BMC Res Notes. 2017 Dec 19; 10 (1): 749

Zamora-Garza M et al. Giant ovarian cyst: case report. Am J Obstet Gynecol. 1992 Apr; 166 (4): 1247–8

Süchtig nach Sex

Bienfait KL et al. Impulsive smoking in a patient with Parkinson's disease treated with dopamine agonists. J Clin Neurosci. 2010 Apr; 17 (4): 539–40

Cannas A et al. Hypersexual behaviour, frotteurism and delusional jealousy in a young parkinsonian patient during dopaminergic therapy with pergolide: A rare case of iatrogenic paraphilia. Prog Neuropsychopharmacol Biol Psychiatry. 2006 Dec 30; 30 (8): 1539–41

Djamshidian A, Lees A. Impulsive compulsive behaviours in patients with Parkinson's disease treated with dopmaine agonists. Focus on Parkinson's Disease. 2012 23 (1): 16–21

Friedman JH, Chang V. Crack cocaine use due to dopamine agonist therapy in Parkinson disease. Neurology. 2013 Jun 11; 80 (24): 2269–70

Giovannoni G et al: Hedonistic homeostatic dysregulation in patients with Parkinson's disease on dopamine replacement therapies. J Neurol Neurosurg Psychiatry. 2000 Apr; 68 (4): 423–8

Grall-Bronnec M. et al. Pathological Gambling Associated With Aripiprazole or Dopamine Replacement Therapy: Do Patients Share the Same Features? A Review. J Clin Psychopharmacol. 2016 Feb; 36 (1): 63–70

Jiménez-Jiménez FJ et al. Possible zoophilia associated with dopaminergic therapy in Parkinson disease. Ann Pharmacother. 2002 Jul–Aug; 36 (7–8): 1178–9

Jones HB, George S. »You never told me I would turn into a gambler«: a first person account of dopamine agonist – induced gambling addiction in a patient with restless legs syndrome. BMJ Case Rep. 2011 Aug 24; 2011

Prof. Dr. med. Matthias Liechti, Klinische Pharmakologie & Toxikologie, Universitätsspital Basel, telefonische Auskunft am 17.1.2017
Maguire M, Cowen Z. Impulsive cross-dressing in Parkinson's disease treated with ropinerole. J Neuropsychiatry Clin Neurosci. 2011 Winter; 23 (1)
Martín Fernández F, Martín González T. Pathological gambling and hypersexuality due to dopaminergic treatment in Parkinson' disease. Actas Esp Psiquiatr. 2009 Mar–Apr; 37 (2): 118–22
Micheli F et al. Pet killing as a manifestation of impulse control disorder secondary to pramipexol. Clin Neuropharmacol. 2015 Mar–Apr; 38 (2): 55–6
Micheli FE et al. Piribedil and pathological gambling in six parkinsonian patients. Arq Neuropsiquiatr. 2015 Feb; 73 (2): 115–8
Munhoz RP et al. Increased frequency and range of sexual behavior in a patient with Parkinson's disease after use of pramipexole: a case report. J Sex Med. 2009 Apr; 6 (4): 1177–80
Pineau F et al. Long-standing paraphilia induced by dopamine agonists in Parkinson's disease. Mov Disord. 2010 May 15; 25 (7): 963–5
Raina G et al. Zoophilia and impulse control disorder in a patient with Parkinson disease. J Neurol. 2012 May; 259 (5): 969–70
Riley DE. Reversible Transvestic Fetishism in a Man With Parkinson's Disease Treated With Selegiline. Clinical Neuropharmacology. July/August 2002 – Volume 25 (4): 234–237
Prof. Marcus Roth. Interview. Unter https://www.derwesten.de/wochenende/nervenkitzel-die-suche-nach-dem-kick-id11444683.html (eingesehen am 15.1.2017)
Salas RE et al. A case of compulsive behaviors observed in a restless legs syndrome patient treated with a dopamine agonist. Sleep. 2009 May; 32 (5): 587–8
Santangelo G et al. Pathological gambling in Parkinson's disease. A comprehensive review. Parkinsonism Relat Disord. 2013 Jul; 19 (7): 645–53
Shapiro MA et al. Hypersexuality and paraphilia induced by selegiline in Parkinson's disease: report of 2 cases. Parkinsonism Relat Disord. 2006 Sep; 12 (6): 392–5
Solla P et al. Paraphilias and paraphilic disorders in Parkinson's disease: A systematic review of the literature. Mov Disord. 2015 Apr 15; 30 (5): 604–13
Solla P et al. Paraphilic behaviours in a parkinsonian patient with hedonistic homeostatic dysregulation. Int J Neuropsychopharmacol. 2006 Dec; 9 (6): 767–8
Vitale C et al. Compulsive drumming induced by dopamine agonists in Parkinson's disease: Another aspect of punding. Behav Neurol. 2013 Jan 1; 27 (4): 559–62

Sex & Verhütung

Pariser auf Wanderschaft

Antonacci N et al. A bizarre foreign body in the appendix: A case report. World J Gastrointest Surg. 2013 Jun 27; 5 (6): 195–8

Arya CL et al. Accidental condom inhalation. Indian J Chest Dis Allied Sci. 2004 Jan–Mar; 46 (1): 55–8

Balch CM,Silver D. Foreign Bodies in the Appendix. Arch Surg. 1971; 102 (1): 14–20

Benizri EI et al. Swallowing a safety pin: Report of a case. World J Gastrointest Surg. 2012 Jan 27; 4 (1): 20–2

Hazer B et al. A rare cause of acute appendicitis: an ingested foreign body. Ulus Travma Acil Cerrahi Derg. 2013 Nov; 19 (6): 570–2

Klingler PJ et al. Ingested foreign bodies within the appendix: A 100-year review of the literature. Dig Dis. 1998 Sep–Oct; 16 (5): 308–14, Karger Verlag

Sama CB et al. Foreign body in the appendix presenting as acute appendicitis: a case report. J Med Case Rep. 2016 May 26; 10 (1): 129

Sar S et al. Recurrent appendicitis following successful conservative management of an appendicular mass in association with a foreign body: a case report. Cases J. 2009 Jul 24; 2: 7776

Simkovic D et al. Unusual cause of the acute appendicitis. Rozhl Chir. 2004 Aug; 83 (8): 365–7

Yabanoglu H et al. Unusual findings in appendectomy specimens of adults: retrospective analyses of 1466 patients and a review of literature. Iran Red Crescent Med J. 2014 Feb; 16 (2): e12931

Ein heißer Nachmittag

Busko Marlene: Sex Rarely Causes Cardiac Arrest, Even in Cardiac Patients. Medscape Medical News, 13.11.2017. Unter https://www.medscape.com/viewarticle/888431_print (eingesehen am 1.12.2017)

Dahabreh IJ, Paulus JK. Association of episodic physical and sexual activity with triggering of acute cardiac events: systematic review and meta-analysis. JAMA. 2011 Mar 23; 305 (12): 1225–33

DeBusk RF. Evaluating the Cardiovascular Tolerance for Sex. Am J Cardiol 2000; 86 (suppl): 51F–56F

DeBusk RF. Sexual activity triggering myocardial infarction. One less thing to worry about. JAMA. 1996 May 8; 275 (18): 1447–8

De-Giorgio F et al. Death related to aortic coarctation in a young female during sexual intercourse. J Forensic Sci. 2011 Sep; 56 (5): 1361–3

Gips H et al. Sudden cardiac death of a woman during extramarital sex: a case report and review of the literature. J Forensic Leg Med. 2010 May; 17 (4): 186–7

Lange L. et al. Love Death – A Retrospective and Prospective Follow-Up Mortality Study Over 45 Years. J Sex Med. 2017 Oct; 14 (10): 1226–1231

Loar RW et al. Sudden cardiac arrest during sex in patients with either catecholaminergic polymorphic ventricular tachycardia or long-QT syndrome: a rare but shocking experience. J Cardiovasc Electrophysiol. 2015 Mar; 26 (3): 300–4

Möller J et al. Sexual activity as a trigger of myocardial infarction. A case-crossover analysis in the Stockholm Heart Epidemiology Programme (SHEEP). Heart. 2001 Oct; 86 (4): 387–90

Muller JE et al. Triggering myocardial infarction by sexual activity. Low absolute risk and prevention by regular physical exertion. Determinants of Myocardial Infarction Onset Study Investigators. JAMA. 1996 May 8; 275 (18): 1405–9

Portunato F et al. Fatal subarachnoid hemorrhage during sexual activity: a case report. Am J Forensic Med Pathol. 2012 Mar; 33 (1): 90–2

Kein leuchtendes Beispiel

Bouachour G et al. Urinary bladder distention presenting as venous obstruction and hypovolemic shock. Am J Emerg Med. 1991 Nov; 9 (6): 563–4

Busch DB, Starling JR. Rectal foreign bodies: case reports and a comprehensive review of the world's literature. Surgery. 1986 Sep;100(3):512–9

Ducharme SE et al. Unilateral iliac vein occlusion, caused by bladder enlargement, simulating deep venous thrombosis. J Vasc Surg 1999; 29: 724–6

Evans JM et al. Venous obstruction due to a distended urinary bladder. Mayo Clin Proc. 1995 Nov; 70 (11): 1077–9

Kawada T et al. Deep vein thrombosis and pulmonary embolism secondary to urinary retention: a case report. J Med Case Rep. 2018 Mar 23; 12 (1): 78

Liu D et al. Iliofemoral Deep Vein Thrombosis Secondary to Venous Compression by a Massively Distended Bladder. J HK Coll Radiol 2002; 5: 43–46

Palma L, Peterson MC, Ingebretsen R. Iliac vein compression syndrome from urinary bladder distension due to prostatism. South Med J. 1995 Sep; 88 (9): 959–60

Stravodimos KG et al. Electrical wire as a foreign body in a male urethra: a case report. J Med Case Rep. 2009 Feb 3; 3: 49

Toroop RJ et al. Abberant sex habits leading to acute limb ischemia and hematuria. Eur J Vasc Endovasc Surg. 2007 Mar; 33 (3): 340–2

Umemura M et al. Acute pulmonary embolism induced by renal obstruction with benign prostatic hyperplasia: Case report. Journal of Cardiology Cases (2012) 5, e39–e43
Wiwanitkit V. Penile injection of foreign bodies in eight Thai patients. Sex Transm Infect. 2004 Dec; 80 (6): 546

Weich & Sanft

Cernat G, Leung L. Odorous vaginal discharge – A case study for thorough investigation. Aust Fam Physician. 2011 Aug; 40 (8): 611–3
Chawla S et al. Forgotten Vaginal Foreign Body Presenting as Cervical Dystocia. J Clin Diagn Res. 2016 Feb; 10 (2): QD01–2
Ciebiera M et al. Vaginal foreign body mimicking cervical cancer in post-menopausal woman – case study. Prz Menopauzalny. 2015 Sep; 14 (3): 208–10
Dr. n. med. Michal Ciebiera, I Department of Obstetrics and Gynecology, Centre of Postgraduate Medical Education, Centrum Medyczne Unicare, persönliche Auskunft per E-Mail am 17.1.2018
Chopra S. A Case of Intravaginal Foreign Body. Med J Armed Forces India. 2010 Jul; 66 (3): 266–8
Dangal G. Forgotten vaginal pessary retrieved after forty-five years of insertion. The Internet Journal of Gynecology and Obstetrics; Vol. 9, Nr. 2
Dasari P, Sagili H. Incarcerated foreign body in the vagina – a metal bangle used as a pessary. BMJ Case Rep. 2012 May 11; 2012
Donaldson JF et al. Obstructive uropathy and vesicovaginal fistula secondary to a retained sex toy in the vagina. J Sex Med. 2014 Oct; 11 (10): 2595–600
Malhotra N et al. Forgotten Vaginal Pessary Discovered after 30 years. The Internet Journal of Gynecology and Obstetrics; Vol. 6, Nr. 2
Nwosu EC et al. Foreign objects of long duration in the adult vagina. J Obstet Gynaecol. 2005 Oct; 25 (7): 737–9
Randall MB et al. Xenolingual autoeroticism. Am J Forensic Med Pathol. 1990 Mar; 11 (1): 89–92
Schuveiller M et al. Impacted, Infected Retained Vaginal Tampon in a Patient with Vaginal Duplication. JDMS 1992 Nov/Dec; 8: 325–8

Luft und Liebe

Batman PA et al. Death due to air embolism during sexual intercourse in the puerperium. Postgrad Med J. 1998 Oct; 74 (876): 612–3
Bockeria L et al. eComment. Massive pulmonary air embolism during pacemaker implantation: better preoperative exams? Interact Cardiovasc Thorac Surg. 2012 Dec; 15 (6): 1087

Leitlinien der Deutschen Gesellschaft für Rechtsmedizin. Die rechtsmedizinische Leichenöffnung. AWMF-Register Nr 054/001, Stand 12/2012

Lifschultz BD, Donoghue ER. Air embolism during intercourse in pregnancy. J Forensic Sci. 1983 Oct; 28 (4): 1021–2

Luftembolie – Risikoprävention in der Infusionstherapie. B. Braun Melsungen AG, Stand 05/2013

Lyness JR, Bentley AJ. Air embolism during sexual intercourse in the puerperium. Am J Forensic Med Pathol. 2010 Sep; 31 (3): 247–9

Moon YE. Venous air embolism during vitrectomy: a rare but potentially fatal complication. Korean J Anesthesiol. 2014 Nov; 67 (5): 297–8

Moreschi C, Da Broi U. Paradoxical air embolism through patent foramen ovale during consensual intercourse in a non-pregnant young female. J Forensic Leg Med. 2009 Nov; 16 (8): 482–5

O'Dowd L, Kelley MA. Air embolism. Wolters Kluwer. Unter www.uptodate.com (eingesehen am 21.1.2018)

Ostovan MA, Aslani A. A life-saving procedure for treatment of massive pulmonary air embolism. J Invasive Cardiol. 2007 Aug; 19 (8): 355–6

Schiariti M, Cacciola M, Puddu PE. Complications of Pacemaker Implantation. In: Mithilesh M Das (Ed.). Modern Pacemakers – Present and Future. 2011: 272

Sopeña-Falco J et al. Fatal massive air embolism following diagnostic colonoscopy. Endoscopy. 2013; 45 Suppl 2 UCTN: E91

Velicu S et al. Paradoxical embolism to the central nervous system after sexual intercourse in a young woman with a complex atrial septal abnormality. J Stroke Cerebrovasc Dis. 2008 Sep; 17 (5): 320–4

Xiao PX et al. Massive pulmonary air embolism during the implantation of pacemaker, case reports and literature analysis. Eur Rev Med Pharmacol Sci. 2013 Dec; 17 (23): 3157–63

Schwangerschaft & Geburt

Die Schafe mit den roten Augen

Jorgensen DM. Gestational psittacosis in a Montana sheep rancher. Emerg Infect Dis. 1997 Apr–Jun; 3 (2): 191–4

Pospischil A et al. Abortion in woman caused by caprine Chlamydia abortus (Chlamydia psittaci serovar 1). Swiss Med Wekly 2002; 132: 64–66

Dr. med. vet. Monika Hilbe, Wissenschaftliche Abteilungsleiterin, Institut für Veterinärpathologie Universität Zürich, persönliche Auskunft 2016

Die Schwangere, die nicht mehr Auto fahren konnte

Campbell H. et al. Review of the effect of measles vaccination on the epidemiology of SSPE. Int J Epidemiol. 2007 Dec; 36 (6): 1334–48

Chiu MH et al. Subacute sclerosing panencephalitis in pregnancy. Lancet Infect Dis. 2016 Mar; 16 (3): 366–75

Gans H., Maldonado YA. Measles: Clinical manifestations, diagnosis, treatment, and prevention. Wolters Kluwer. Unter www.uptodate.com (eingesehen am 14.4.2018)

Jayawant S. et al. Retinitis and dementia in a pregnant girl: An unusual case. Eur J Paediatr Neurol. 2000; 4 (4): 177–9

Dr. med. Christoph Tautz, Leitender Kinderarzt, Kinderklinik am Gemeinschaftskrankenhaus Herdecke, unter http://www.impfschaden.info/masern/sspe-und-masernimpfung.html (eingesehen am 25.4.2018)

Reis GF et al. A 29-year-old pregnant woman with worsening left hemiparesis, encephalopathy, and hemodynamic instability: A case report of subacute sclerosing panencephalitis. Clin Neuropathol. 2015 Sep–Oct; 34 (5): 258–66

Tolzin, Hans. Angst vor SSPE? impf-report Nr. 99, II/2013 unter http://www.impfkritik.de/sspe/index.html sowie http://www.impfkritik.de/pressespiegel/2016111801.html (eingesehen am 25.4.2018)

WHO, Subacute sclerosing panencephalitis and measles vaccination. Extract from report of GACVS meeting of 1–2 December 2005, published in the WHO Weekly epidemiological Record on 13 January 2006, unter http://www.who.int/vaccine_safety/committee/topics/measles_sspe/Jan_2006/en/ (eingesehen am 24.4.2018)

Das Baby mit der Soldatenkrankheit

Arizona Department of Health Services. Guidelines for Water Immersion and Water Birth. November 2016

Bundesamt für Gesundheit. Legionellen und Legionellose. Letzte Aktualisierung März 2009

Franzin L et al. Legionella pneumophila pneumonia in a newborn after water birth: a new mode of transmission. Clin Infect Dis. 2001 Nov 1; 33 (9): e103–4

Fritsche E et al. Fatal legionellosis after water birth, Texas, USA, 2014. Emerg Infect Dis. 2015 Jan; 21 (1): 130–2

Granseth G et al. Notes from the Field: Two Cases of Legionnaires' Disease in Newborns After Water Births – Arizona, 2016. MMWR Morb Mortal Wkly Rep. 2017 Jun 9; 66 (22): 590–591

Nagai T et al. Neonatal sudden death due to Legionella pneumonia associated

with water birth in a domestic spa bath. J Clin Microbiol. 2003 May; 41 (5): 2227–9
Phin N et al. Case of Legionnaires disease in a neonate following a home birth in a heated birthing pool, England, June 2014. Euro Surveill. 2014 Jul 24; 19 (29). pii: 20857

Der Kuchen der Mutter

Sollten Mütter nach der Geburt die Placenta verzehren? 4.1.2018, unter https://www.aerzteblatt.de/blog/86858/Sollten-Muetter-nach-der-Geburt-die-Plazenta-verzehren (eingesehen am 5.1.2018)
Buser GL et al. Notes from the Field: Late-Onset Infant Group B Streptococcus Infection Associated with Maternal Consumption of Capsules Containing Dehydrated Placenta – Oregon, 2016. MMWR Morb Mortal Wkly Rep. 2017 Jun 30; 66 (25): 677–8
Friedrich J. Plazenta – Bräuche rund um den Mutterkuchen. 6.4.2017 – aktualisiert: 16.7.2017 unter https://www.hebammenblog.de/plazenta-braeuche-rund-um-den-mutterkuchen/ Seite 1 von 33 (eingesehen am 20.3.2018)
Hayes EH. Consumption of the Placenta in the Postpartum Period. J Obstet Gynecol Neonatal Nurs. 2016 Jan–Feb; 45 (1): 78–89
Holzgreve Brigitte. »Streptokokken-Infektion« »Placenta Essen?« unter https://www.swissmom.ch/schwangerschaft/medizinisches/vorsicht-in-der-schwangerschaft/infektionskrankheiten/streptokokkeninfektion/ (eingesehen am 4.2.2018)
Holzgreve Brigitte. »Placenta Essen?« unter https://www.swissmom.ch/geburt/entbindung/ablauf-einer-geburt/die-nachgeburt/plazenta-essen/ (eingesehen am 4.2.2018)
Joseph R et al. A Literature Review on the Practice of Placentophagia. Nurs Womens Health. 2016 Oct–Nov; 20 (5): 476–483
Madoff LC. Group B streptococcus: Virulence factors and pathogenic mechanisms. Wolters Kluwer. Unter www.uptodate.com (eingesehen am 4.2.2018)
Marraccini ME, Gorman KS. Exploring Placentophagy in Humans: Problems and Recommendations. J Midwifery Womens Health. 2015 Jul–Aug; 60 (4): 371–9. doi: 10.1111/jmwh.12309
Museum Sybodo, Placentacreme Hormocenta. Unter https://www.kugener.com/de/humanmedizin-fr/geburtshilfe/52-artikel/1989-plazentacreme-hormocenta.html (eingesehen am 5.5.2018)
Newborn Infection Linked With Placenta Consumption. JAMA. 2017 Aug 8; 318 (6): 511 (ohne Autorenangabe)

Placentophagie. Kein Benefit durch Verzehr der Plazenta. Deutsche Hebammenzeitschrift online unter https://www.dhz-online.de/news/detail/artikel/kein-benefit-durch-verzehr-der-plazenta/ (eingesehen am 20.3.2018)

Puopolo KM, Baker CJ. Group B streptococcal infection in neonates and young infants. Wolters Kluwer. Unter www.uptodate.com (eingesehen am 4.2.2018)

Puopolo KM, Madoff LC, Baker CJ. Group B streptococcal infection in pregnant women. Wolters Kluwer. Unter www.uptodate.com (eingesehen am 4.2.2018)

Selander, Jodi. Can I get Group B Strep from Placenta Capsules? Unter http://placentabenefits.info/group-b-strep-from-placenta-capsules/ (eingesehen am 5.2.2018) sowie https://placentabenefits.info (eingesehen am 4.2.2018)

Tiwary CM. Premature sexual development in children following the use of estrogen- or placenta-containing hair products. Clin Pediatr (Phila). 1998 Dec; 37 (12): 733–9.

Young SM et al. Human placenta processed for encapsulation contains modest concentrations of 14 trace minerals and elements. Nutr Res. 2016 Aug; 36 (8): 872–8

Young SM et al. Placentophagy's effects on mood, bonding, and fatigue: A pilot trial, part 2. Women Birth. 2017 Nov 23. pii: S1871–5192 (17) 30208–1

Young SM et al. Presence and concentration of 17 hormones in human placenta processed for encapsulation and consumption. Placenta. 2016 Jul; 43: 86–9

Todestrank

Dahan A et al. Pharmacovigilance: a review of opioid-induced respiratory depression in chronic pain patients. Pain Physician. 2013 Mar–Apr; 16 (2): E85–94

Koren G et al. Pharmacogenetics of morphine poisoning in a breastfed neonate of a codeine-prescribed mother. Lancet. 2006 Aug 19; 368 (9536): 704

Madadi P et al. Safety of codeine during breastfeeding: fatal morphine poisoning in the breastfed neonate of a mother prescribed codeine. Can Fam Physician. 2007 Jan; 53 (1): 33–5

Niesters M et al. Opioid-induced respiratory depression in paediatrics: a review of case reports. Br J Anaesth. 2013 Feb; 110 (2): 175–82

Stamer UM et al. Respiratory depression with tramadol in a patient with renal impairment and CYP2D6 gene duplication. Anesth Analg. 2008 Sep; 107 (3): 926–9

Vorsicht, Eltern!

Tödliches Spiel I

AlBuhairan F et al. Non-suicidal self-strangulation among adolescents in Saudi Arabia: Case series of the choking game. J Forensic Leg Med. 2015 Feb; 30: 43–5

Bernacki JM, Davies WH. Prevention of the Choking Game: parent perspectives. J Inj Violence Res. 2012 Jul; 4 (2): 73–8

Busse H et al. Prevalence and associated harm of engagement in self-asphyxial behaviours (›choking game‹) in young people: a systematic review. Arch Dis Child. 2015 Dec; 100 (12): 1106–14

Centers for Disease Control and Prevention (Hrsg.). Unintentional strangulation deaths from the »choking game« among youths aged 6–19 years – United States, 1995–2007. MMWR Morb Mortal Wkly Rep. 2008 Feb 15; 57 (6): 141–4

Defenderfer EK et al. The Choking Game on YouTube: An Update. Glob Pediatr Health. 2016 Mar 16; 3: 2333794X15622333

Le D, Macnab AJ. Self strangulation by hanging from cloth towel dispensers in Canadian schools. Inj Prev. 2001 Sep; 7 (3): 231–3

Onders B et al. Pediatric Injuries Related to Window Blinds, Shades, and Cords. Pediatrics. 2018 Jan; 141 (1). pii: e20172359

Ramowski SK et al. Health risks of Oregon eighth-grade participants in the »choking game«: results from a population-based survey. Pediatrics. 2012 May; 129 (5): 846–51

Tödliches Spiel II

Al-Owain M et al. Munchausen syndrome by proxy mimicking as Gaucher disease. Eur J Pediatr. 2010 Aug; 169 (8): 1029–32

Amlani A et al. Malingering by Proxy: A Literature Review and Current Perspectives. J Forensic Sci. 2016 Jan; 61 Suppl 1: 171–6

Ashraf N, Thevasagayam MS. Munchausen syndrome by proxy presenting as hearing loss. J Laryngol Otol. 2014 Jun; 128 (6): 540–2

Bass C, Glaser D. Early recognition and management of fabricated or induced illness in children. Lancet. 2014 Apr 19; 383 (9926): 1412–21

Bools CN et al. Follow up of victims of fabricated illness (Munchausen syndrome by proxy). Arch Dis Child. 1993 Dec; 69 (6): 625–30

DiBiase P et al. Munchausen syndrome by proxy complicating ear surgery. Arch Otolaryngol Head Neck Surg. 1996 Dec; 122 (12): 1377–80

Doughty K et al. Neurological Manifestations of Medical Child Abuse. Pediatr Neurol. 2016 Jan; 54: 22–8

Ines Eisenhans. Normwerte in der Labordiagnostik. Thieme Verlag. Unter https://www.thieme.de/viamedici/klinik-faecher-klinische-chemie-1536/a/klinische-chemie-labor-normalwerte-3886.htm (eingesehen am 16.5.2018)

Feldman MD. Munchausen by proxy and malingering by proxy. Psychosomatics. 2004 Jul–Aug; 45 (4): 365–6

Genetics Home Reference: Rabson-Mendenhall syndrome. Unter https://ghr.nlm.nih.gov/condition/rabson-mendenhall-syndrome (eingesehen am 28.1.2018)

Glazier K. Effects of Munchausen Syndrome by Proxy on the Victim. Graduate Student Journal of Psychology. 2009, Vol. 11: 70–74

Gomila I et al. Alimemazine poisoning as evidence of Munchausen syndrome by proxy: A pediatric case report. Forensic Sci Int. 2016 Sep; 266: e18–e22

Green RP et al. Detection of surreptitious administration of analog insulin to an 8-week-old infant. Pediatrics. 2010 May; 125 (5): e1236–40

Koetting C. Caregiver-fabricated illness in a child. J Forensic Nurs. 2015 Apr–Jun; 11 (2): 114–7

Kozlowska K. Abnormal illness behaviours: a developmental perspective. Lancet. 2014 Apr 19; 383 (9926): 1368–9

Kurlandsky L et al. Munchausen syndrome by proxy: definition of factitious bleeding in an infant by 51Cr labeling of erythrocytes. Pediatrics. 1979 Feb; 63 (2): 228–31

Mantan M et al. Acute kidney injury in a child: A case of Munchausen syndrome by proxy. Saudi J Kidney Dis Transpl. 2015 Nov; 26 (6): 1279–81

Missouri Court of Appeals Eastern District, State of Missouri vs. Judy Pickens, Appeal from the Circuit Court of the Citiy of St. Louis, No. ED93494, 2011 Jan 25. Unter https://webcache.googleusercontent.com/search?q=cache:cklybY33AUYJ:https://www.courts.mo.gov/file/ED/Opinion_ED93494.pdf+&cd=1&hl=en&ct=clnk&gl=ch&client=safari (eingesehen am 17.5.2018)

Morrell B, Tilley DS. The role of nonperpetrating fathers in Munchausen syndrome by proxy: a review of the literature. J Pediatr Nurs. 2012 Aug; 27 (4): 328–35

Rabbone I et al. Case Report: When an Induced Illness Looks Like a Rare Disease. Pediatrics. 2015 Nov; 136 (5): e1361–5

Dr. med. Ivana Rabbone, Department of Public Health and Pediatrics, University of Turin, persönliche Mitteilung am 29.1.2018

Shapiro M, Nguyen M. Psychological sequelae of Munchausen's syndrome by proxy. Child Abuse Negl. 2011 Feb; 35 (2): 87–8

Su E et al. Severe hypernatremia in a hospitalized child: munchausen by proxy. Pediatr Neurol. 2010 Oct; 43 (4): 270–3
Tsai HL et al. Child abuse in medical setting presenting as gross hematuria: diagnosis by DNA short tandem repeats. Pediatrics. 2012 Jul; 130 (1): e224–9
Waller DA. Obstacles to the treatment of Munchausen by Proxy syndrome. J Am Acad Child Psychiatry. 1983 Jan; 22 (1): 80–5
Yalndag-Öztürk N et al. Think Again: First Do No Harm: A Case of Munchausen Syndrome by Proxy. Pediatr Emerg Care. 2015 Oct; 31 (10): 720–1

Der Junge mit den kleinen Pupillen

Alipour-Faz A et al. Assessing the Epidemiological Data and Management Methods of Body Packers Admitted to a Referral Center in Iran. Medicine (Baltimore). 2016 May; 95 (19): e3656
Beno S. et al. Pediatric body packing: drug smuggling reaches a new low. Pediatr Emerg Care. 2005 Nov; 21 (11): 744–6
Janczak JM et al. Body packing: from seizures to laparotomy. Case Rep Emerg Med. 2015; 2015: 208047
Kucukmetin NT et al. Foreign material in the gastrointestinal tract: cocaine packets. Case Rep Gastroenterol. 2014 Jan 30; 8 (1): 56–60
Neves FF et al. Body packing by rectal insertion of cocaine packets: a case report. BMC Res Notes. 2013 May 3; 6: 178

Das Kleinkind mit dem großen Penis

Arbeitsgemeinschaft Kinder- und Jugendgynäkologie e.V. Unter http://www.kindergynaekologie.de/fachwissen/korasion/2007/sexuelle-reifungszeichen-als-marker-fuer-das-biologische-alter/ (eingesehen am 23.1.2018)
Arbeitsgruppe Pädiatrische Endokrinologie & Diabetologie Österreich. Störungen der Pubertätsentwicklung. Informationsbroschüre für Ärzte und Ärztinnen, 17.5.2008
Beas F et al. Pseudoprecocious puberty in infants caused by a dermal ointment containing estrogens. J Pediatr. 1969 Jul; 75 (1): 127–30
Bhowmick SK et al. Sexual precocity in a 16-month-old boy induced by indirect topical exposure to testosterone. Clin Pediatr (Phila). 2007 Jul; 46 (6): 540–3
Bongiovanni AM. An epidemic of premature thelarche in Puerto Rico. J Pediatr. 1983 Aug; 103 (2): 245–6
Brachet C et al. Children's virilization and the use of a testosterone gel by their fathers. Eur J Pediatr. 2005 Oct; 164 (10): 646–7

Bundesamt für Verbraucherschutz und Lebensmittelsicherheit. BLV-Report 8.7. Berichte zur Lebensmittelsicherheit 2012: 29. Unter https://books.google.ch/books?id=jK1TBAAAQBAJ&pg=PA29&lpg=PA29&dq=diethylstilbestrol+eu+verbot&source=bl&ots=mkzeeqheZo&sig=LXICTL5w_XY8mgDAC-Aj28xe3dU&hl=en&sa=X&ved=0ahUKEwiz1ciiuezYAhUFNxQKHYUuBiYQ6AEIMTAB#v=onepage&q=diethylstilbestrol%20eu%20verbot&f=false (eingesehen am 22.1.2018)
Ervenich David. Schwerpunkt Anamnese. Deutsches Ärzteblatt, 7.2.2014: A230
Fara GM et al. Epidemic of breast enlargement in an Italian school. Lancet. 1979 Aug 11; 2 (8137): 295–7
Kunz GJ et al. Virilization of young children after topical androgen use by their parents. Pediatrics. 2004 Jul; 114 (1): 282–4
Loizzo A et al. Italian baby food containing diethylstilboestrol: three years later. Lancet. 1984 May 5; 1 (8384): 1014–5
Frei Martina. Vergängliches Hoch. SonntagsZeitung, 30.6.2013: 57
Pasquino AM et al. Transient pseudo-precocious puberty by probable oestrogen intake in 3 girls. Arch Dis Child. 1982 Dec; 57 (12): 954–6
Rolf C et al. Interpersonal testosterone transfer after topical application of a newly developed testosterone gel preparation. Clin Endocrinol (Oxf). 2002 May; 56 (5): 637–41
Sáenz de Rodríguez CA et al. An epidemic of precocious development in Puerto Rican children. J Pediatr. 1985 Sep; 107 (3): 393–6
Schäfer Jürgen R. House Medizin. Die Diagnosen des Dr. House. Wiley-Vch Verlag 2012, unter https://books.google.ch/books?id=d6MtBAAAQBAJ&pg=PA266&lpg=PA266&dq=80+prozent+diagnosen+anamnese&source=bl&ots=oPe7mimPJJ&sig=6zKETrQyCRZZJMl7UpQM2daw3jo&hl=en&sa=X&ved=0ahUKEwjf2P679vPYAhVNCuwKHclVC3cQ6AEIOTAD#v=onepage&q=80%20prozent%20diagnosen%20anamnese&f=false (eingesehen am 25.1.2018)
Stephen MD et al. Sexual precocity in a 2-year-old boy caused by indirect exposure to testosterone cream. Endocr Pract. 2008 Nov; 14 (8): 1027–30
Svoren BM, Wolfsdorf JI. Sexual development in a 21 month-old boy caused by testosterone contamination of a topical hydrocortisone cream. J Pediatr Endocrinol Metab. 2005 May; 18 (5): 507–10
Tiwari CM. Premature Sexual Development in Children Following the Use of Estrogen- or Placenta-Containing Hair Products. Clin Pediatr 1998; 37 (12): 733–740
Weber WW et al. Drug contamination with diethylstilbestrol. Outbreak

of precocious puberty due to contaminated isonicotinic acid hydrazide (INH). N Engl J Med. 1963 Feb 21; 268: 411–5
Yu YM et al. Sexual development in a two-year-old boy induced by topical exposure to testosterone. Pediatrics. 1999 Aug; 104 (2): e23

Ein paar Züge zu viel

Akhter S. et al. Comparison of end tidal carbon monoxide (eCO) levels in shisha (water pipe) and cigarette smokers. Tob Induc Dis. 2014 Jul 4; 12 (1): 10
Arbeitsgemeinschaft Tabakprävention. Wasserpfeife –schädlich wie die Zigarette.
Barben J. Wasserpfeifen – genauso schädlich wie Zigaretten. Paediatrica 2005, Vol. 5, No. 6: 44
Bens BW et al. Carbon monoxide poisoning after smoking from a water pipe. Ned Tijdschr Geneeskd. 2013; 157 (29): A6201
Daunderer. Kohlenmonoxid. Klinische Toxikologie 33 Erg.-Lig. 1/88. Unter https://toxcenter.org/stoff-infos/k/kohlenmonoxid.pdf (eingesehen am 19.12.2016)
Dries DJ, Endorf FW. Inhalation injury: epidemiology, pathology, treatment strategies. Scand J Trauma Resusc Emerg Med. 2013 Apr 19; 21: 31
La Fauci G. Carbon monoxide poisoning in narghile (water pipe) tobacco smokers. CJEM. 2012 Jan; 14 (1): 57–9
http://www.ftu.ch/de/tauchtipps/notfallmanagement/2012_04_24_zustaendige_druckkammern_ch.php (eingesehen am 20.12.2016)
Dr. med. Katharina Hofer, Tox Info Suisse, persönliche Auskunft am 20.12.2016
Jacob P 3rd et al. Comparison of nicotine and carcinogen exposure with water pipe and cigarette smoking. Cancer Epidemiol Biomarkers Prev. 2013 May; 22 (5): 765–72
Karaca Y et al. Syncope associated with water pipe smoking. BMJ Case Rep. 2013 Apr 19; 2013
Khandelwal V et al. The hookah experience: Stop them before it's too late!!!! Indian J Public Health 2014; 58: 204–5
Pepe et al. Delayed neuropsychological sequelae after carbon monoxide poisoning: predictive risk factors in the Emergency Department. A retrospective study. Scand J Trauma Resusc Emerg Med. 2011 Mar 17; 19: 16
Peyton J III et al. Comparison of Nicotine and Carcinogen Exposure with Water pipe and Cigarette Smoking. Cancer Epidemiol Biomarkers Prev. 2013 May; 22 (5): 765–772

Universitätsklinikum Leipzig. Unterschätzte Gefahr – Kohlenmonoxid-Vergiftung durch Wasserpfeifenkonsum. Pressemitteilung vom 2.6.2015 unter http://www.uniklinikum-leipzig.de/r-pressemitteilungen.html?modus=detail&pm_id=5736 (eingesehen am 20.12.2016)
Dr. med. Joscha von Rappard, persönliche Auskunft am 22.6.2016
von Rappard J, Schönenberger M, Bärlocher L. Case report: Carbon monoxide poisoning following use of a water pipe/hookah. Dtsch Arztebl Int 2014; 111: 674–9

Ab-Berufen

Gemma Pearson, Vancouver 2015, unter https://www.youtube.com/watch?v=JI3xjvPPzzI (eingesehen am 16.5.2018)

Der Bauer mit den gelben Händen

Brightwell AH. »Silo gas« poisoning in cattle. Can Vet J. 1972 Sep; 13 (9): 224–5
Centers for Disease Control and Prevention (Hrsg.). Epidemiologic Notes and Reports: Silo-Filler's Disease in Rural New York, MMWR 1982 July 23, 31 (28): 389–91
Chan-Yeung M et al. Grain dust and the lungs. Can Med Assoc J. 1978 May 20; 118 (10): 1271–4
Cope Rhian B. Nitrogen Dioxide (Silo filler's disease). Merck Manual / Veterinary Manual unter http://www.merckvetmanual.com/mvm/toxicology/toxicologic_hazards_in_the_workplace/nitrogen_dioxide_silo_fillers_disease.html (eingesehen am 1.8.2016)
Fleetham JA et al. Silo-filler's disease. Can Med Assoc J. 1978 Sep 9; 119 (5): 482–4
J.D.M: Silo-Filler's Disease. Can Med Assoc J. 1956 Jul 15; 75 (2): 147–8
Kamangar N. Nitrogen Dioxide Toxicity. Medscape. Unter http://emedicine.medscape.com/article/302133-overview (eingesehen am 1.8.2016)
Langer J. et al. A farmer with yellow hands and a white lung. Poster an der Frühjahrsversammlung der SGAIM 2016, Basel
Rosenman Kenneth D. Diagnosing Silo-Filler's Disease. Physician's Newsletter, Vol. 1, No. 3, Summer 1992. Hrsg. Center for Michigan Agricultural Safety and Health, Michigan State University, East Lansing, Michigan
Seaton A, The breathless farm worker. Br Med J (Clin Res Ed). 1984 Jun 30; 288 (6435): 1940–1
Skjolaas Cheryl A, Extension Agricultural Safety Specialist, University of

Wisconsin-Madison. Silo Gas and Silo Filler's Disease. Unter grant.uwex.edu/files/2011/09/Silo-Gas3.pdf (eingesehen am 1.8.2016)

Die Win-win-Therapie

Boyce JR. Meralgia paresthetica and tight trousers. JAMA. 1984 Mar 23–30; 251 (12): 1553
Cooper DR. Wallet Sciatica. JAMA. 1978 Nov 10; 240 (20): 2152
Gateless D, Gilroy J. Tight-jeans meralgia: hot or cold? JAMA. 1984 Jul 6; 252 (1): 42–3
Lutz EG. Credit-card-wallet sciatica. JAMA. 1978 Aug 25; 240 (8): 738
Orton D. Meralgia paresthetica from a wallet. JAMA. 1984 Dec 28; 252 (24): 3368

Der Geschäftsmann, der erfolgreich sein wollte

Ahmad Fuzi SF et al. A 1-h time interval between a meal containing iron and consumption of tea attenuates the inhibitory effects on iron absorption: a controlled trial in a cohort of healthy UK women using a stable iron isotope. Am J Clin Nutr. 2017 Dec; 106 (6): 1413–1421
Fan FS. Iron deficiency anemia due to excessive green tea drinking. Clin Case Rep. 2016 Oct 5; 4 (11): 1053–6
Gabrielli GB, De Sandre G. Excessive tea consumption can inhibit the efficacy of oral iron treatment in iron-deficiency anemia. Haematologica. 1995 Nov–Dec; 80 (6): 518–20
Goddard AF et al; British Society of Gastroenterology. Guidelines for the management of iron deficiency anaemia. Gut. 2011 Oct; 60 (10): 1309–16
Mahlknecht U et al. The irreplaceable image: Black tea delays recovery from iron-deficiency anemia. Haematologica. 2001 May; 86 (5): 559
Nelson M, Poulter J. Impact of tea drinking on iron status in the UK: a review. J Hum Nutr Diet. 2004 Feb; 17 (1): 43–54
Temme EH, Van Hoydonck PG. Tea consumption and iron status. Eur J Clin Nutr. 2002 May; 56 (5): 379–86

Im Dienste der Armee

Bundesamt für Lebensmittelsicherheit und Veterinärwesen. Rotz beim Tier und Malleus beim Menschen. Unter https://www.blv.admin.ch/blv/de/home/tiere/tierseuchen/uebersicht-seuchen/alle-tierseuchen/rotz-beim-tier-und-malleus-beim-menschen.html (eingesehen am 12.1.2018)
Centers for Disease Control and Prevention. Laboratory-acquired human glanders – Maryland, May 2000. MMWR Morb Mortal Wkly Rep. 2000 Jun 23; 49 (24): 532–5

Hardin John W. Burkholderia mallei (Glanders) Attack. In: Ciottone's Disaster Medicine, Second Edition 2016, Elsevier Verlag

Inglis Tim JJ, Merritt Adam J. Burkholderia pseudomallei and Burkholderia mallei. In: Molecular Medical Microbiology Second Edition 2015, Elsevier Verlag

Khaki P et al. Glanders outbreak at Tehran Zoo, Iran. Iran J Microbiol. 2012 Mar; 4 (1): 3–7

Niedersächsisches Landesamt für Verbraucherschutz und Lebensmittelsicherheit: Rotz bei einem Pferd in Niedersachsen. Presseinformation, Stand: 3.3.2015

ProMED-mail vom 16.5.2000, Archive Number 20000516.0769

Sandrock Christian. Bioterrorism. In: Murrays & Nadel's Textbook of Respiratory Medicine, Sixth Edition, Elsevier Verlag 2016, Kapitel 40: 699–712.e2

Srinivasan A et al. Glanders in a military research microbiologist. N Engl J Med. 2001 Jul 26; 345 (4): 256–8

The Center for Food Security & Public Health / Institute for International Cooperation in Animal Biologics, Iowa State University, College of Veterinary Medicine: »Glanders.« Last updated February 2015

Van Zandt KE et al. Glanders: an overview of infection in humans. Orphanet J Rare Dis. 2013 Sep 3; 8: 131

Verma AK et al. Glanders – A Re-emerging Zoonotic Disease: A Review. Journal of Biological Sciences 2014; 14 (1): 38–51

Waag DM et al. Humoral immune responses in a human case of glanders. Clin Vaccine Immunol. 2012 May; 19 (5): 814–6

Knallerei und Freudenschüsse

Ali SA. Aerial firing and stray bullet injuries: a rising tide. Iran Red Crescent Med J. 2015 Apr 25; 17 (4): e26179

Who, What, Why: How dangerous is firing a gun into the air? BBC Magazine vom 22.8.2011 unter http://www.bbc.com/news/magazine-14616491 (eingesehen am 18.12.2017)

Centers for Disease Control and Prevention (CDC). Injuries associated with homemade fireworks – selected states, 1993–2004. MMWR Morb Mortal Wkly Rep. 2004 Jul 2; 53 (25): 562–3

Centers for Disease Control and Prevention (CDC). Injuries from fireworks in the United States. MMWR Morb Mortal Wkly Rep. 2000 Jun 23; 49 (24): 545–6

Centers for Disease Control and Prevention (CDC). New Year's Eve injuries caused by celebratory gunfire – Puerto Rico, 2003. MMWR Morb Mortal Wkly Rep. 2004 Dec 24; 53 (50): 1174–5

Centers for Disease Control and Prevention (CDC). Serious eye injuries associated with fireworks – United States, 1990–1994. MMWR Morb Mortal Wkly Rep. 1995 Jun 23; 44 (24): 449–52

Incorvaia AN et al. Can a falling bullet be lethal at terminal velocity? Cardiac injury caused by a celebratory bullet. Ann Thorac Surg. 2007 Jan; 83 (1): 283–4

Mascarenhas L. Difficulties diagnosing spinal subdural hemorrhage in a hypocoagulated patient due to simultaneous symptomatic subdural cranial hemorrhage. Eur Spine J. 2009 Jul; 18 Suppl 2: 217–9

Lulzana Musliu, Mediensprechern Eidgenössisches Justiz- und Polizeidepartment EJPD, Auskunft vom 4.1.2018

Ordog GJ et al. Spent bullets and their injuries: the result of firing weapons into the sky. J Trauma. 1994 Dec; 37 (6): 1003–6

Parada SA et al. Celebratory gunfire injury to a United States soldier sustained during Operation Iraqi Freedom (OIF). Injury Extra 40 (2009): 149–151

Shuker ST, Sadda R. Craniomaxillofacial Falling Bullet Injuries and Management. J Oral Maxillofac Surg. 2010 Jul; 68 (7): 1593–601

Zhou DD et al. Missed Diagnosis of an Intraorbital Foreign Body of Homemade Fireworks Origin: A Case Report. Case Rep Ophthalmol. 2015 Dec 12; 6 (3): 448–52

Freizeit & Hobby

Wenn Gärtnern ins Auge geht

Baple K, Clayton J. Hookworm-related cutaneous larva migrans acquired in the UK. BMJ Case Rep. 2015 Nov 13; 2015

Benemei S et al. Pleasant natural scent with unpleasant effects: cluster headache-like attacks triggered by Umbellularia californica. Cephalalgia. 2010 Jun; 30 (6): 744–6

Bernardes Filho F et al. Staphylococcal abscess caused by trauma with a rosebush aculeus (Plantae, Rosaceae): apropos of a case. A Bras Dermatol. 2013 Nov–Dec; 88 (6): 1036–8

Chew HF et al. Post-traumatic fungal keratitis caused by Carpoligna sp. Cornea. 2010 Apr; 29 (4): 449–52

Clinch TE et al. Fungal keratitis from nylon line lawn trimmers. Am J Ophthalmol. 1992 Oct 15; 114 (4): 437–40

Corazza M et al. Allergic contact dermatitis because of Cineraria hybrid in a keen gardener housewife. Contact Dermatitis. 2008 May; 58 (5): 309–10

Corazza M et al. Allergic contact dermatitis due to Cineraria hybrid in an amateur gardener housewife. Contact Dermatitis. 2008 Aug; 59 (2): 128–9
Gupta AK et al. Onychomycosis associated with Onychocola canadensis: ten case reports and a review of the literature. J Am Acad Dermatol. 1998 Sep; 39 (3): 410–7
Hulme JR, Askew AR. Lawn mover injuries. BMJ 1974 July 13; 3 (5923): 113
Monden Y et al. First case of fungal keratitis caused by Pestalotiopsis clavispora. Clin Ophthalmol. 2013; 7: 2261–4
Ippen H. Phytophotodermatitis durch »Rasentrimmer« (»Strimmer rash«). Dermatosen 1990; 38 (6): 190–192
Isik Serkan, Mediensprecher Suva, Auskunft am 2.9.2016
Laing TA et al. Paediatric ride-on mower related injuries and plastic surgical management. J Plast Reconstr Aesthet Surg. 2011 May; 64 (5): 638–42
Lambert HM, Sipperley JO. Intraocular foreign body from a nylon line grass trimmer. Ann Ophthalmol. 1983 Oct; 15 (10): 936–7
Leinert J et al. The epidemiology of lawn trimmer injuries in the United States: 2000–2009. J Safety Res. 2012 Apr; 43 (2): 137–9
Mullins J. Lawn mover injuries: A review. J Emerg Nurs 2010; 36: 83–4
Rottoli P et al. Gardening in greenhouses as a risk factor for silicosis. Respiration. 2003 Mar–Apr; 70 (2): 221–3
Suva (Hrsg.). Checkliste Rasenmäher. Ausgabe Juli 2015
Svendsen MT et al. Contact sensitization to Geranium robertianum L. in an amateur gardener. Contact Dermatitis. 2015 Jun; 72 (6): 420–1
Thompson RG, Harper IA. Lawn mover injuries. BMJ 1974 Sept 14; 3 (5932): 687
Thormann H, Paulsen E. Contact urticaria to common ivy (Hedera helix cv. ›Hester‹) with concomitant immediate sensitivity to the labiate family (Lamiaceae) in a Danish gardener. Contact Dermatitis. 2008 Sep; 59 (3): 179–80
Von Olshausen G et al. Shock whilst gardening – implantable defibrillators & lawn mowers. QJM. 2014 Feb; 107 (2): 147–9. doi: 10.1093/qjmed/hct180
Whittaker KW et al. Attitudes towards protective eye-wear: ocular trauma from lawn mowers. Injury. 1999 Mar; 30 (2): 144–5
Wiszniewska M et al. Occupational allergy to Limonium sinuatum: a case report. Int J Occup Med Environ Health. 2011 Sep; 24 (3): 304–7

Die Erdbeerpflücker-Lähmung

Crouch Brad. Skinny jeans left woman paralysed in Adelaide park. The Advertiser, 23.6.2015. Unter http://www.adelaidenow.com.au/news/south-australia/skinny-jeans-left-woman-paralysed-in-adelaide-park/news-story/a776e002cfffb8ff73cfa106df9266af (eingesehen am 4.6.2016)

Lecky B. Strawberry pickers' foot drop. Br Med J. 1977 Sep 3; 2 (6087): 636

Sanders TAB, Ellis FR. Strawberry pickers' foot drop. Br Med J. 1977 Sep 3; 2 (6087): 636

Seppäläinen AM et al. Strawberry pickers' foot drop. Br Med J. 1977 Sep 17; 2 (6089): 767

Wai K et al. Fashion victim: rhabdomyolysis and bilateral peroneal and tibial neuropathies as a result of squatting in »skinny jeans«. J Neurol Neurosurg Psychiatry. 2016 Jul; 87 (7): 782

Weston PM, Espir ML. Strawberry pickers' foot drop. Br Med J. 1977 Aug 20; 2 (6085): 520

Yu KJ et al: Clinical characteristics of peroneal nerve palsy by posture. J Korean Neurosurg Soc. 2013 May; 53 (5): 269–73

Schwerwiegende Schäden

Goldberg J et al. Weightlifter's Nodule: A New Variant of Athlete's Nodule. Skinmed. 2015 May–Jun; 13 (3): 246–9

Hasegawa K, Schofer JM. Rupture of the pectoralis major: a case report and review. J Emerg Med. 2010 Feb; 38 (2): 196–200

Hogan CJ. An aortic dissection in a young weightlifter with non-Marfan fibrillinopathy. Emerg Med J. 2005 Apr; 22 (4): 304–5

Hountis Pet al. Acute aortic dissection in a young patient without Marfan fibrillinopathy: a case report. Cases J. 2009 Apr 28; 2: 7076

Kocak N et al. Unilateral Purtscher-like retinopathy after weight-lifting. Eur J Ophthalmol. 2003 May; 13 (4): 395–7

Parikh RV et al. Acute paraplegia during weightlifting: an unusual vascular catastrophe. Tex Heart Inst J. 2014 Aug 1; 41 (4): 451–2

Rohrbach Jens Martin et al. (Hrsg.). Ophthalmologische Traumatologie. Schattauer Verlag 2002 unter https://books.google.ch/books?id=htmdLj8qhLUC&pg=PA278&lpg=PA278&dq=purtscher+retinopathie&source=bl&ots=jRY5zEdlpb&sig=MZpGiVOQ-ie_5ZEMFwFo4sBP9ik&hl=en&sa=X&ved=0ahUKEwj8vobb_ejLAhVJCZoKHd3YCX0Q6AEIMTAC#v=onepage&q=purtscher%20retinopathie&f=fahttps://books.google.ch/books?id=htmdLj8qhLUC&pg=PA278&lpg=PA278&dq=purtscher+retinopathie&source=bl&ots=jRY5zEdlpb&sig=MZpGiVOQ-ie_5ZEMFwFo4sBP9ik&hl=en&sa=X&ved=0ahUKEwj8vobb_ejLAhVJCZoKHd3Y

CX0Q6AEIMTAC#v=onepage&q=purtscher%20retinopathie&f=falselse (eingesehen am 4.4.2016)

Rokito AS, lofin I. Simultaneous bilateral distal biceps tendon rupture during a preacher curl exercise: a case report. Bull NYU Hosp Jt Dis. 2008; 66 (1): 68–71

Rowe PH. Colles fracture due to weightlifting. Br J Sports Med. 1979 Sep; 13 (3): 130–1

Sarkar J et al. Bow hunter's syndrome causing vertebrobasilar insufficiency in a young man with neck muscle hypertrophy. Ann Vasc Surg. 2014 May; 28 (4): 1032.e1–1032.e10

Der Pfützenkeim

Univ.Prof. Dr. Franz Allerberger, Österreichische Agentur für Gesundheit und Ernährungssicherheit (AGES), E-Mail vom 16.2.2018

Berrouane YF et al. Outbreak of severe Pseudomonas aeruginosa infections caused by a contaminated drain in a whirlpool bathtub. Clin Infect Dis. 2000 Dec; 31 (6): 1331–7

Bush JM et al. Infektionen durch Pseudomonas und verwandte Erreger. MSD Manual, Ausgabe für medizinische Fachkreise. Unter https://www.msdmanuals.com/de-de/profi/infektionskrankheiten/173-gramnegative-stäbchen/infektionen-durch-pseudomonas-und-verwandte-erreger (eingesehen am 15.2.2018)

Crnich CJ et al. Hot tub-associated necrotizing pneumonia due to Pseudomonas aeruginosa. Clin Infect Dis. 2003 Feb 1; 36 (3): e55–7

Dulabon LN et al. Pseudomonas aeruginosa acute prostatitis and urosepsis after sexual relations in a hot tub. J Clin Microbiol. 2009 May; 47 (5): 1607–8

Dr. Steliana Huhulescu, Leitung der Abteilung für Medizinische Mikrobiologie, AGES – Österreichische Agentur für Gesundheit und Ernährungssicherheit GmbH: Pseudomonas aeruginosa. Sowie E-Mail vom 19.2.2018

Huhulescu S et al. Fatal Pseudomonas aeruginosa pneumonia in a previously healthy woman was most likely associated with a contaminated hot tub. Infection. 2011 Jun; 39 (3): 265–9

Kerr KG, Snelling AM. Pseudomonas aeruginosa: a formidable and ever-present adversary. J Hosp Infect. 2009 Dec; 73 (4): 338–44

Public Health Agency of Canada 2011. Pathogen Safety Data Sheets: Infectious Substances – Pseudomonas spp. Unter https://www.canada.ca/en/public-health/services/laboratory-biosafety-biosecurity/pathogen-safety-data-sheets-risk-assessment/pseudomonas.html (eingesehen am 16.2.2018)

Rose HD et al. Pseudomonas pneumonia associated with use of a home whirlpool spa. JAMA. 1983 Oct 21; 250 (15): 2027–9

Wenn Musik ins Blut geht

CDC, Anthrax, https://www.cdc.gov/anthrax/specificgroups/animal-workers/hides-drums.html (eingesehen am 8.10.2017)
CDC. Cutaneous Anthrax Associated with Drum Making Using Goat Hides from West Africa – Connecticut, 2007. MMWR, 2008 Jun 13; 57 (23): 628–631
CDC. Gastrointestinal Anthrax after an Animal-Hide Drumming Event – New Hampshire and Massachusetts, 2009. MMWR, 2010 Jul 23; 59 (28): 872–7
Riley A, Director of Public Health, NHS Borders. Report on the Management of an Anthrax Incident in the Scottish Borders – July 2006 to May 2007. Dec 2007 unter http://news.bbc.co.uk/2/shared/bsp/hi/pdfs/13_12_07_anthrax.pdf
The Lancet. Editorial: Bongo-drum disease. Lancet. 1974 Jun 8; 1 (7867): 1152

Pechvögel

Fatale Kettenreaktion

Arzneimittel-Kompendium, www.kompendium.ch (eingesehen im Februar 2018)
Bundesinstitut für Arzneimittel und Medizinprodukte. Fluorchinolone und Chinolone: BfArM stößt europäisches Risikobewertungsverfahren an. Pressemitteilung Nummer 6/17, 10.2.2017 unter https://www.bfarm.de/SharedDocs/Pressemitteilungen/DE/2017/pm6-2017.html (eingesehen am 22.2.2018)
Gottschalk AW, Bachman JW. Death following bilateral complete Achilles tendon rupture in a patient on fluoroquinolone therapy: a case report. J Med Case Rep. 2009 Jan 6; 3: 1 doi: 10.1186/1752-1947-3-1
Kaleagasioglu F, Olcay E. Fluoroquinolone-induced tendinopathy: etiology and preventive measures. Tohoku J Exp Med. 2012; 226 (4): 251–8
PD Dr. med. Alexander Jetter, Klinik für Klinische Pharmakologie und Toxikologie, Universitätsspital Zürich, persönliche Mitteilung am 6.2.2015
Schnyder B, Caduff P. Fluoroquinolone und Tendinopathien: Ein Klasseneffekt?
Schweizerische Ärztezeitung 2003; 84; Nr.1/2: 29–32

Grauenvoller Mist

Eydal M et al. Fatal infection in two Icelandic stallions caused by Halicephalobus gingivalis (Nematoda: Rhabditida). Vet Parasitol. 2012 May 25; 186 (3–4): 523–7

Fonderie P et al. Maxillary Granulomatous Inflammation Caused by Halicephalobus gingivalis (Nematoda) in a Connemara Mare in Belgium. Journal of Equine Veterinary Science 33 (2013): 186–190

Henneke C et al. The distribution pattern of Halicephalobus gingivalis in a horse is suggestive of a haematogenous spread of the nematode. Acta Vet Scand. 2014 Sep 19; 56: 56

Hermosilla C et al. Fatal equine meningoencephalitis in the United Kingdom caused by the panagrolaimid nematode Halicephalobus gingivalis: case report and review of the literature. Equine Vet J. 2011 Nov; 43 (6): 759–63

Hoogstraten J, Young WG. Meningo-encephalomyelitis due to the saprophagous nematode, Micronema deletrix. Can J Neurol Sci. 1975 May; 2 (2): 121–6

Isaza R et al. Halicephalobus gingivalis (Nematoda) infection in a Grevy's zebra (Equus grevyi). J Zoo Wildl Med. 2000 Mar; 31 (1): 77–81

Jung JY et al. Meningoencephalitis caused by Halicephalobus gingivalis in a thoroughbred gelding. J Vet Med Sci. 2014 Mar 1; 76 (2): 281–4

Lim CK et al. First human case of fatal Halicephalobus gingivalis meningoencephalitis in Australia. J Clin Microbiol. 2015 May; 53 (5): 1768–74

Monoranu CM et al. Fatal Human Meningoencephalitis due to Halicephalobus Nematodes, Germany. Open Forum Infect Dis. 2015 May 22; 2 (2): ofv061

Papadi B et al. Halicephalobus gingivalis: a rare cause of fatal meningoencephalomyelitis in humans. Am J Trop Med Hyg. 2013 Jun; 88 (6): 1062–4

Shadduck JA et al. Micronema deletrix meningoencephalitis in an adult man. Am J Clin Pathol. 1979 Oct; 72 (4): 640–3

Taulescu MA et al. First report of fatal systemic Halicephalobus gingivalis infection in two Lipizzaner horses from Romania: clinical, pathological, and molecular characterization. Parasitol Res. 2016 Mar; 115 (3): 1097–103

Eine fatale Verwechslung

Elton N.W. et al. Pathology of acute salt poisoning in infants. The American Journal of Clinical Pathology, 1963, 30 (3): 252–264

Final Settlements Accepted In Binghamton Baby Deaths. The New York Times vom 5.5.1964, unter http://www.nytimes.com/1964/05/05/final-settlements-accepted-in-binghamton-baby-deaths.html?_r=0 (eingesehen am 30.1.2018)

Finberg L. et al, Mass accidental salt poisoning in infancy. A study of a hospital disaster. JAMA, 1963 Apr 20; 184: 187–90
Philipp Furger, Thomas Martin Suter: Surf med. Guidelines Medizin. Editions D+F, Neuhausen am Rheinfall, 2016
Death in the formula. Time Magazine vom 23.3.1962. Unter http://www.nytimes.com/1964/05/05/final-settlements-accepted-in-binghamton-baby-deaths.html?_r=0 (eingesehen am 30.1.2018)
Lignitz E et al. Komplikationen durch anatomische Unkenntnis. Rechtsmedizin 2015; 25: 185–193
Ramblin' with AM. Blog unter http://ramblinwitham.blogspot.ch/2009/09/continuing-tragedy-of-binghamton-salt.html (eingesehen am 30.1.2018)
Venizelos Dick, Formula and Cans Sent for Analysis. Press and Sun-Bulletin. Binghamton, Ausgabe vom 12.3.1962: 3, unter https://www.newspapers.com (eingesehen am 30.1.2018)

Hiobsbotschaften

Cunningham JM, Feldman MD. Munchausen by Internet: current perspectives and three new cases. Psychosomatics. 2011 Mar–Apr; 52 (2): 185–9
Feldman MD. Munchausen by Internet: detecting factitious illness and crisis on the Internet. South Med J. 2000 Jul; 93 (7): 669–72
McCulloch V, Feldman MD. Munchausen by proxy by Internet. Child Abuse Negl. 2011 Nov; 35 (11): 965–6
Vanelli M. Munchausen's syndrome by proxy web-mediated in a child with factitious hyperglycemia. J Pediatr. 2002 Dec; 141 (6): 839

Überdosis Medizin

Lyu H et al. Overtreatment in the United States. PLoS One. 2017 Sep 6; 12 (9): e0181970. doi: 10.1371/journal.pone.0181970
Wouters H et al. Discontinuing Inappropriate Medication Use in Nursing Home Residents: A Cluster Randomized Controlled Trial. Ann Intern Med. 2017 Nov 7; 167 (9): 609–617

Eine Untersuchung zu viel

Becker MC et al. Left main trunk coronary artery dissection as a consequence of inaccurate coronary computed tomographic angiography. Arch Intern Med. 2011 Apr 11; 171 (7): 698–701
Stillman AE et al. Consequence of overuse of invasive coronary angiography. Arch Intern Med. 2011 Apr 11; 171 (7): 709

Die Frau mit den 48 ½ Krankheiten

Abujudeh HH et al. Abdominal and pelvic computed tomography (CT) interpretation: discrepancy rates among experienced radiologists. Eur Radiol. 2010 Aug; 20 (8): 1952–7

Barry MJ. Incidentaloma fatigue. JAMA Intern Med. 2014 Jun; 174 (6): 851–2

Bruno MA et al. Understanding and Confronting Our Mistakes: The Epidemiology of Error in Radiology and Strategies for Error Reduction. Radiographics. 2015 Oct; 35 (6): 1668–76

Carrino Ja et al. Lumbar spine: reliability of MR imaging findings. Radiology. 2009 Jan; 250 (1): 161–70

Donald JJ, Barnard SA. Common patterns in 558 diagnostic radiology errors. J Med Imaging Radiat Oncol. 2012 Apr; 56 (2): 173–8

Frei Martina. Hiobsbotschaften aus der Röhre. SonntagsZeitung vom 16.4.2017

Fu MC et al. Interrater and intrarater agreements of magnetic resonance imaging findings in the lumbar spine: significant variability across degenerative conditions. Spine J. 2014 Oct 1; 14 (10): 2442–8

Herzog R et al. Variability in diagnostic error rates of 10 MRI centers performing lumbar spine MRI examinations on the same patient within a 3-week period. Spine J. 2017 Apr; 17 (4): 554–561

Kommission Leitlinien der Deutschen Gesellschaft für Neurologie (Hrsg.). Leitlinien für Diagnostik und Therapie in der Neurologie – Lumbale Radikulopathie. Vollständig überarbeitet: 11.1.2018. AWMF-Registernummer: 030/058

Lee CS et al. Cognitive and system factors contributing to diagnostic errors in radiology. AJR Am J Roentgenol. 2013 Sep; 201 (3): 611–7

Lurie JD et al. Reliability of readings of magnetic resonance imaging features of lumbar spinal stenosis. Spine (Phila Pa 1976). 2008 Jun 15; 33 (14): 1605–10

McGee Steven. Reliability of Physical Findings. In: McGee Steven. Evidence-Based Physical Diagnosis, 4th Edition, Elsevier Verlag 2017

Padovano I et al. Prevalence of ultrasound synovial inflammatory findings in healthy subjects. Ann Rheum Dis. 2016 Oct; 75 (10): 1819–23

Redberg R. When is it better not to know everything? JAMA Intern Med. 2014 Jun; 174 (6): 852

Speciale AC et al. Observer variability in assessing lumbar spinal stenosis severity on magnetic resonance imaging and its relation to cross-sectional spinal canal area. Spine (Phila Pa 1976). 2002 May 15; 27 (10): 1082–6

Welch HG. Cancer Screening, Overdiagnosis, and Regulatory Capture. JAMA Intern Med. 2017 Jul 1; 177 (7): 915–916

Wertli Maria. Variabilität in der Interpretation und Fehlerraten bei Magnetresonanz Untersuchungsbefunden der lumbalen Wirbelsäule. Horten-Zentrum für praxisorientierte Forschung und Wissenstransfer, 28.8.2017, unter http://www.evimed.ch/journal-club/artikel/detail/variabilitaet-in-der-interpretation-und-fehlerraten-bei-magnetresonanz-untersuchungsbefunden-der-lumb/?cHash=9374aeb64aff7f5c0e70b53a9b189f62&L=0 (eingesehen am 5.9.2017)

Nüchtern bleiben!

Agrawal D. Nil Per Os Before Procedures-Time to Reevaluate the Practice. JAMA Intern Med. 2018 Mar 1; 178 (3): 434–435

Kratz A. et al: Laboratory Reference Values. N Engl J Med 2004; 351: 1548–63

Laborlexikon, unter http://www.laborlexikon.de/Lexikon/Infoframe/g/Glukose_Serum.htm (eingesehen am 13.1.2018)

Sorita A et al. Frequency and Appropriateness of Fasting Orders in the Hospital. Mayo Clin Proc. 2015 Sep; 90 (9): 1225–32

Taylor LJ et al. Recalculating the Costs of Overtriage: A Teachable Moment. JAMA Intern Med. 2017 Sep 1; 177 (9): 1367–8

Wickerham AL et al. Nil per Os Orders for Imaging: A Teachable Moment. JAMA Intern Med. 2017 Nov 1; 177 (11): 1670–1

Die »Schilddrüsenüberfiktion«

Elston MS et al. Factitious Graves' Disease Due to Biotin Immunoassay Interference – A Case and Review of the Literature. J Clin Endocrinol Metab. 2016 Sep; 101 (9): 3251–5

FDA Safety Alert: Biotin (Vitamin B7): Safety Communication – May Interfere with Lab Tests. 28.11.2017 unter https://www.fda.gov/safety/medwatch/safetyinformation/safetyalertsforhumanmedicalproducts/ucm586641.htm (eingesehen am 28.11.2017)

FDA Safety Communication: The FDA Warns that Biotin May Interfere with Lab Tests: FDA Safety Communication. 28.11.2017 unter https://www.fda.gov/MedicalDevices/Safety/AlertsandNotices/ucm586505.htm (eingesehen am 28.11.2017)

Henry JG et al. Interference by biotin therapy on measurement of TSH and FT4 by enzyme immunoassay on Boehringer Mannheim ES700 analyser. Ann Clin Biochem. 1996 Mar; 33 (Pt 2): 162–3

Liang Y et al. An abnormal elevation of serum CA72-4 by ganoderma lucidum spore powder. Ann Clin Lab Sci. 2013 Summer; 43 (3): 337–40

Minkovsky A et al. High-dose biotin treatment for secondary progressive multiple sclerosis may interfere with thyroid assays. AACE Clin Case Rep. 2016 Fall; 2 (4): e370–e373
National Institutes of Health, Offices of Dietary Supplements. Biotin. Fact Sheet for Consumers. Unter https://ods.od.nih.gov/factsheets/Biotin-Consumer/ (eingesehen am 18.1.2018)
Sharma A et al. Biotin-Induced Biochemical Graves Disease: A Teachable Moment. JAMA Intern Med. 2017 Apr 1; 177 (4): 571–572
Stölting, Petra. Thyreotoxikose. Ars Medici Dossier VIII 2007: 28–30
Waghray A et al. Falsely low parathyroid hormone secondary to biotin interference: a case series. Endocr Pract. 2013 May–Jun; 19 (3): 451–5

Eine Untersuchung … zu wenig

Aburawi EH et al. Persistent wandering atrial pacemaker after epinephrine overdosing – a case report. BMC Pediatr. 2013 Jan 2; 13: 1
Droste J, Narayan N et al. Anaphylaxis: lack of hospital doctors' knowledge of adrenaline (epinephrine) administration in adults could endanger patients' safety. Eur Ann Allergy Clin Immunol. 2012 Jun; 44 (3): 122–7
Helbling A et al. Notfallbehandlung beim allergischen Schock. Schweiz Med Forum 2011; 11 (12): 206–212
Horak A et al. Severe myocardial ischaemia induced by intravenous adrenaline. Br Med J (Clin Res Ed). 1983 Feb 12; 286 (6364): 519
Lewis MA. Treatment and survival after massive overdose of adrenaline. Br Med J. 1967 Oct 7; 4 (5570): 38
Liew PYL, Craven JA. Adrenaline overdose in pediatric anaphylaxis: a case report. J Med Case Rep. 2017 May 8; 11 (1): 129
Pumphrey RS. Lessons for management of anaphylaxis from a study of fatal reactions. Clin Exp Allergy. 2000 Aug; 30 (8): 1144–50

Quiz

Schmetterlinge im Bauch

Mayer DEY et al. Anaphylaktische Reaktion auf einen TCM-Tee. Allergologie 2009; 32 (4): 146–151

Verräterische Pupillen

AWMF (Hrsg:): S2k-Leitlinie »Diagnostik und Therapie der Syphilis«, Stand 7/2014, unter http://www.awmf.org/uploads/tx_szleitlinien/059-002l_S2k_Diagnostik_Therapie_Syphilis_2014_07.pdf

Gorsche RG, Verstraten KL. A butcher with sharp pains in his arms. Lancet 1996; 348: 862
F. Friedrich, M. Aigner (2011). Psychiatric Manifestations of Neurosyphilis. In: Dr. Neuza Satomi Sato (Ed.). Syphilis – Recognition, Description and Diagnosis. InTech, DOI: 10.5772/20662. Unter https://www.intechopen.com/books/syphilis-recognition-description-and-diagnosis/psychiatric-manifestations-of-neurosyphilis (eingesehen am 4.1.2018)

Der Gummibärchen-Test

Univ.-Prof. Dr. med. Tilo Biedermann, Klinikdirektor, Klinik und Poliklinik für Dermatologie und Allergologie der Technischen Universität München, persönliche Mitteilung am 27.2.2018
Caponetto P et al. Gelatin-containing sweets can elicit anaphylaxis in a patient with sensitization to galactose-α-1,3-galactose. J Allergy Clin Immunol Pract. 2013 May–Jun; 1 (3): 302–3
Witte Felicitas. Nach dem Steak der Schock. NZZ am Sonntag, 25.8.2013

Späte Diagnose

Goodman BP et al. Copper deficiency myeloneuropathy due to occult celiac disease. Neurologist. 2009 Nov; 15 (6): 355–6
Mauro A et al. Cerebellar syndrome in adult celiac disease with vitamin E deficiency. Acta Neurol Scand. 1991 Aug; 84 (2): 167–70

Eine teuflische Krankheit

Fenske Sarah, Judy Pickens: Appeals Court Affirms Munchausen by Proxy Murder
Conviction, riverfronttimes.com, 2011 Jan 25, unter https://www.riverfronttimes.com/newsblog/2011/01/25/judy-pickens-appeals-court-affirms-munchausen-by-proxy-murder-conviction (eingesehen am 18.5.2018)
Koetting C. Caregiver-fabricated illness in a child. J Forensic Nurs., 2015 Apr–Jun; 11 (2): 114–7
Missouri Court of Appeals Eastern District, State of Missouri vs. Judy Pickens, Appeal from the Circuit Court of the Citiy of St. Louis, No. ED93494, 2011 Jan 25, unter https://webcache.googleusercontent.com/search?q=cache:cklybY33AUYJ:https://www.courts.mo.gov/file/ED/Opinion_ED93494.pdf+&cd=1&hl=en&ct=clnk&gl=ch&client=safari (eingesehen am 17.5.2018)
Ratcliffe Heather. Mother is found guilty of poisoning 2 children. Prosecutors said she injected her ground-up pills into son's IV, killing him. stltoday.com (St. Louis Today), 2009 Jun 20, unter http://www.stltoday.com/news/

mother-is-found-guilty-of-poisoning-children-prosecutors-said-she/article_a7c37e0c-9a06-5b65-807f-c854a48bc67a.html (eingesehen am 18.5.2018)

Ratcliffe Heather. St. Louis mother gets life in prison for poisoning her two kids, one fatally. newsok, 2009 Aug 14, unter https://newsok.com/article/3392805/st-louis-mother-gets-life-in-prison-for-poisoning-her-two-kids-one-fatally (eingesehen am 18.5.2018)

Dr. med. Cornelia Reichert, Leitende Ärztin ToxInfo Suisse, Zürich, persönliche Auskunft am 22.5.2018

Sinha Y, Cranswick NE. Clonidine poisoning in children: a recent experience. J Paediatr Child Health. 2004 Dec; 40 (12): 678–80

Dank

Dieses Buch ist in vielen Stunden Nachtarbeit entstanden. Danke an alle, die Verständnis zeigten und mich schonten, als ich völlig übermüdet war.

Ein besonderer Dank geht an meine Mutter und Wolfgang, die sich bei vielen Geschichten als erste Testleser zur Verfügung stellten und jedes fehlende Komma, jeden vergessenen Buchstaben auf Anhieb entdeckten. Sie bewiesen auch immer wieder gutes Gespür für die bessere von zwei Testversionen.

Meine ArbeitskollegInnen in den verschiedenen Redaktionen zeigten stets Nervenstärke, wenn meine Artikel (oder ich selbst) vor lauter Nachtarbeit wieder erst auf den letzten Drücker eintrafen. Barney Skinner durfte ich sogar bei so ungewohnten Ausdrücken wie »I did the dog« um seine Übersetzungshilfe anfragen. Regula hörte sich geduldig die verschiedensten Kapitel an und fragte mit Sachverstand nach.

Trotz Grippesaison gaben mir meine Praxiskolleginnen einen Monat frei, andere RedaktionskollegInnen verschoben kurzerhand Abgabetermine. Und meine Vorgesetzten bei der Tamedia haben dieses Buch überhaupt erst ermöglicht.

Die Patienten, von denen in den vorangehenden Kapiteln die Rede ist, gestatteten ihren Ärzten, ihre Schicksale in Form von Fachberichten zu veröffentlichen. Ohne diese Erlaubnis – und die Auskunftsbereitschaft von etlichen Wissenschaftlern, Spezialisten und Medizinern – wäre dieses Buch nicht zustande gekommen. Beispielhaft sei hier Sandra V. genannt, die mitten in ihren sonntäglichen Kochvorbereitungen bereitwillig Auskunft gab, als mein Anruf hereinplatzte. Und auch John B. Ridyard, der keine Mühe scheute, um fast 50 Jahre alte Zeitungsausschnitte herauszusuchen und zu mailen. Die MitarbeiterInnen in diversen Fachverlagen und Bibliotheken haben ebenfalls viel beigetragen, indem sie mir Dutzende von Fallberichten zugänglich machten. Ganz großen Dank Ihnen allen!

Entschuldigen möchte ich mich bei allen HöFa I und II, den Pflegenden und wie sie alle heißen, dass ich sie an einzelnen Stellen als »Krankenschwestern« bezeichnet habe. Der Grund ist, dass dieser altmodische Begriff in meinen Ohren warmherziger klingt als »Pflegefachkraft«.

Dank der großzügigen finanziellen Unterstützung des Schweizer Klubs für Wissenschaftsjournalismus scheiterte das Buchprojekt nicht am Geld. Und dank der Geduld von Stefan Lutterbüse vom Bastei Lübbe Verlag wurde das Buch am Ende so, wie ich es erhofft hatte. Dazu trug maßgeblich Matthias Auer bei, der als Lektor nicht nur sehr schonend eingriff, sondern mit sanftem, aber beharrlichem Druck auch dafür gesorgt hat, dass das Manuskript schließlich fertig wurde und Sie nun dieses Buch in Händen halten.

Dieses Buch ist in vielen Stunden Nachtarbeit entstanden. Danke an alle, die Verständnis zeigten und mich schonten, als ich völlig übermüdet war.

Ein besonderer Dank geht an meine Mutter und Wolfgang, die sich bei vielen Geschichten als erste Testleser zur Verfügung stellten und jedes fehlende Komma, jeden vergessenen Buchstaben auf Anhieb entdeckten.

Meinen ArbeitskollegInnen auf den verschiedenen Redaktionen sei gedankt für ihre Nervenstärke, wenn meine Artikel (oder ich selbst) vor lauter Nachtarbeit wieder erst auf den letzten Drücker eintrafen. Vielen Dank auch an Barney Skinner dafür, dass er selbst beim Übersetzen von so ungewohnten Ausdrücken wie »I did the dog« rasch und kompetent half (wer wissen will, was das bedeutet, sei auf Seite 73 verwiesen). Meine Kolleginnen in der Praxis gaben mir dankenswerterweise trotz Grippesaison einen Monat frei, andere RedaktionskollegInnen verschoben kurzerhand Abgabetermine. Herzlichen Dank! Auch an meine Vorgesetzten bei der Tamedia dafür, dass sie dieses zweite Buch ermöglicht haben.

Die Patienten, von denen in den vorangehenden Kapiteln die Rede ist, gestatteten ihren Ärzten, ihre Schicksale in Form von Fachberichten zu veröffentlichen. Ohne diese Erlaubnis – und die Auskunftsbereitschaft von etlichen Wissenschaftlern, Spezialisten und Medizinern – wäre dieses Buch überhaupt nicht zustande gekommen.

Beispielhaft sei hier Sandra V. genannt, die mitten in ihren sonntäglichen Kochvorbereitungen bereitwillig Auskunft gab, als mein Anruf hereinplatzte. Und auch John B. Ridyard, der keine Mühe scheute, um fast 50 Jahre alte Zeitungsausschnitte hervorzusuchen und zu mailen. Ganz großen Dank ihnen allen!

Die MitarbeiterInnen in diversen Fachverlagen und Bibliotheken haben ebenfalls viel beigetragen, indem sie mir Dutzende von Fallberichten zugänglich machten, wofür ich ihnen sehr dankbar bin.

Entschuldigen möchte ich mich bei allen HöFa I und II, den Pflegenden und wie sie alle heißen, dass ich sie an einzelnen Stellen als »Krankenschwestern« bezeichnet habe. Der Grund ist, dass dieser altmodische Begriff in meinen Ohren warmherziger klingt als die »Pflegefachkraft«.

Dank der Geduld von Stefan Lutterbüse vom Bastei Lübbe Verlag wurde das Buch am Ende so, wie ich es mir vorgestellt hatte. Dazu trug maßgeblich Matthias Auer bei, der als Lektor nicht nur sehr schonend eingriff, sondern mit sanftem, aber beharrlichem Druck dafür gesorgt hat, dass das Manuskript schließlich fertig wurde und Sie nun dieses Buch in den Händen halten.

Von Dr. House wärmstens empfohlen!

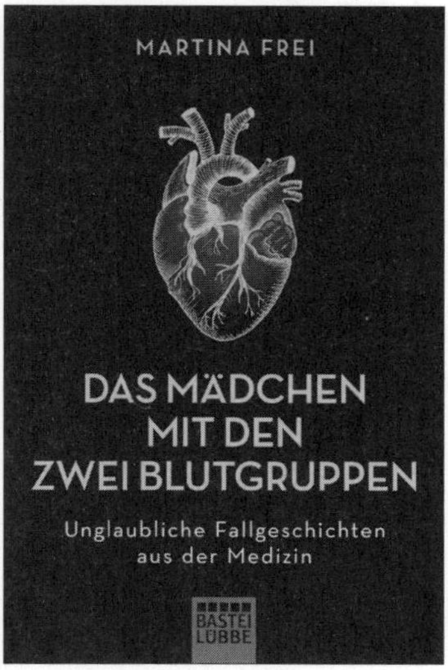

Martina Frei
DAS MÄDCHEN MIT DEN ZWEI BLUTGRUPPEN
Unglaubliche Fallgeschichten aus der Medizin
Erweiterte Neuausgabe
272 Seiten
ISBN 978-3-404-60969-7

Kaum zu glauben, dass ein Arzt während einer Notoperation den Patienten mit dem Kaugummi des Assistenten vor einer tödlichen Hirnblutung rettet. Oder dass häufige Haarwäsche zu einem Schlaganfall führen kann. Und wer würde darauf kommen, dass der blau angelaufene Körper einer jungen Frau nicht akuten Sauerstoffmangel, sondern auf die Farbe ihrer neuen Bettwäsche zurückgehen kann?
Die Ärztin und Wissenschafts-Journalistin Martina Frei erzählt in diesem Buch von seltenen, bizarren und skurrilen medizinischen Fallgeschichten, die garantiert in keinem medizinischen Lehrbuch stehen.

Bastei Lübbe